AF741937

Corps et Traumatismes
Théories et sens de la maladie

Éthique et pratique médicale
fondée par Richard Moreau

Collection dirigée par Roger Teyssou

La collection « Éthique et pratique médicale » est une tribune qui permet à tous les acteurs du monde de la santé, professionnels, enseignants, administrateurs, économistes et patients d'exposer leurs opinions, de décrire leur expérience et de proposer des solutions aux problèmes posés par une profession en pleine mutation, et ce en toute indépendance et en conformité avec la déontologie et les bonnes pratiques médicales.

Dernières parutions

Jean-Yves DE LA CAFFINIERE, *La prise de décision médicale, Un art ou une science ?, Essai*, 2019.
Élodie PETITJEAN et Olivier PETITJEAN (dir.), *Histoire de la relation médecin-malade. Analyse autour des concepts d'information, de consentement et d'autonomie du patient*, 2018.
Philippe LIVERNEAUX, *Live Surgery. Alerte sur une pratique médicale dangereuse*, 2018.
Dr Jean-Marc ISRAËL, *L'information du patient en médecine nucléaire. Dire et comprendre*, 2018.
Gilles Damas FROISSART, *Voyage à travers la psychiatrie stéphanoise 1975 – 2015, De l'envie de changer le monde à l'imagerie cérébrale,* 2018.
Tanguy KERVRAN, *Féminin Pluriel, Mémoires d'un gynécologue accoucheur*, 2018.
Julia BONNEMAISON, *Chirurgie de l'obésité et diététique, Une spécialiste répond à vos questions,* 2017.
Bernard SELE, *Numerus clausus, De la maltraitance des carabins au naufrage de la médecine générale*, 2017.
Jacques-Michel LACROIX, *La médecine formatée, Médecins et malades face aux nouvelles technologies,* 2017.
Guy EVEN, *Les deux têtes du médecin*, 2017.
Thierry PATRICE, *Les aléas du vivant, Ordre ou désordre ?,* 2017.
Jean-Yves de la CAFFINIÈRE, *Chirurgie et société. Retour sur 13 articles publiés dans la presse médicale généraliste*, 2017 Bahram MATINE et François REGNIER, *Des maux en paroles. Médecine et malades venus d'ailleurs*, seconde édition revue et augmentée, 2016.
Pierre de PUYTORAC et Auriane ARTUSSE, *La mort en 60 questions, La mort observée, expliquée, repoussée*, 2016.
Dominique PERSOONS, *Santé riche et Médecine pauvre*, 2016.
Daniel BIRNBAUM, *C'est la lutte finale*, 2015.
Jacques ROBERT, *Mal de mère et maux d'enfants*, 2014.
Lucien KARHAUSEN, *Mythologies médicales*, 2014.

Khadija Chahraoui & Antoine Bioy

Corps et Traumatismes
Théories et sens de la maladie

L'Harmattan

© L'Harmattan, 2019
5-7, rue de l'École-Polytechnique – 75005 Paris
www.editions-harmattan.fr

ISBN : 978-2-343-18518-7
EAN : 9782343185187

Liste des contributeurs

Margaret AH-PET, Doctorante, Laboratoire de Psychologie Psy-DREPI, Université de Bourgogne.

Dr Idrissa BA, Psychiatre à l'hôpital National Universitaire de Fann à Dakar, Université cheikh Anta DIOP de Dakar, Sénégal

Antoine BIOY, Professeur de Psychologie clinique et psychopathologie. Université Paris VIII, Laboratoire de Psychopathologie et Neuropsychologie (LPN).

Jacques BRANDIBAS, Docteur en Psychologie, praticien en psychothérapie transculturelle ; enseignant, Université de la Réunion

Michel CASTRA, Professeur de sociologie à l'université de Lille 3. Laboratoire de sociologie CeRIES.

Khadija CHAHRAOUI, Professeure de Psychologie clinique et psychopathologie. Université de Bourgogne. Laboratoire de Psychologie Psy-DREPI

Jude-Mary CENAT, Professeur adjoint Psychologie Faculté des sciences sociales Université d'Ottawa

Jean Michel COQ, psychologue clinicien, Maître de Conférences en psychologie clinique à l'Université de Rouen

Daniel DERIVOIS Professeur de Psychologie clinique et psychopathologie. Université de Bourgogne. Laboratoire de Psychologie (Psy-DREPI)

Nathalie DUMET, Professeure de psychologie clinique et psychopathologie, Université de Lyon 2, Centre de Recherches en Psychopathologie et Psychologie Clinique (CRPPC)

Sylvie DUTERTRE, Psychologue clinicienne, chargée d'enseignement Université Aix Marseille

Myrna GANNAGE, Professeure et Chef du département de Psychologie, Université Saint-Joseph, Liban.

Pascal-Henri KELLER, Professeur de psychologie clinique et psychopathologie, Université de Poitiers, Laboratoire de Recherches en Psychopathologie.

Jacques RODRIGUEZ, Professeur de sociologie à l'université de Lille 3. Laboratoire CeRIES (Centre de Recherches « Individus, Épreuves, Sociétés »)

Ouriel ROSENBLUM, Psychanalyste Centre de Biologie de la Reproduction, Hôpital Cochin Port-Royal. Professeur à l'UFR d'Études Psychanalytiques, Université Paris-Diderot.

Olivier TAIEB, Praticien Hospitalier, Service de Psychopathologie de l'enfant et de l'adolescent et de Psychiatrie générale, Hôpital Avicenne, APHP, Université Paris 13, EA4403, Inserm U669, Bobigny

Christelle VIODE, Maître de conférences HDR, Université de Bourgogne, Laboratoire de Psychologie (Psy-DREPI)

Mamadou Habib THIAM, Chef du Service de Psychiatrie, CHNU Fann, Dakar, Sénégal

Michel TOUSIGNANT, Professeur associé, département de psychologie de l'Université du Québec à Montréal, Centre de recherche et d'intervention sur le suicide et l'euthanasie (CRISE).

Abdessalem YAHYAOUI, Maître de Conférences-HDR en psychopathologie clinique. Université de Savoie- LIP/PC2S UPMF-Grenoble/UdS-Chambéry.

Sommaire

Introduction : Pr Khadija Chahraoui

Cet ouvrage reprend les interventions du colloque international « Corps, Trauma, Culture » qui a eu lieu à l'Université de Bourgogne (Dijon) en 2015. Celui-ci avait pour objectif de discuter et de resituer la place des théories et du sens de la maladie dans les cliniques plurielles du corps et du traumatisme.

La médecine a fait de remarquables progrès ces dernières décennies sur le plan des diagnostics et des traitements dans un grand nombre de pathologies somatiques et psychiatriques apportant ainsi un réconfort pour les patients. Toutefois, elle reste encore aujourd'hui limitée par un modèle biomédical, hérité du 19e siècle, qui la contraint à une centration sur la maladie au détriment du vécu et des représentations du malade. De nombreux travaux dans le champ des sciences humaines (anthropologie, psychologie, psychopathologie, sociologie) ont beaucoup à apporter dans ce domaine, car ils réintroduisent la place du sujet malade et tout particulièrement la question du sens de la maladie qui permet d'appréhender l'expérience et les représentations subjectives en soulignant que ces représentations s'inscrivent toujours dans un contexte culturel et social déterminé où discours profanes, sacrés, professionnels interagissent ensemble. Ces différents niveaux de co-construction du sens et l'articulation de ces différents savoirs représentent une donnée souvent négligée dans la compréhension des psychopathologies des patients alors qu'elle représente une dimension essentielle pour l'accompagnement thérapeutique et l'amélioration des parcours de soin des sujets.

Nous souhaitons ainsi à travers la publication de ces actes de colloque, partager avec les lecteurs la richesse et la pluralité de ce débat porté par plusieurs spécialistes issus d'horizons culturels et théoriques différents, et permettre ainsi le décloisonnement des idées et des théories au service de l'accompagnement du patient.

Les contributions de cet ouvrage sont organisées en 4 parties.

Dans la première partie « *corps et médecine* », les auteurs discutent la manière dont le modèle médical s'approprie de manière exclusive la dimension du corps biologique et la nécessité d'intégrer les enjeux des vécus psychiques, individuels, familiaux et sociaux du corps afin de mieux appréhender la souffrance des sujets.

Dans *« Médecine du corps. Psychologie du corporel »,* Pascal-Henri Keller propose une réflexion pertinente sur le processus d'investissement exclusif de la médecine pour le corps biologique dans la dépression et sur la nécessité de se dégager de ce modèle pour appréhender les enjeux de la souffrance psychique et de la subjectivité. Nathalie Dumet dans *« Cliniques du corps souffrant : une nouvelle aire en psychosomatique »* nous invite à revisiter les représentations classiques des liens entre psyché et soma dans le champ des théories psychosomatiques. Elle insiste sur le besoin de (re)considérer la pluralité des cliniques du corps et l'hétérogénéité des problématiques psychiques à partir des expériences cliniques. Dans *« le statut du corps en Réanimation Pédiatrique »*, Jean Michel Coq insiste sur la fascination pour la dimension biologique et technique du corps en médecine et propose *d'*intégrer davantage les dimensions subjectives, relationnelles, fantasmatiques pour pouvoir traiter la souffrance des parents et des soignants. Dans « *Don d'organes et dépistage post-mortem : de la biopolitique des corps à la gestion des risques »*, Michel Castra et Jacques Rodriguez, dans une approche sociologique, traitent des enjeux du don d'organe pour la médecine, les familles et la société, et montrent que celui-ci n'est pas envisagé comme le résultat d'une démarche altruiste, mais, comme l'issue contingente d'une véritable épreuve sanitaire.

La partie 2 « *Représentations culturelles de la maladie et des soins ici et ailleurs…* », traite des représentations collectives et culturelles de la maladie dans différents univers culturels (France, Sénégal, La Réunion, Canada, Guyane française) et montre l'importance de ces représentations dans la compréhension et dans le traitement de la maladie, en introduisant la question du sens et de la narrativité.

Dans le Chapitre 1, « *Les histoires des patients entre récits profanes et récits professionnels »*, Olivier Taieb développe les relations entre les récits profanes des patients et les récits professionnels, à partir de la théorie narrative de P. Ricoeur en montrant comment ces récits jouent le rôle de matrice de sens. Dans « *Conceptions traditionnelles de la maladie et des soins en pédopsychiatrie au Sénégal. Approches à partir de crises d'hystérie collective chez des adolescentes dans les lycées de Dakar* », Idrissa Ba expose la coexistence des modèles traditionnels de la maladie au Sénégal et la manière dont les thérapeutes, formés dans une approche occidentale, articulent ces deux modèles. Il montre que les conceptions traditionnelles viennent enrichir la pratique pédopsychiatrique moderne en énonçant différents niveaux de signifiants. Jacques Brandibas et Margaret Ah-Pet dans *« Le système de soin traditionnel à l'île de la Réunion : le guérisseur à l'intersection du corps, du code et du groupe* » nous initient à un modèle réunionnais standardisé de l'inconduite, « *l'arrangement par le sort* », ils en décrivent les conceptions et les modalités thérapeutiques traditionnelles. Dans *« Suicide, vécu corporel et culture »* Michel Tousignant développe la place des représentations collectives et historiques (colonisation, traumas collectifs) pour tenter de comprendre la prévalence des taux de suicide et des atteintes corporelles de certaines populations autochtones, au Canada, en Australie ou en Guyane française.

La Partie 3 *« Traumas, corps et violences collectives »* traite des effets psychiques des traumatismes et des violences collectives ainsi que des modalités d'accompagnement thérapeutique auprès de ces populations en insistant sur les ressources narratives en lien avec le support des représentations collectives et culturelles.

Dans « Mineurs isolés étrangers : violences d'ailleurs, violences d'ici. Corps et transe. Sylvie Dutrertre rend compte des difficultés de prise en charge des jeunes mineurs isolés. Elle souligne à travers le suivi d'un cas, la place des représentations culturelles du patient (ici spécifiquement *l'Ode Ori*) comme univers sémantique à ouvrir pour trouver les mots et les récits, riches de sens, qui permettent d'exprimer la détresse et la recherche d'aide, mais aussi de construire l'alliance thérapeutique. *Dans le chapitre, « traumatismes extrêmes chez les réfugiés. La culture : un levier thérapeutique pour la narrativité et la mise en sens du trauma »,* Khadija Chahraoui montre les enjeux cliniques et thérapeutiques des traumas extrêmes chez les réfugiés et la place des représentations culturelles comme levier thérapeutique du processus de narrativité permettant d'échapper à la sidération traumatique. Dans « *Corps et traumatismes : quels dispositifs de soins pour l'enfant victime de la guerre ?* », Myrna Gannagé nous présente les dispositifs de soin auprès d'enfants ayant vécu la guerre au Proche-Orient, et s'interroge sur la vulnérabilité psychique de ces enfants et sur les ressources permettant de dépasser le vécu traumatique. Dans « *Corps, traumatismes et résilience en Haïti* » Daniel Derivois et Jude-Mary Cenat proposent, à partir de la clinique des traumas collectifs en Haïti, de co-tisser à partir de l'histoire collective, une histoire singulière s'inscrivant dans une communauté de sens où la résilience individuelle se ressource dans une histoire commune.

La partie 4 « Corps, identités et changements », questionne la place des théories des professionnels et des patients dans la co-construction du lien thérapeutique.

Christelle Viodé nous convie dans son texte *« Le nécessaire retour vers des formes affectivo-sensorielles à partager et leurs transformations symbolisantes et subjectivantes*[1] » à une observation et à une lecture sensibles de ce qui se joue sur la scène du corps et des reviviscences traumatiques dans le suivi d'un enfant. Elle souligne les aspects de co-narrativité et de mise en sens à partir de l'implication émotionnelle et corporelle de l'observateur, en référence aux travaux de Serge Lebovici (1994). Yahyaoui Abdessalem dans *« Inceste, trauma et croyances culturelles »* interroge à partir d'un cas clinique d'inceste et d'abus sexuels répétés, le recours à une croyance culturelle (la possession) dans un contexte de stress post-traumatique, et montre les spécificités de la prise en charge psychothérapeutique. Le recours

[1] Texte remanié paru dans Psychiatrie de l'Enfant (2017, 2, vol.61)

aux croyances culturelles apparaît comme pertinent et productif dans la construction et la co-construction du sens. Dans « *Le transsexuel, sa femme et leur enfant : Un corps qui se transforme pour donner naissance à un nouveau corps* », Ouriel Rosenblum introduit une situation paradigmatique autour de la transformation et de la fabrication des corps, conduisant ainsi à réinterroger dans le champ de la psychanalyse les concepts, les croyances en lien avec l'identité de genre et de l'accession pour la parentalité. Enfin dans « *L'hypnose comme adorcisme : une illustration clinique* », Antoine Bioy propose un regard sur l'hypnose contemporaine sous l'angle transculturel et met en exergue les représentations subjectives et culturelles associées à cette pratique à médiation corporelle, en soulignant les dimensions mythiques, mais aussi mystiques liées à la dénomination même du concept d'hypnose.

Partie 1
Corps et Médecine

Médecine du corps. Psychologie du corporel. La souffrance dépressive, ses représentations, ses traitements : Pr Pascal-Henri Keller

Introduction

L'intitulé d'un thème dans lequel se succèdent les mots « Corps, trauma et culture », ne va pas de soi. Une logique autre voudrait que la culture précède le trauma, qui lui-même précède le corps. Pour un humain en effet, la culture n'est-elle pas la condition nécessaire pour qu'il se représente lui-même et son corps ?

À ce sujet, on connaît l'anecdote rapportée par l'ethnologue Maurice Leenhardt, ethnologue et pasteur. Ayant vécu des dizaines d'années parmi les Kanaks pour étudier de près leurs coutumes et les croyances qui s'y rapportent, il a voulu en savoir plus sur les changements de la société kanake liés à la fréquentation des Occidentaux. C'est donc après 40 ans passés en leur compagnie qu'il rend visite, dans ce but, au vieux pasteur kanak, Böesou.

Leenhardt lui suggère que les missionnaires ont peut-être apporté la notion d'esprit à la pensée des Kanaks. Boësou réfléchit à la suggestion et répond finalement : " *Non, vous ne nous avez pas apporté l'esprit. Nous savions déjà l'existence de l'esprit. Mais ce que vous nous avez apporté, c'est le corps* » (Leenhardt, 1970).

L'anthropologue David Lebreton réexaminera cette anecdote quelques années plus tard, pour en conclure que le corps n'existe que construit culturellement par l'homme. D'ailleurs, dans l'ensemble de son œuvre, Lebreton défend l'idée selon laquelle, pour l'être humain, le corps ne prend progressivement tout son sens qu'à l'intérieur d'un système culturel donné.

D'une autre manière et dans un tout autre contexte, Didier Sicard, ancien président du CNE[2], n'en décrit pas moins une notion analogue dans son livre « La médecine sans le corps » (Sicard, 2002). En s'appuyant sur le constat de l'évolution actuelle des pratiques médicales à l'égard des patients, il considère que, progressivement, la médecine réussit à « vider » de toute parole la rencontre clinique avec le patient. Désormais, ce sont des écrans et des outils technologiques sophistiqués qui s'interposent et font obstacle entre les partenaires du soin médical, soignant et malade. L'approche corporelle et langagière de l'échange médecin/patient s'est effacée, remplacée par une approche désincarnée et chiffrée, formatée et normée. C'est ce que Sicard résume dans cette formule : « corps, parole et écoute ont à peu près disparu du champ de la médecine ».

[2] Conseil National d'Ethique

Aujourd'hui, la seule réalité mise en avant par la médecine dans le domaine corporel est de nature non corporelle. Chiffrable, donc mesurable, mesurable donc évaluable, c'est cette réalité de la médecine *sans un corps parlé* qui s'impose à tous comme vérité, une vérité derrière laquelle la vérité singulière de chaque patient a fini par disparaître. La subjectivité de la personne est rendue muette, condamnée à se taire face aux données « objectives » fournies par la médecine, que la société charge de dire la vérité du corps, de tous les corps.

Dans un récent ouvrage collectif, Chahraoui, Bioy et leurs collaborateurs montrent les efforts accomplis par les soignants de réanimation pour essayer de redonner précisément une place à la subjectivité, la leur comme celle des patients et de leurs familles (Chahraoui et al, 2015). Dans ces conditions de soin extrême, les auteurs montrent à quel point il est difficile de faire entendre une autre voix que celle de l'efficacité instrumentale, de la performance technique, des données objectives imposées par la médecine *High Tech* aux corps malades.

La médecine maîtriserait-elle enfin pour toujours les différents rouages de notre corps ? A-t-elle finalement réussi à nous soulager des souffrances qu'il nous inflige au point que nous n'ayons plus à nous en plaindre ? Comme si c'était le cas, la médecine semble vouloir exercer sur nos âmes le pouvoir et la maîtrise qu'elle est parvenue à exercer sur nos corps. En effet, tout se passe comme si aujourd'hui, grâce aux méthodes de quantification et d'objectivation qui lui ont si bien réussi pour le corps, elle se décidait à les mettre au service de l'exploration des souffrances de l'esprit. C'est en tous cas ce que semble indiquer l'exemple de la souffrance dépressive et de son traitement médical.

Représentations premières

Corporelles

Familière à tous ceux qui, d'une manière ou d'une autre, se penchent sur l'âme humaine, la souffrance dépressive accompagne notre destinée, depuis nos origines semble-t-il. Malgré la connaissance empirique que nous en avons, une question reste posée : de quelle nature est cette souffrance ? Culturelle ? Corporelle ? Traumatique ? Avant que la médecine contemporaine ne s'en empare pour une médicalisation de masse, quasi planétaire, en la nommant « dépression » vers le milieu du 20e siècle, cette souffrance dépressive, mélancolique, a suscité d'autres intérêts et généré d'autres représentations au cours des siècles précédents. Parallèlement à sa désignation primitive en rapport avec l'explication qu'en donnaient les philosophes-médecins de l'Antiquité, la mélancolie –traduction de « bile noire » en grec ancien– a provoqué dans toutes les cultures autant de fascination que de terreur. Contrairement à la bile jaune à laquelle on supposait qu'elle s'opposait dans l'organisme, cette bile noire est restée une énigme, les savants n'ayant jamais

réussi à prouver son existence. Mais le mot qui désignait son excès dans le corps et simultanément l'état dont il était supposé responsable est demeuré : « mélancolie ». Et aujourd'hui, il fait toujours partie de notre vocabulaire.
Les mystères qui entourent cet état psychocorporel où se mêlent la tristesse et parfois la honte ou la culpabilité, mais aussi l'immobilité, la prostration et les pleurs, n'ont pas seulement intrigué les médecins, ils ont également inspiré les artistes.

Artistiques

Cet intérêt des artistes pour la mélancolie s'est toujours manifesté depuis l'Antiquité jusqu'à nos jours, comme l'a superbement montré l'exposition organisée par l'historien Jean Clair en 2005, à Paris : « *Mélancolie, génie et folie en occident* » (Prigent, 2015). Au fil des siècles, des idéologies et de l'évolution des mœurs, la souffrance dépressive a été représentée par les artistes sous de multiples formes, des plus allégoriques (Dürer, 1514) aux plus charnellement humaines (Ron Mueck, 2010), des plus religieuses (les tentations de Saint Antoine) aux plus profanes (Chirico, Munch). Et à chaque époque, à partir des thèmes les plus en vogue, ces artistes ont choisi les modes d'expression disponibles : la gravure (Stèle funéraire, Democleides, IVe S. av. J.-C.) ; la sculpture (statue d'Ajax avant son suicide, 1erS av. J.-C.) ; la peinture, d'abord au moyen âge, puis à la Renaissance, pendant la période des Lumières et enfin aux 19e et 20e siècles, avec Breughel, Cranach, Goya, Corot, Van Gogh, etc. ; la poésie (Lautréamont, Baudelaire, Verlaine, etc.) ; la littérature (Styron, Rosset, etc.) ; et plus récemment le cinéma (Melancholia, Habemus Papam, etc.).
Autrement dit, il s'est toujours trouvé dans le passé des êtres qui, confrontés aux affres de l'état dépressif profond, ont tenté de le célébrer plutôt que de le soigner, de le représenter sous ses formes les plus poignantes et les plus belles plutôt que de chercher à l'éliminer. Personne n'a d'ailleurs jamais entrepris d'éradiquer la mélancolie, à la différence de la peste, du choléra, de la lèpre ou, plus récemment, de la tuberculose, du cancer ou du sida. Comme si, jusqu'au 19e siècle, ceux qui s'intéressaient vraiment aux personnes mélancoliques trouvaient préférable d'en perpétuer l'énigme. À l'opposé, il s'est quand même toujours trouvé des « savants » pour tenter d'identifier dans le corps de ces personnes un déséquilibre, soit de bile noire, soit de toute autre nature. La beauté et parfois la splendeur du témoignage laissé par des premiers rendent plus crue encore la férocité de celui laissé par les seconds[3]. Une telle

[3] Car « l'explication » corporelle de la mélancolie se prolonge par la mise au point de « traitements » corporels aussi variés que cruels : provoquer diarrhées et vomissements pour évacuer la bile noire, machine rotatoire pour déclencher vertiges et nausées, douches glaciales ou brûlantes, application de cire fondue ou d'orties, contact avec des insectes urticants ou des anguilles, simulacre de noyades et, plus récemment, cure de Sakel avec coma, chocs électriques, etc. (Starobinski, 2012)

situation donne un relief particulier à la question d'Aristote, formulée 400 ans av. J.-C. : « *Pourquoi tous les hommes qui ont été des êtres d'exception en philosophie, en politique, en poésie, dans les arts, étaient-ils bilieux, et bilieux à ce point de souffrir de maladies qui viennent de la bile noire ?* ». Repris en d'autres termes par Galien[4], ce questionnement est toujours d'actualité, sous la forme d'un véritable appel à un changement de société, lancé par l'historien Jean Clair : « *une nouvelle vision et utopie devrait inclure la mélancolie (et le travail de deuil), comme paradoxe. Ce serait un nouveau projet historique révolutionnaire* ».

La souffrance dépressive et la société

À la fin du 19e siècle, l'avènement des sciences sociales renouvelle l'intérêt pour la souffrance dépressive sur un autre mode. C'est Durkheim qui étudie le premier ce que l'on considère déjà comme la complication majeure de la dépression : le suicide. Il parvient d'ailleurs à démontrer l'importance des déterminants sociaux qui interviennent dans le geste suicidaire, sans faire intervenir des facteurs corporels, organiques.
Mais au cours du 20e siècle, d'autres sociologues vont étudier ce phénomène sociétal : le déclenchement d'une véritable épidémie de dépression, considérée alors comme une maladie physique, relevant exclusivement de la médecine. La dépression est alors qualifiée de « nerveuse » et les médecins généralistes sont chargés de la « traiter » au mieux. Le chef de file de ce courant est Alain Ehrenberg, qui interprète cette épidémie comme effet de l'accroissement des contraintes sociales qui s'exercent sur l'individu.
Ses travaux montrent que jusque dans les années 1960, les contraintes qui dominaient le monde du travail étaient de nature physique : il fallait être fort, endurant et résistant corporellement. Mais au cours de cette deuxième moitié du 20e siècle, ces contraintes professionnelles ont évolué, devenant de moins en moins physiques et de plus en plus morales. Le travailleur se trouve désormais soumis à des pressions davantage psychologiques que corporelles et confronté à un nouvel impératif : la réussite à tout prix. Dans ces conditions, la réussite de l'autre devient l'expression de sa propre insuffisance, et la satisfaction au travail par le travail ne peut plus être obtenue de la même manière qu'auparavant.
Pour ce sociologue, la dépression serait l'une des réponses de l'individu à cette situation paradoxale, permettant à de nouvelles notions comme « l'estime de soi » d'apparaître dans le vocabulaire courant (Ehrenberg, 2000). Mais la contribution d'Ehrenberg aux controverses qui entourent la « dépression » se veut modeste. Sans se prononcer sur le bien-fondé, ni de sa justification

---

[4] « *Je ne sais pas pourquoi nous sommes pris de délire, par un excès de bile jaune dans le cerveau, ou de mélancolie, par un excès de bile noire* ». Galien, 100 ans apr. J.-C..

médicale ni de son traitement, il avance des arguments sociologiques dans le seul but de « participer » au débat.
Au début des années 2000, un autre sociologue, Xavier Briffaut, se propose d'analyser les campagnes d'information lancées par les autorités sanitaires à propos de la dépression. En 2011, il montre que ces campagnes ont surtout comme effet de « contribuer à la maladisation de cet état psychologique » (Briffaut et Martin, 2011).
En d'autres termes, les analyses sociologiques tendent à montrer que la société aurait davantage besoin de la dépression que l'inverse, dans la mesure où elle traduit en termes de souffrance individuelle, les nombreux effets délétères des mutations sociales.
Dans ce contexte, le rôle joué par la médecine est décisif, puisqu'elle propose d'apporter des solutions concrètes à une souffrance exprimée subjectivement.

Médecine et dépression

Paradoxalement, ce sont les représentations premières de la mélancolie réalisées par des artistes au fil des siècles qui, aujourd'hui, servent d'argument pour en confier la charge à la médecine : l'expression corporelle de la mélancolie, constante depuis l'Antiquité, ferait pour certains médecins, office de preuve scientifique suffisante pour valider son origine corporelle.
Dans le but d'objectiver cet argument, la médecine a procédé en 4 phases au cours desquelles le corps et le comportement corporel ont joué un rôle décisif : 1/ mettre au point un modèle théorique ; 2/valider expérimentalement le modèle ; 3/ fabriquer un outil diagnostic ; 4/ mettre en œuvre un traitement.
- Modéliser. Fondé sur l'apparence des personnes déprimées, le modèle doit correspondre aux enjeux psychiques et corporels impliqués dans leur état. Sur le plan psychique, c'est le modèle dit de « l'impuissance apprise », qui sert de référence. Mis au point en 1975 par le psychologue américain Seligman, ce modèle permet d'aborder l'état mental d'un individu déprimé comme « conséquence de l'apprentissage d'une absence de contrôle sur son environnement ».
- Valider. À partir de ce modèle théorique également appelé « modèle de la résignation acquise », de nombreux tests ont permis d'en valider la pertinence sur l'animal, dont les réactions sont considérées comme équivalentes à celles de l'être humain. Parmi tous ces tests, deux sont particulièrement prisés des chercheurs : le « Forced Swimming test » et le « Tail suspension test ». Le premier consiste à laisser un animal évoluer dans un bassin de nage sans issue. Dans le second dispositif, l'animal est simplement attaché par la queue et pendu sans possibilité de se détacher. Dans les deux tests, l'immobilité de l'animal signe son passage à l'état déprimé. Du point de vue de l'expérimentateur, ce stade correspond à l'apprentissage réussi de

l'impuissance (ou de la résignation)[5]. L'expérimentation des effets antidépresseurs de différents produits à l'étude peut alors commencer, dans la perspective d'utiliser ensuite ces effets sur l'homme.
L'expérimentation humaine reste très limitée, et les recherches s'orientent plutôt vers différentes hypothèses concernant un dysfonctionnement cérébral, soit fonctionnel, soit neurochimique. Ces travaux cherchent donc à identifier, soit les structures du cerveau responsables du dysfonctionnement supposé, soit les neurotransmetteurs éventuellement impliqués dans les manifestations dépressives. Dans les deux cas, l'objectif est de pouvoir agir sur les hypothétiques zones cérébrales défaillantes qui seraient en cause dans l'état corporel (inhibition) et mental (dévalorisation, idées noires, honte, etc.) des personnes déprimées.
Diagnostiquer. Le contexte médical de ces recherches impose donc la mise au point d'outils diagnostiques qui, seuls, offrent aux fabricants de médicaments, l'espoir d'une prescription possible des produits antidépresseurs qu'ils mettent au point. Depuis les années 1960, des « échelles de dépressions » ont été progressivement construites et ce sont aujourd'hui les seuls outils validés qui, officiellement, permettent d'établir ce diagnostic. Les trois échelles les plus connues et les plus utilisées sont : l'échelle de Hamilton, l'inventaire de Beck ou BDI, la MADRS (Montgomery and Asberg Depression Scale). Ces outils se présentent sous la forme de questions – jamais plus d'une vingtaine – posées à la personne soupçonnée de dépression. Dans le cas du BDI, il s'agit d'un autoquestionnaire dont le patient lit lui-même les questions, avant d'y répondre. Sur internet, on trouve également d'innombrables autodiagnostics qui, à partir de 5 réponses seulement, prétendent évaluer l'intensité d'un état dépressif.
Mais l'outil actuellement le plus utilisé reste le DSM (Diagnostic and Statistical Manuel of Mental Disorders), régulièrement révisé depuis sa création et qui en est à sa 5e version. À partir du contenu de ce manuel, il serait possible de déterminer la nature de l'état déprimé de quelqu'un en fonction de certaines observations. Par exemple, devrait être considérée comme déprimée toute personne qui, depuis plus de 15 jours, présente des insomnies, une baisse d'énergie ou de la fatigue, et des sentiments de perte d'espoir.
Traiter. La logique impose à cette approche corporelle et comportementale que les traitements proposés par la médecine pour soulager la souffrance dépressive soient de nature corporelle : cures de sommeil, électrothérapie (sismothérapie, stimulation cérébrale profonde), médicaments antidépresseurs, thérapies comportementales.

---

[5] Un test plus récent permet de confronter l'animal testé à un animal-robot dont aucune réaction ne correspond à celle d'un animal normal. Après une phase de désorganisation comportementale, l'inhibition de l'animal testé indique le passage à l'état déprimé (Hiroyuki, 2013).

Psychanalyse de l'état déprimé : corporel et psychique mêlés

Depuis ses origines, la psychanalyse s'est penchée sur la souffrance dépressive humaine, et les pionniers ont progressivement édifié à son sujet, une théorisation de cet état de souffrance psychique fondée sur leur pratique clinique. L'article princeps en la matière est celui de Freud publié en 1917, intitulé « Deuil et mélancolie ». Selon Paul-Laurent Assoun (2009), se trouve fondée dans ce texte « une clinique analytique de la dépression, cette référence à des états hétérogènes sans unité clinique réelle, située par Freud selon la double polarité, obsessionnelle et mélancolique ». La seconde référence psychanalytique dans le domaine de la dépression est Mélanie Klein (1937), première psychanalyste à s'engager dans la prise en charge des enfants. L'hypothèse proposée par cette auteure concerne la succession de positions psychiques adoptées par l'enfant au fur et à mesure de son développement. L'une d'elles, qualifiée par Mélanie Klein de « position dépressive », correspond à la découverte, par l'enfant, de l'identité des êtres qui lui procurent leurs soins. Cette découverte suppose d'en passer, d'un côté par le deuil de son sentiment de toute-puissance, et d'un autre côté par l'investissement d'un « objet » qui demeurera pour toujours à la fois gratifiant et frustrant. D'une part l'enfant perd l'illusion d'un monde organisé en fonction de ses attentes, dans lequel il croyait avoir identifié les « bons » et les « mauvais » intervenants, selon qu'ils satisfaisaient ou non ses besoins. D'autre part, il doit admettre sa dépendance à l'égard d'un être qui peut, alternativement et indépendamment de ce qu'il souhaite, le combler ou au contraire le priver, le frustrer. Les manifestations corporelles qui accompagnent la position dépressive, inhibition psychomotrice, affects douloureux, etc. expriment les difficultés de l'enfant à franchir cette période décisive de son existence psychique.
Plus tard, Julia Kristeva (1987) puis Pierre Fédida (2001) apporteront leur contribution à la lecture psychanalytique de la souffrance dépressive, en enrichissant ces premières élaborations. Si le corporel est présent dans l'ensemble de ces apports théorico cliniques, la vie psychique s'y inclut en référence à l'hypothèse de l'inconscient. Et en définitive, l'état déprimé correspond à une phase nécessaire de la vie psychique, qui accompagne les humains durant toute leur existence, et l'aspect corporel que revêtent parfois les périodes dépressives symbolise l'entrave psychique éprouvée par la personne concernée.

Bilan

Malgré sa posture corporelle, reconnaissable entre toutes à travers les époques et les cultures, la personne déprimée souffre aussi des pensées qui occupent et hantent son esprit. Mais actuellement, l'orientation des prises en charge médicales qui lui sont proposées donne toujours la priorité au corps. Plus exactement, la conception largement partagée depuis plus de cinquante ans par les médecins concernant l'origine de la dépression est celle d'un défaut de fonctionnement cérébral. Quant aux traitements médicaux, fondés sur cette hypothèse de la défaillance cérébrale, ils ne sont que depuis peu remis en question.

Récemment le monde de la dépression a présenté en quelque sorte, son bilan dans la revue *Nature*[6], et il semble bien que globalement, ce bilan soit plutôt déprimant. Alors que « l'épidémie » de dépression ne cesse de s'étendre sur la planète et atteint des pays jusque-là préservés comme le Japon, les hypothèses concernant ses causes ne sont toujours pas validées et l'efficacité des traitements mis au point pour la guérir est remise en cause. Plus grave encore, l'innocuité des produits « antidépresseurs » parmi les plus connus est contestée, obligeant certains laboratoires à s'en expliquer devant la communauté scientifique. C'est ainsi qu'en cas de consommation de produits antidépresseurs, il est désormais établi que les risques de passage à l'acte avec atteinte corporelle, sur soi ou sur autrui, sont réels (Moore, 2010). Certains scientifiques considèrent même que, d'une manière générale, consommer des antidépresseurs fait plus de mal que de bien (Gøtzsche, 2014). Enfin, différentes prises de position commencent à se faire entendre sur le plan de l'éthique, comme Charlotte Blease (2013) qui considère comme « *contraire à l'éthique que les praticiens persistent à donner à leurs patients des explications erronées et simplifiées à l'extrême, au sujet de la dépression et de ses traitements* ».

Bibliographie

Assoun PL. (2009), *Dictionnaire des œuvres psychanalytiques*. Paris: PUF

Blease Ch. (2013), The duty to be Well-informed: The case of depression, *J Med Ethics*

Briffault X. et Martin O. (2011), Déprimer par les nombres : le façonnage statistique et psychométrique des dépressions contemporaines. *Sociologie et sociétés*, vol. 43, n° 2, 2011, p. 67-89.

Chahraoui K., Laurent, A., Bioy, A., Capellier, G., Quenot, JP. (2015), *Vulnérabilité psychique et clinique de l'extrême en réanimation*. Paris : Dunod

Ehrenberg A. (2000), *La fatigue d'être soi*, Odile Jacob

Fédida P. (2001), *Des bienfaits de la dépression. Eloge de la psychothérapie*, Odile Jacob

Freud S. (1917), Deuil et Mélancolie, in *Métapsychologie*, Paris : Gallimard, 1968

Gøtzsche PC. (2014), "Why I think antidepressants cause more harm than good", *Lancet Psychiatry*;1:104-6

[6] *Nature*, Vol. 511, 13 november 2014

Hiroyuki I. (2013). *A new robotic rat helps create models of depression in lab rats.* » Waseda University – Japan In *Advanced Robotics*
Klein M. (1937), *La psychanalyse des enfants*, Paris, Puf, 2009
Kristeva J. (1987), *Soleil noir. Dépression et mélancolie*, Paris : Gallimard
Leenhardt M. (1970), *La structure de la personne en Mélanésie*, S.T.O.A. Edizioni
Moore T. & al. (2010) Prescription Drugs Associated with Reports of Violence Toward Others, *PLoS ONE*, 5, 12, e15337
Prigent H. (2005), *Mélancolie. Les métamorphoses de la dépression*, Gallimard
Sicard D. (2002), *La Médecine sans le corps, une nouvelle réflexion éthique*, Ed Plon
Starobinski J. (2012), *L'Encre de la mélancolie*, Paris, Seuil

Cliniques du corps souffrant : une nouvelle aire en psychosomatique : Pr Nathalie Dumet

Ce chapitre propose de contribuer à repenser ce qu'on peut appeler, après J. Caïn (1990), « le champ psychosomatique » en psychanalyse, soit ce que nous proposons de résumer sous le titre « nouvelle aire en psychosomatique », tant il s'agit bien de redéfinir les contours sinon les objets et réalités cliniques spécifiques de ce champ. Nouvelle aire, donc, mais également nouvelle ère, car il s'agit bien aussi d'une invitation temporelle à renouveler – à nuancer sinon complexifier - dans le champ psychanalytique, les représentations et hypothèses de compréhension des liens possibles existant entre psyché et soma.

Quelle place justement existe-t-il pour le corps en psychanalyse ? Tel est ce par quoi débutera notre contribution avant d'exposer les raisons et réalités conduisant aujourd'hui à cette redéfinition du champ psychosomatique, et d'asseoir cette perspective au regard du travail psychothérapique conduit avec une jeune femme souffrant notamment d'un trouble somatique.

Place du corps en psychanalyse : adversité ou diversité théorique ?

À l'instar de sa place dans le champ social, passant historiquement comme l'a rappelé J. le Goff (1985) de « la déroute doctrinale » à un engouement généralisé dans les sociétés post- ou mêmes hyper-modernistes (D. Le Breton, 2008 ; C. Doucet & J-L. Gaspard, 2009), force est de constater que le corps a connu le même type de destin dans l'histoire de la psychanalyse. D'abord oublié, refoulé ou forclos, sinon alors méprisé aux origines de celle-ci (A. Birraux, 1978 ; G. Harrus-Révidi, 2000), le corps (et le corps réel, même) a fait un retour en force ces dernières années en psychanalyse. Il n'y a pas une école psychanalytique qui ne lui consacre aujourd'hui un sinon même plusieurs séminaires annuels, groupes de travail, colloques, etc. ; pas une revue qui ne se saisisse ou plus encore ne s'empare de ce thème. Comme l'exprime le psychanalyste A. Amsellek (2006, p. 103) « une mode s'est mise à fleurir depuis quelques décennies dans tous les milieux psychanalytiques, celle de parler du corps ».

Du rien on est passé à l'excès, modalité inverse de la précédente, mais qui révèle tout autant que celle-ci, les méandres de la réflexion, fut-elle scientifique, face à ce qui demeure (et demeurera… ?) une énigme : le psyché-soma (N. Dumet, 2015).

Pour autant, même si travail de la pensée et recherches se multiplient, différentes conceptions sinon écoles de pensée se partagent aujourd'hui le champ de connaissance psychanalytique autour de cet « objet », un objet étrange sinon paradoxal pour la psychologie (G. Broyer, 1987), dont les liaisons avec le psychisme demeurent encore et toujours énigmatiques sinon discutées et controversées.
Schématiquement, on distingue ceux - praticiens comme théoriciens - pour lesquels le corps reste à jamais un objet radicalement étranger à la psychanalyse, un objet aux bornes, confins, limites du psychisme/du pensable (« le roc du biologique », en somme, comme l'exprimait déjà S. Freud). Dans ces théories, seul compte le « corps psychique » (G. Guillerault, 2000) ou psychisé, c'est-à-dire le corps saisi dans les mailles du langage, soit le corps parlé, et les mailles de l'imaginaire, soit le corps représenté, le corps fantasmé et/ou fantasmatique. De l'autre côté, se trouvent ceux pour lesquels le corps, dans son indice de réalité - la réalité somatique donc - est reconnu et, davantage même, est même reconnu comme une véritable voie d'expression et de régulation de la vie pulsionnelle ou psychoaffective du sujet. Soit une conception culminant dans ce que l'on peut appeler « l'approche psychosomatique en psychanalyse ». Toutefois, au sein de celle-ci, force est néanmoins de constater l'existence de théorisations divergentes, pour ne pas dire aux antipodes l'une de l'autre. Soit une opposition que l'on peut, notamment, résumer entre, d'un côté, les tenants de l'hypothèse de la démentalisation, processus générateur de désorganisations somatiques (sinon associé à elles) - hypothèse issue des travaux de P. Marty (1963 ; 1980) et collaborateurs de l'Institut Psychosomatique de Paris (IPSO), dont les apports de C. Smadja (2008) par exemple aujourd'hui - et, de l'autre côté, les tenants d'une conception, élargie, de la symbolisation (hystérique) dans la compréhension de ces mêmes atteintes somatiques (G. Groddeck, 1917 ; A. Garma, 1951 ; J-P. Valabrega, 1980 ; J. McDougall, 1989 ; etc.). Soit des théories et conceptions plurielles et surtout antagonistes.

Or qu'en est-il des réalités cliniques que ces théories sont, chacune à leur manière, censées approcher sinon dont elles prétendent rendre compte ?

Pluralité des cliniques du corps souffrant

L'investigation psychanalytique et plus largement les réalités rencontrées dans la pratique nous confrontent à une clinique éminemment plurielle. Le corps malade, entravé, affecté, infecté, souffrant, n'est pas un ; il recouvre d'abord une grande variété de formes cliniques symptomatiques. Loin de toute exhaustivité, remarquons d'emblée qu'il n'y a, en effet, rien de semblable entre une manifestation de conversion (telle la toux de la célèbre patiente freudienne, Dora), un trouble du comportement alimentaire, de type anorexique ou de type boulimique, une maladie dite psychosomatique (une

allergie, une dermatose) ou plus encore une pathologie somatique grave comportant un risque létal (un cancer pulmonaire, pancréatique…).
En deçà de cette clinique symptomatique manifeste, existe aussi une grande variété au plan psychique et même psychopathologique chez le sujet malade/souffrant lui-même : un même trouble peut advenir chez des personnalités extrêmement différentes au plan psychologique et renvoyer alors à des significations psychiques diverses tout autant qu'à un défaut de significations, selon la théorisation retenue ou privilégiée par le clinicien.
Si le trouble de conversion est en principe l'expression névrotique privilégiée du sujet hystérique, on sait depuis bien longtemps (A. Jeanneau, 1985) que ce symptôme peut s'observer dans bien d'autres organisations de personnalité (chez des patients schizophrènes, par exemple). Réciproquement, la maladie somatique elle-même n'est pas l'apanage d'un type de fonctionnement psychique ou même d'une structure mentale, telle la structure psychosomatique en l'occurrence, comme l'hypothèse en avait été émise dans les années 1960 par P. Marty. La maladie somatique, qui obéit à ses déterminismes physio- ou neuropathologiques propres, souvent polyfactoriels qui plus est, fait même partie des modalités de régulation existant chez tout individu. R. Debray (2001), travaillant dans le sillage de P. Marty, l'a d'ailleurs bien rappelé, tout comme J. McDougall (1978) avait clairement énoncé des années auparavant que face à sa douleur mentale l'homme est capable de recourir à des solutions diverses, allant des plus créatives (œuvres d'art) aux plus symptomatiques, psychiques (névroses, psychoses, perversion) comme somatiques.

Par ailleurs, et c'est sans doute ce sur quoi il convient d'insister plus encore aujourd'hui, un même trouble peut revêtir, selon les individus et même chez un même sujet, une multitude de significations ; un même trouble peut convoquer des enjeux psychiques de différents registres. Prenons pour exemple le trouble du comportement alimentaire (TCA) que constitue l'anorexie. L'accès à la sexualité génitale (et à ses enjeux affectifs, libidinaux) est souvent l'occasion déclenchante (manifeste) de cette psychopathologie anorexique à l'adolescence ; pour autant cette psychopathologie a bien davantage à voir avec les enjeux de la séparation inhérents à cette époque de la vie, qui réveillent, réactivent d'intenses angoisses de séparation-individuation et, avec celles-ci, de possibles failles narcissiques, sans oublier non plus la réactivation d'angoisses et de fantasmes plus archaïques de dévoration, d'intrusion, d'emprise … Ces différents types d'enjeux psychiques (génitalité, séparation, individuation) peuvent donc être tous trois agissant simultanément souterrainement dans la psychopathologie anorexique ou seulement l'un d'entre eux particulièrement, selon les sujets. On notera encore que ce TCA peut également constituer un agir évacuateur de la pensée comme de l'affect vécu comme disruptif pour l'anorectique, abrasant ainsi les contenus psychoaffectifs dont le patient cherche ainsi à se protéger.

Cette disparité psychique, voire psychopathologique, s'observe aussi concomitamment à la présence de nombreuses formes de maladies somatiques. Celles-ci ne s'accompagnent pas - pas toujours - de toute la sémiologie psychique blanche ou déficitaire telle que P. Marty et collaborateurs de l'IPSO ont pu la décrire (l'observer chez certains malades[7]). En effet, la clinique somatique peut s'associer avec des paysages psychiques variés, riches ; elle peut convoquer des fantasmes et des angoisses de différentes natures, telles « les somatisations-limites » décrites, par exemple par V. Mazeran et S. Olindo-Weber (1989), dans lesquelles domine une problématique originaire chez le malade ; ou telle encore la problématique de « l'hystérie archaïque » mise en évidence par J. McDougall (1982, 1989) justement dans certaines formes de somatisations, dans lesquelles l'atteinte somatique traduit une lutte pour la survie psychique. Cette hétérogénéité psychique n'est-elle pas alors le signe sinon un appel indéniable à la nécessité en psychanalyse aujourd'hui, au 21e siècle, dans nos contrées occidentales notamment, de repenser le champ psychosomatique ?

Cette diversité des situations cliniques dans lesquelles le sujet souffre dans son corps (au demeurant de manières extrêmement variées sur le plan manifeste, et tel que la Médecine peut en rendre compte) tout autant que les diverses souffrances subjectives susceptibles de transiter par la voie du corps, de s'actualiser à travers celui-ci, à la faveur d'une psychopathologie dont l'expression est corporelle ou à la faveur d'une réelle pathologie somatique, amènent bel et bien à repenser le champ psychosomatique, à redéfinir ses contours tout autant que les réalités (physiques et psychiques) qu'il englobe et propose d'éclairer.

Une nouvelle aire en psychosomatique : plaidoyer pour un nouveau champ psychosomatique ou l'espace des corps en acte

En effet, loin de se restreindre aux seules maladies somatiques/lésionnelles (J. Caïn, 1990), le champ psychosomatique (ce nouveau champ…) peut être redéfini comme l'espace des « corps en acte » (P. Roman, N. Dumet, 2009). Cette formulation des « corps en acte » désigne l'ensemble des situations cliniques dans lequel le corps ou plutôt les différents corps du sujet, à savoir

[7] peut-être faudrait-il ici préciser le contexte – aussi bien institutionnel, culturel, spatial et temporel de cette observation : dans les années 1950, dates des premières descriptions cliniques du malade somatique, celui-ci était rencontré en France, à l'hôpital, lieu où la subjectivité de l'individu n'est guère de mise, d'une part, où le patient était alors placé dans une position infantile de dépendance envers le corps médical, et dont la parole n'était non plus guère de mise sinon peu sollicitée et entendue, d'autre part. Ces quelques éléments pour souligner le rôle du contexte sur les phénomènes recensés – ici les modalités de la vie psychique du malade somatique – comme E. Minkowski en son temps (1927) avait déjà pu le mettre en évidence à propos des caractéristiques psychiques du malade schizophrène.

corps réel, mais aussi corps érogène et corps fantasmatique, sont engagés, mobilisés, sont agis – certes, peu ou prou, selon les situations justement -, soit des corps agis qui véhiculent (et sont à cet égard l'expression) des motions subjectives qui habitent l'individu.
Ces corps agis sont de ce fait révélateurs de ce qui anime le sujet, au plus profond de lui (sans qu'il ne soit pour autant conscient de ses vécus).
Ces motions subjectives sont elles-mêmes hétérogènes, c'est-à-dire plurielles et variées, allant, selon les sujets et même selon les moments chez un même individu, des enjeux les plus névrotiques de la personnalité (ce que l'on retrouve dans les mises en acte névrotique, tel, par exemple, le symptôme de conversion hystérique) aux enjeux plus narcissiques, limites, et/ou archaïques (lesquels font d'ordinaire ou aussi le lit de la psychose), sans oublier encore des contenus ou vécus plus traumatiques, plus impensés, soient des «contenus inconscients amentiaux » selon la terminologie de C. Dejours (2001).
Ces diverses déclinaisons cliniques du/des corps malades, souffrants, ces différents corps en acte convoquent, mobilisent respectivement des contenus psychiques et des vécus affectifs allant des plus représentés, pour les uns, aux plus irreprésentables ou impensables, pour les autres, soient encore, pour les uns, des contenus des plus accessibles ou mobilisables psychiquement et donc dicibles (ou susceptibles d'advenir chez le sujet assez facilement par la voie psychique et langagière) et, pour les autres, des contenus plus souterrains, encryptés, clivés, innommables et non communicables (sinon peut-être à la faveur des maux du corps, de ce langage qui emprunte d'autres voies, d'autres formes, tels des signifiants formels, peut-être).

Déclinaisons cliniques des corps en acte

Sur le plan clinique, on peut ainsi décrire sinon « découper » la réalité clinique en trois grands paradigmes cliniques (au moins). Il s'agit bien sûr ici d'un artefact, mais bien utile pour se doter d'outils de pensée des réalités cliniques plurielles rencontrées dans la pratique clinique. Soient des paradigmes cliniques dans lesquels le corps est, respectivement, mis à mal, mobilisé, agi – ainsi que nous proposons de le dire : agi au sens d'habité, marqué, affecté, infecté, effracté même parfois, de manière toutefois singulière.
En effet, ces corps en acte, ces agis du/dans le corps mobilisent différentiellement tant la réalité somatique que la vie psychique et l'imaginaire du sujet singulier sans oublier son dynamisme pulsionnel (sexuel de vie/sexuel de mort).
Ainsi, si l'une des bornes du nouveau champ psychosomatique (ici proposé) est constituée par la clinique névrotique, dont le trouble de conversion est sans doute le représentant paradigmatique de certains liens psyché-soma (cf. fameux « saut du psychique dans le somatique » selon Freud, car le trouble de conversion acte et représente dans le corps l'imaginaire œdipien, le désir sexuel inconscient du sujet) et si à l'autre extrémité, autre borne de ce champ,

on peut sans doute placer le trouble psychosomatique tel que défini par P. Marty - soit l'existence d'une maladie somatique assortie d'une sémiologie psychique blanche, de processus psychiques déficitaires - il convient toutefois d'envisager entre ces deux bornes extrêmes, l'existence et la place de nombreuses autres formes d'agirs, soit un troisième paradigme clinique constitué, lui, de formes d'agirs corporels, comportementaux et même somatiques, allant quant à eux mobiliser différentiellement la vie et l'activité psychique du sujet (dans ses registres donc, les plus divers, engageant respectivement ou simultanément enjeux de la castration, de la séparation, de l'individuation).
Une observation clinique va nous permettre d'explorer ce modèle.

Mademoiselle X. : une clinique psychosomatique singulière

Melle X. est une jeune femme de 25 ans, venue me consulter sur les conseils de son médecin traitant. Ce dernier la suit depuis plusieurs années pour colopathie fonctionnelle (troubles intestinaux). Les divers traitements, dont des anxiolytiques, sont restés inefficaces. La patiente présente en fait des diarrhées et se plaint de maux de ventre, surtout le soir au moment d'aller se coucher.
Elle présente aussi un syndrome anxio-dépressif récurrent, que la patiente explique en lien avec la mauvaise ambiance existant sur son lieu de travail et les difficultés relationnelles qu'elle rencontre avec sa directrice. Melle X. dit travailler beaucoup, mais ne pas se sentir reconnue par sa chef ; elle se plaint également de « harcèlement moral » de la part de celle-ci, une femme qu'elle décrit comme froide, autoritaire et méprisante n'ayant jamais une parole aimable avec quiconque.
Parlant des rapports avec sa chef, Melle X. enchaîne sur les relations avec les membres de sa famille : sa mère d'abord, avec laquelle la patiente dit n'avoir (je cite) « jamais eu de bons rapports » ; « on se voit de temps de temps, dit-elle, mais ça ne va jamais, à chaque fois ma mère a quelque chose à redire sur ma tenue, ma coiffure, mon comportement, mon poids (Melle X. est pourtant très mince), ça ne va jamais (ajoute-t-elle encore) à croire que je fais tache à ses yeux… Mais bon, je fais avec (conclut-elle sur le ton du dépit raisonné)
Elle n'a pas connu son père, lequel serait, selon sa mère, parti avec une jeune femme, très peu de temps après sa naissance ; elle n'en sait guère plus, sauf qu'il a quand même vécu quelques mois avec sa mère et ses deux sœurs (de 6 et 4 ans ses aînées) jusqu'à son arrivée.
Il ne l'a pas reconnue (contrairement à ses deux sœurs) et n'aurait jamais cherché à entrer en contact avec elle, précise encore la patiente. Elle non plus n'a jamais cherché à le voir, se contentant des photos à sa disposition, en l'occurrence des photos de sa mère avec lui, lorsqu'ils étaient jeunes, en vacances l'été sur la plage. De toute façon elle ignore où il peut bien se

trouver. Elle l'imagine parti à l'étranger « en train de se faire dorer la pilule au soleil ».
Ses deux sœurs n'ont de leur côté plus aucune relation avec lui.
Melle X. se plaint également dans le premier entretien de taches blanches sur la peau. Il s'agit de vitiligo, maladie de l'épiderme, caractérisée par des taches blanches qui apparaissent et s'étendent en différents endroits du corps. Elle en a déjà présenté à l'adolescence et « cela revient maintenant » dit-elle. Les taches se localisent sur les bras et surtout sur le haut du dos. Elle exprime spontanément ne pas comprendre d'où cela vient, mais en être très gênée, surtout dans sa relation aux autres, notamment avec son petit ami, un jeune homme de 26 ans qu'elle a rencontré trois mois plus tôt et à propos duquel elle se demande non sans anxiété comment leur relation va évoluer.
Invitée à s'exprimer sur ce qui semble l'inquiéter dans cette relation (on songe notamment à la sexualité), Melle X. se met dans l'entretien à s'agiter et se tortiller sur son siège, à serrer ses mains l'une contre l'autre, à jouer avec une de ses bagues, qu'elle fait glisser de son doigt, replace, et elle réitère ce geste plusieurs fois jusqu'à ce que surprenant mon regard sur ses mains, la patiente cesse d'un coup et change de sujet. En l'occurrence, elle revient sur son affection cutanée : « ça fait sale », dit-elle, « et en plus ça se voit puisque moi j'ai la peau un peu mate contrairement à mes sœurs ».
Je profite alors de ces paroles pour investiguer, à ce moment-là, à la fois sur la famille et sur d'éventuels antécédents médicaux. Melle X répond que : « non, personne n'a de problèmes de peau dans la famille… (elle s'arrête quelques secondes puis reprend) ah, si, maintenant que j'y pense…, si, ma sœur aînée, elle en a eu aussi, quand elle avait 18 ans, mais je sais pas comment ça a évolué puisqu'elle a quitté la maison peu de temps après sa majorité et qu'on l'a jamais revue. (La patiente s'arrête, puis devant mon regard et un petit geste de la main l'invitant à poursuivre son récit, elle ajoute les faits suivants). En fait, cette sœur avait noué une relation avec un jeune homme arabe et leur mère n'aurait pas accepté cette relation, ce choix - les origines de cet homme, convient-il d'entendre ici ; elle lui aurait dit « c'est lui ou nous ». Sa sœur a choisi, et elles (mère et filles) ne l'ont plus jamais revue.
Melle X. poursuit associativement : « Karim, mon ami, il est français d'origine marocaine, mais ça se voit pas, il n'est pas beaucoup typé, il est même de peau claire, bien plus claire que moi ».
Melle X. enchaîne ensuite sur sa seconde sœur, assistante sociale dans une ville à plus de 500 km d'ici, distance qui explique selon elle qu'elles se voient peu, même si au fond elles ne se sont jamais bien entendues. Melle X précise que cette sœur, de 4 ans de plus qu'elle, aurait toujours été jalouse d'elle (…) ; après un petit temps de latence (au cours duquel Melle X est restée plongée dans ses pensées), elle verbalise : « C'est peut-être pour ça que ma mère est toujours sur mon dos, elle n'a plus que moi ici. En plus elle a toujours travaillé dur pour nous élever toutes les trois, elle était toute seule, elle faisait beaucoup d'heures supplémentaires pour qu'on ne manque de rien. … Elle avait de

grandes ambitions pour nous, elle voulait qu'on fasse des études pour avoir une bonne situation et qu'on ne soit pas dépendante d'un homme. Au final y'a que moi qui ait fait des études supérieures ».
Voici les principaux éléments du premier entretien conduit avec la patiente, et si nous avons choisi à dessein de les restituer, c'est parce que cet entretien condense justement nombre des vécus et sujets qui seront l'objet du travail psychique dans le dispositif de thérapie en face à face et qui permettront de mettre en évidence chez la patiente combien le vitiligo, apparaît comme un agir somatique signifiant et surdéterminé, car au carrefour de plusieurs réalités psychiques sources de souffrances pour elle. Nous résumerons de la manière suivante ces différents enjeux psychiques associés[8] à sa pathologie dermatologique.

** D'un désir sexuel qui fait tache...*
Une première signification psychique du trouble dermatologique semble bien s'originer dans la problématique sexuelle génitale avec laquelle Melle X. est, à 25 ans, loin d'être à l'aise. Jusqu'alors elle n'a développé que de timides contacts avec la gent masculine. Cet homme-ci en revanche l'attire, mais cette attirance l'angoisse fortement simultanément : saura-t-elle plaire suffisamment à cet homme, le retenir[9] ? Comment vont se dérouler leurs rapports sexuels (non encore advenus entre eux au moment où a lieu la première consultation psychologique) ? Sans compter que la sexualité est aussi vécue ici, névrotiquement, comme quelque chose de sale, de coupable. Si la sexualité, le désir sexuel font tache pour Melle X, c'est bien parce qu'elle redoute de montrer son corps de femme dénudé et désirant à cet homme de sa génération. Cet homme elle l'a vraiment dans la peau.
Mais de quel(s) homme(s) est-il au juste question ici ? Karim, l'amant désiré, certes, mais lequel, de par son prénom, ses origines culturelles donc, n'est pas sans rappeler, convoquer la figure de son père, premier homme de sa vie libidinale. Un père à la peau mate[10] auquel elle, peut-être davantage que ses sœurs, est liée justement de par cet attribut charnel qu'elle lui doit/porte en elle. Soit alors, on l'aperçoit, sous le désir de Melle X. pour Karim, le désir incestueux coupable de la fille pour la peau de son père. Mais un père qui s'en est toutefois allé (peu de temps après sa venue au monde) pour une autre et plus jeune femme qu'elle, réalité et/ou imaginaire œdipien obligent.
En somme, les désirs sexuels œdipiens tout autant que leur interdit semblent bien avoir pris corps chez Melle X., dans sa chair, à travers ce vitiligo.

---

[8] Associés, par ce terme, nous ne présumons aucun lien de causalité (psychique) entre ces réalités psychiques et l'advenue du trouble dermatologique, sa raison d'être - comme de disparaître en cours de suivi.
[9] Elle qui n'a pas su retenir son père à la naissance. Cf. plus loin.
[10] Contrairement à Karim justement.

** Le vitiligo : entre déplacement et répression de l'agressivité*

Ce trouble dermatologique n'est pas sans lien non plus avec une – intense – agressivité de Melle X. envers sa mère, qu'elle se plaint d'« avoir toujours sur le dos », mais envers laquelle elle ne peut toutefois exprimer ces motions pulsionnelles, par culpabilité. En effet, Melle X. ne conçoit pas d'attaquer sa mère qui s'est retrouvée seule à sa naissance ; car cette mère a dû travailler dur pour élever ses trois filles, ce dont Melle X porte sans doute davantage que ses deux sœurs la charge étant la dernière des enfants encore au foyer familial, et la rupture du couple parental ayant aussi eu lieu peu de temps après sa venue au monde à elle. Se plaindre de sa mère, l'agresser, ne l'exposerait-il pas alors à une menace de rupture avec cette mère, son seul parent… ?

** La tache ou trace de la séparation qui fâche*

Mais si la liaison sexuelle avec l'homme de même que l'agressivité envers la mère sont redoutées par Melle X., c'est aussi parce que cela expose à la séparation, à la séparation mère-fille. Situation de séparation bel et bien advenue entre mère et fille, la sœur aînée de Melle X, justement (ou déjà là…) à la faveur de son choix amoureux. En effet, c'est parce qu'elle a choisi de poursuivre sa relation avec cet homme arabe qui déplaisait à leur mère, semble-t-il, que rupture des liens s'en est suivie entre mère et filles, et même entre sœurs. Au vu de l'histoire familiale narrée par Melle X., on peut imaginer sans difficulté certaines des raisons maternelles à cette hostilité de sa part à l'endroit de ce jeune homme : outre une problématique contre-œdipienne agissante du côté de la mère de Melle X. (ce tiers lui vole sa fille[11]), cet homme arabe rappelle très certainement de par ses origines culturelles (nord-africaines) le père de ses trois filles, celui avec lequel elle passait des vacances, leurs corps à tous deux bronzés sur la plage ensoleillée, comme les photos souvenirs en parlent encore… À noter toutefois que ces origines culturelles paternelles n'ont pas été pas parlées entre mère et filles, en tout cas pour la fille qu'est Melle X. Un véritable non-dit existe entre mère et fille à ce sujet comme d'ailleurs au sujet des raisons véritables de son départ du foyer conjugal et familial.

** L'abandon paternel traumatique : blanc de pensée et trace somatique blanche de l'impensé*

De ce fait, les taches blanches du vitiligo ne sont-elles pas alors aussi, ou plutôt encore, chez la patiente, les traces somatiques rémanentes du trauma qu'a constitué pour elle le départ paternel, et ce aux prémices mêmes de son existence ? Bébé-fille abandonnée, sans aucun mot de la part de cet homme – et pas plus de la part de sa mère, elle-même sans doute toute à la douleur irreprésentable de son propre abandon conjugal. Un abandon qui ne peut

[11] Dans un contre Œdipe négatif tout autant que dans la réactivation de son propre désir œdipien de séduire l'homme d'une autre, fusse ici sa fille

justement dire son nom comme tel au début de la thérapie ; chez Melle X., subsiste à la place un véritable blanc. Zone aveugle qui recouvre en effet ce moment crucial de l'histoire subjective et affective, et même ce vécu précoce de Melle X., mais qui néanmoins s'accompagne aussi de tache blanche…
Le père, un homme à maux-dire via le vitiligo [12] avant de pouvoir le maudire verbalement, le reconnaître au fond de soi ? C'est ce dont Melle X. ne sera en effet capable, que seulement après plusieurs années de thérapie : la rage et de violents sanglots violents surgiront alors, succédant au blanc psychique existant chez Melle X au début de notre rencontre face à cette absence, cette évanescence paternelle, face à ce détournement et cet abandon paternels, comme nous nommerons ensemble progressivement et successivement (sous ces différents termes) tout ce que représente, génère chez elle au final ce père qui lui a très tôt tourné le dos…
Force est donc de constater combien le blanc de pensée, mais aussi d'affects, l'absence de tout ressenti[13] dominent chez Melle X. aux prémices de la relation psychologique [14] conjointement à ces traces blanches du vitiligo sur sa peau, lieu, comme on l'a vu précédemment, hautement symbolique de son histoire, car lieu-trace ou lieu dépôt, engramme, tout autant des origines paternelles en elle que, inversement, du manque d'inscription, d'incarnation de son père auprès d'elle enfant (comme aujourd'hui encore).
A-t-elle jamais été tenue, portée dans les bras de son père avant qu'il ne tourne les talons ou ne lui tourne le dos ? se demandera longtemps Melle X. jusqu'à ce qu'elle prenne un jour conscience dans une séance ultérieure de la thérapie que son vitiligo s'étend justement sur ses bras et sur son dos… Elle aussi avait jusqu'à présent tourné le dos à la douleur de cet abandon précoce inexpliqué.

Ainsi que ces quelques développements cliniques extraits du travail psychothérapique conduit avec la patiente le mettent en évidence, des éléments, divers et hétérogènes, allant des enjeux (vécus, angoisses, fantasmes) les plus névrotiques pour certains, à d'autres d'ordres plus limites et même archaïques, accompagnent, sous-tendent l'expression somatique. Nul besoin toutefois de soutenir l'idée d'un rapport de causalité entre ces éléments pour expliquer, justifier la survenue de cette manifestation somatique chez le sujet, mais juste de constater, pour le moins, des liens de pensée, des paroles incarnées dans la rencontre clinique, et dont l'advenue s'est accompagnée progressivement de la disparition du vitiligo.

---

[12] Et on ne peut alors s'empêcher d'entendre sous le signifiant médical du vitiligo un fantasme de « vit-il y go » … Ce père vit sa troisième fille (Elle, pas un Il, soit aucunement le fils attendu ou désiré de sa part après deux filles… ?) et alors parti (go)… ? Ce ne sont là qu'associations subjectives de la clinicienne.

[13] Et il ne s'agit pas là de « belle indifférence ».

[14] À l'instar des aspects de son psychisme précoce, au début de sa vie, au tout début de sa rencontre avec ce père.

Conclusion

le champ psychosomatique : un champ qui reste encore et toujours à défricher / déchiffrer

Il y aurait sans aucun doute plus amples développements et précisions théorico-cliniques à ajouter autour et à partir de cette brève vignette clinique, dont l'intérêt était principalement ici d'essayer de montrer toute la diversité des enjeux sinon déterminations et significations qu'une expression somatique peut prendre, revêtir, porter, convoyer, condenser, chez un même sujet. Ici, un même trouble peut, au même moment dans la vie du sujet, condenser des significations névrotiques (et relever à ce titre d'une manifestation de conversion) tout autant que traduire, extérioriser des angoisses et vécus indicibles voire traumas incorporés.

D'où l'intérêt, en conséquence, pour nous autres cliniciens, de ne pas se replier trop vite/trop facilement sur des modèles ou catégories de pensée trop schématiques, de ne pas souscrire à une écoute trop restrictive (et enfermante, alors) de l'expression somatique d'un sujet, à partir de laquelle se déploie justement toute la richesse, la complexité et la luxuriance de sa vie psychique subjective, dans ses modalités allant des plus irreprésentées aux plus psychicisées.

Le champ psychosomatique reste encore à ce jour un champ à défricher sinon à déchiffrer…, une nouvelle aire/ère est donc venue !

Bibliographie

Amseleck A. (2006), *L'écoute de l'intime et de l'invisible*, Paris, Desclée de Brouwer

Birraux A. (1978), « De la peur du corps chez les psychanalystes », *Psychanalyse à l'université*, 14, 53, pp. 115-121

Caïn J. (1990), *Le champ psychosomatique*, Paris, PUF

Debray R. (2001), *Epître à ceux qui somatisent*, Paris, PUF

Dejours C. (2001), *Le corps, d'abord*, Paris, Payot

Doucet C., Gaspard J-L. (2008), *Pratiques et usages du corps dans notre modernité*, Toulouse, Erès

Dumet N. (2009), *Pour une psychopathologie psychanalytique de la clinique du somatique*, Dossier d'HDR, Université Lyon2, Lyon

Dumet N. (2015), « Corps et psyché dans la pensée clinique psychanalytique », *Canal Psy*, Journal publié par l'Institut de Psychologie de Lyon2, 111, pp. 5-7

Garma A. (1961), « Les images inconscientes dans la genèse de l'ulcère peptique », *RFP*, 25, 4-5-6, pp. 843-852

Groddeck G. (1923), *La maladie, l'art et le symbole*, Paris, Gallimard, 1969

Harrus-Revidi G. (2000), *Psychanalyse des sens*, Paris, Payot

Le Breton D. (2008), *Anthropologie du corps et modernité*, Paris, PUF

Legoff J. (1985), *L'imaginaire médiéval. Essais*, Paris, Gallimard
Marty P. (1991), *Mentalisation et psychosomatique*, Paris, Les empêcheurs de penser en rond
Mc Dougall J. (1978), *Plaidoyer pour une certaine anormalité*, Paris, Gallimard
Mc Dougall J. (1982), *Théâtres du Je*, Paris, Gallimard
Mc Dougall J. (1989), *Théâtres du corps*, Paris, PUF
Mazeran V., Olindo-Weber S. (1989), *Les déclinaisons du corps*, Paris, Ed. Hommes et perspectives
Roman P. Dumet N. (2009), « Des corps en acte. Symbolisation / désymbolisation à l'adolescence, *Cliniques Méditerranéennes*, 79, pp. 207-227
Sami-Ali M. (1987), *Penser le somatique*, Paris, Dunod
Smadja C. (2008), *Les modèles psychanalytiques de la psychosomatique*, Paris, PUF

Le statut du corps en réanimation pédiatrique. ***Réflexions cliniques et anthropologiques :***
Jean Michel Coq

Introduction

Jamais le corps de l'enfant n'a été l'objet d'autant d'attentions que sur ces cinquante dernières années : les parents lui portent soins et affection, les médecins lui appliquent des principes de prévention et de précaution, les professionnels de la petite enfance et de l'enfance, en assurent l'éducation, la surveillance et la protection.

Le corps de l'enfant s'il n'est plus associé à la pureté et l'innocence que lui attribuait l'Église catholique dans les siècles passés, se caractérise cependant par son immaturité sexuelle et ses représentations renvoient à la vulnérabilité et la fragilité.

Le corps de l'enfant en ce début de XXIe siècle est considéré comme lui appartenant à part entière, et cela dans le respect le plus grand de sa personne. Son arrivée dans une réanimation à la suite d'un accident ou de l'aggravation d'une maladie, le plonge dans un univers qui apparaît antinomique de celui de l'enfance. Son corps y est souvent attaché, soumis à de multiples intrusions qui constituent une violence qui s'impose à lui, comme à ses parents et aux soignants. Fréquemment dans un état d'inconscience, son corps prend ce statut de corps-machine, qui peut facilement faire oublier qu'il reste non seulement un enfant, mais un sujet.

Ainsi Aude jeune infirmière de réanimation pédiatrique passa ses mains sur le torse puis les cheveux du jeune Mathieu, 11 ans qui venait d'être admis en réanimation traumatologique pédiatrique pour un traumatisme crânien gravissime. Ses gestes spontanés, effectués sous le regard de toute l'équipe, réhabilitaient Mathieu dans son humanité et n'en faisaient plus un corps soumis à un dispositif technique expérimental particulièrement lourd, destiné à tenter de l'arracher à la mort. Aude s'autorisait là des gestes techniques qui redonnaient au corps de Mathieu, sa dimension relationnelle et libidinale, elle y marquait sans doute aussi là tout son engagement de soignante pour le ramener à la vie.

Quand le corps d'un enfant, comme celui d'un adulte d'ailleurs, perd son statut de lieu et d'espace d'échange avec les autres, se crée pour ses parents ce sentiment d'inquiétante étrangeté décrite par Freud (1919), le toucher, lui parler implique de continuer de l'appréhender malgré la situation comme un être en relation. Le corps de leur enfant réduit à sa dimension bioanatomique, offre une vision parfois insupportable à la famille, certains parents surtout lors des premières visites, sortent précipitamment de la réanimation. Ils disent le reconnaître à peine, un bout de cheveux qui sort du bonnet qui lui a été mis sur la tête, un bout de main qui dépasse, les parents sont confrontés à un corps partiel dont ils ne peuvent reconnaître que certaines parties, qui les aident plus ou moins à retrouver à travers celle-ci une partie familière de leur enfant. Quand ce n'est pas le cas, ce corps peut leur devenir étranger, ils hésitent alors à venir en réanimation, ne sachant que faire. Certains, faute de soutien, mais aussi contraints à de longs trajets pour se rendre à l'hôpital vont venir plus rarement auprès de leur enfant. D'autres vont trouver les ressources internes qui vont leur permettre de demander le soutien de l'équipe et vont reconstruire peu à peu une relation singulière avec celui-ci, qui va ainsi redonner au corps de leur enfant sa part d'humanité.

Un corps malmené

La plupart des parents font part du choc qu'ils ont éprouvé lorsqu'ils ont pénétré dans le service de réanimation où se trouvait leur enfant. Ce choc est d'abord visuel et plus leur enfant est jeune, plus le corps de celui-ci apparaît minuscule face à l'appareillage qui est installé autour de lui. Les parents de nouveau-nés prématurés témoignent même de s'être livré à une véritable exploration visuelle de l'environnement avant de découvrir le corps de leur bébé, qui semblait occulté par l'arsenal technologique mis en place pour le maintenir en vie. Cette vision du corps de leur bébé ou de leur l'enfant, peut renvoyer les parents au fantasme d'un corps supplicié, malmené, maltraité, alors que le déploiement technologique qui est mis en place est destiné à lui sauver la vie. Une mère dans un service de réanimation néonatale interrogeait ainsi l'un des médecins : « *Mais qu'est-ce que vous lui faites ? C'est insupportable de voir mon bébé installé comme ça !*». Il arrive aussi qu'après ce premier choc visuel, les parents se résignent, ils occupent alors comme leur enfant très peu de place dans le box de réanimation, s'effaçant devant les machines et le personnel soignant, ils ont cependant bien souvent le sentiment d'être dépossédés des relations qu'ils voudraient établir avec leur enfant. Marion Grey (2006) s'interroge sur le rôle que peuvent prendre sur le plan psychique les cicatrices marquant le corps des enfants passés en réanimation, à travers le travail de figurabilité de l'expérience traumatique qu'elles peuvent ainsi représenter. Pour les bébés prématurés, le passage en réanimation est une première expérience de vie marquée par une hyperstimulation sensorielle qui met à mal son économie pulsionnelle et la construction de son corps dans sa dimension érogène. À distance, on peut observer, de manière significative, chez les enfants plus grands qui ont été hospitalisés en réanimation, des symptômes de stress post-traumatiques, constitués par des cauchemars, une anxiété de séparation, une énurésie et des troubles alimentaires (Rees, Gledhill, Garralda et Nadel, 2004 ; Rennick et Rashotte, 2009).

Un retour à l'archaïque

Au cours de leur passage en réanimation, les enfants plus grands rapportent eux des expériences qui ont mis à mal leurs enveloppes psychiques et l'intégrité de leur image du corps. Ils relatent parfois un vécu corporel se rapportant à des états mentaux que l'on peut qualifier d'archaïques.

Ainsi Margot, 6 ans nous rapporte que lors de son réveil progressif, elle s'accrochait par une de ses mains à la barrière de son lit : « *Je ne savais plus si c'était la barrière ou ma main* ».

Alain, 9 ans nous dit que lorsqu'il a repris conscience, cela durant plusieurs jours : « *quand j'ouvrais les yeux et que je regardais la chambre, c'est comme si tout craquait...je voyais plus que plein de taches et c'est comme si j'étais dedans, c'était bizarre, je sentais plus rien* ».

Ces deux enfants viennent respectivement décrire les deux mécanismes que sont l'identification adhésive et le démantèlement. L'identification adhésive est une notion qui a été décrite par Esther Bick (1968) elle désigne un processus identificatoire antérieur à la constitution de l'objet interne et un mécanisme de défense auquel l'appareil psychique peut avoir recours à tous les stades de son développement. Il s'agit d'un phénomène d'agrippement, d'accrochage sensoriel ou kinesthésique que l'on observe chez le bébé dans les premiers mois de sa vie, lorsqu'il est confronté à un moment de désorganisation, il est aussi décrit chez l'enfant présentant des troubles autistiques, afin de se défendre d'angoisses catastrophiques d'anéantissement. Un autre enfant (Paul, 11 ans) qui a aussi séjourné en réanimation, nous a très bien décrit ce phénomène : « *Tu vois, je regardais que le coin là en haut, ça brillait, je voyais rien d'autre dans la chambre, que ça* ». Ces agrippements sensoriels qu'ils soient visuels ou tactiles semblent avoir permis à Margot comme à Paul, de retrouver un sentiment d'existence à travers cette adhésivité à un élément de l'environnement.

Cette identification adhésive correspond à une appréhension bidimensionnelle du corps, telle que D Meltzer (1975-a) l'a décrite dans les pathologies autistiques. Pour Margot, le contact entre le tube métallique constituant la barrière de son lit et la paume de sa main, ne constitue-t-il pas un éprouvé corporel localisé qui lui donne le sentiment de retrouver une première forme de conscience d'elle-même, à ce moment particulier de sortie progressive de coma.

Le mécanisme de démantèlement lui est caractérisé par Meltzer (1975-b) comme un état passif de suspension de l'attention au cours duquel chaque sens s'oriente vers l'objet le plus attractif de l'instant, entraînant la suspension des fonctions du Moi : « *Nous avançons que cet état primitif est essentiellement sans activité mentale* » (p. 33).

Alain nous rapporte une expérience qui paraît correspondre à ce processus, au cours duquel son corps comme son environnement était uniquement réduit à ses composantes sensorielles.

Les expériences oubliées

Ces vécus très particuliers ont été recueillis alors que les enfants étaient encore dans le service de réanimation, ils ne sont pas sans intriguer le personnel soignant, qui sollicite parfois le psychologue, après avoir entendu de tels témoignages.
Dans la suite de leur hospitalisation, ces expériences singulières sont peu à peu oubliées par les enfants. Constitué d'un matériel sensoriel brut contenant des potentialités traumatogènes, celui-ci ne peut se transformer en représentations, il reste incrusté dans l'appareil psychique sans être soumis au processus de condensation et de déplacement. Ces expériences ne sont pas soumises au refoulement, elles pénètrent par effraction dans l'appareil psychique, sous la forme d'une image sensorielle, tel que l'a proposé F. Lebigot (2005) pour rendre compte du processus traumatique. Michèle Grosclaude (1990) qui dénomme cette amnésie sous le terme de "*trou réa*" précise cependant que celle-ci peut être levée chez l'enfant, lors d'entretiens ou par la médiation du dessin.
Ces expériences qu'elles soient premières comme chez le nouveau-né ou qu'elles s'inscrivent dans un processus de régression extrême du fonctionnement de l'appareil psychique, chez l'enfant plus grand, sont très rarement rapportées, au cours d'une psychothérapie, elles ne sont cependant pas sans effets sur le développement psychoaffectif et psychomoteur de ces enfants.
Quand l'enfant survit à sa maladie ou à ses blessures, sans trop de dommages fonctionnels, le passage en réanimation apparaît comme un moment singulier au cours duquel le corps de l'enfant a été réduit à son fonctionnement physiologique. Les parents ne sont pas sans s'interroger sur les conséquences psychologiques de cette expérience et de sa dimension traumatique : « *Est-ce qu'il s'en souviendra ? Est-ce qu'il en aura une trace dans son corps ?* ».
Les parents envisagent aussi parfois le séjour en réanimation de leur enfant, comme un temps suspendu qui pourrait comme dans le conte de la belle au bois dormant, constituer une étape maturative : « *Je suis sûre que Pierre quand il sortira de la réanimation, il sera plus fort, que c'est une expérience qui va le faire grandir* ».

Le corps en relation

Françoise Dolto (1985) s'alarmait du vécu précoce de ces nouveau-nés ou enfants, qui sont passés en réanimation : « *Comme il n'y a plus de mortalité infantile, le corps survit, mais à force de ne considérer que lui, la relation symbolique a été méconnue comme aussi importante que le corps, on l'a étêtée, éradiquée parfois...* ». Le corps de l'enfant lors de son passage en réanimation, est réduit au statut bioanatomique de la médecine occidentale, il est disjoint de sa dimension relationnelle, qu'il est pourtant essentiel de réintroduire quelle que soit l'issue de ce passage. Ce corps a ainsi besoin d'être appréhendé dans toute son humanité, par le personnel hospitalier, comme par ses parents. Parfois ces derniers vont en placardant des photos de leur enfant en action (faisant du vélo, courant, riant) afficher ainsi pour eux-mêmes et le personnel hospitalier, la personnalité qui animait ce corps. La présence de psychologues et de psychomotriciens dans les services de réanimation pédiatriques a contribué à faire du corps de l'enfant, un lieu d'échanges relationnels, dans lequel les sollicitations sensori-motrices tiennent une place essentielle. Le soutien à l'investissement du corps du bébé ou de l'enfant contribue à maintenir celui-ci dans la tridimensionnalité de son espace psychique (Meltzer, 1975-a) il lui donne le sentiment d'être contenu dans sa vie mentale, comme l'a proposé D. Anzieu (1985) au travers des fonctions du moi-peau. Ce processus s'inscrit dans une dynamique relationnelle interactive plurielle : enfant-parents, enfant-soignants et parents-soignants, qui soutient cet enfant comme un sujet s'incarnant dans un corps qui le représente dans la totalité de sa personne.

Mort de l'enfant en réanimation

Un enfant, court, saute, rigole, son activité et son expression corporelle viennent témoigner de sa vitalité, ce n'est pas un corps immobile relié à un appareillage complexe. Certains réanimateurs pédiatriques insistent eux-mêmes sur la violence que constitue cette réanimation (Devictor, 2006), mais ce passage obligé est accepté par les parents, lorsque leur enfant survit. À l'inverse lorsqu'il ne peut être sauvé, la réanimation, par extension, l'hôpital lui-même devient le lieu du malheur.
Dans l'ancien régime et sur une grande partie du XIXe siècle, la mort des enfants était très fréquente, elle n'en engendrait pas moins le chagrin des parents et un sentiment d'injustice, même si l'église incitait ces derniers à y voir une mort joyeuse, particulièrement pour les baptisés de moins de 7 ans qui allaient directement au ciel et devenait auprès de dieu un intercesseur pour sa famille restée sur terre (Morel, 2010). La baisse de la mortalité infantile s'est amorcée à partir du milieu du XVIIIe siècle, puis elle s'est accélérée au XIXe siècle. À partir de ce moment, la mort des enfants devenue plus rare est apparue comme la moins tolérable des morts (Ariès, 1975). De nos jours le décès d'un enfant est vécu comme un événement traumatique faisant éprouver à ses parents un fort sentiment d'injustice et de révolte vis-à-vis du destin. Maintenant au centre de la famille, l'enfant constitue un enjeu narcissique extrêmement important pour ses parents, sa mort apparaît comme l'une des expériences les plus douloureuses qu'une personne ait à affronter dans son existence. Mort et enfance apparaissent aujourd'hui comme deux termes antinomiques, la réanimation pédiatrique se devant de sauver les enfants qui lui sont confiés. Quand ce n'est pas le cas, les parents des enfants confrontés à des sentiments de culpabilité, projette celle-ci sur les membres de l'équipe de réanimation pédiatrique sous forme d'agressivité. Ils l'expriment aussi

parfois vis-à-vis de leurs propres parents, pour qui mourir serait dans l'ordre des choses. Telle cette mère dont l'enfant de 13 ans ne peut être sauvé et qui accompagnée de ses parents déclare à son père : « *toi tu as été en réanimation, à deux reprises et on t'a sauvé et ils ne peuvent pas sauver mon fils* » devant cette phrase terrible de sa fille, le grand-père de ce garçon ne peut que dire : « *mais si je pouvais, j'aurais donné ma vie pour mon petit fils* ».
Cette antinomie peut se retrouver chez les soignants encore novices, telle cette jeune élève infirmière qui fut prise d'un sentiment de révolte, mais aussi de détresse en voyant mourir un enfant en réanimation. La technique, le savoir des médecins, la compétence des infirmières ne devraient-ils pas toujours sauver les enfants ? Cette jeune femme découvrait là une réalité difficile pour elle à admettre, levant le déni qui l'avait conduite à choisir un lieu de stage comme celui d'une réanimation pédiatrique, mais en occultant la mort possible des enfants.

La sollicitation d'un prélèvement d'organes

Lorsque les enfants meurent en réanimation, leurs parents peuvent ressentir comme une violence ultime, l'ouverture du corps de leur enfant. La sollicitation par l'équipe soignante d'un don d'organe, lorsque les enfants présentent un état de mort encéphalique, soumet les parents à une grande violence, qu'ils acceptent ou refusent ce don. Extraire les organes du corps de leur enfant pour le réimplanter dans le corps d'autres enfants vient rompre la sacralité de son intégrité corporelle et amènent les parents à appréhender son corps comme n'étant plus que la juxtaposition d'objets partiels, que l'on peut puiser en fonction des besoins. Accepté ou refusé il place les parents face à une décision complexe et les confronte à leur agressivité inconsciente vis-à-vis de leur enfant, le prélèvement d'organes les renvoyant à des fantasmes de dépeçage, et de charcutage du corps de leur enfant.
La mort encéphalique est une notion qui appartient à la culture médicale, elle s'inscrit dans une conception dualiste de l'homme, qui n'aurait d'existence que de ses seules fonctions supérieures. David Le Breton (1990) souligne combien cette approche uniquement biologique de l'homme ne prend pas en compte la réalité de l'existence d'un individu. Les parents réagissent parfois vivement à cette sollicitation d'un don d'organe, telle cette mère dont le fils de 11 ans est en état de mort encéphalique, qui refuse catégoriquement, viscéralement la proposition d'un don d'organe : « *On ne touche pas à mon bébé* ». Le corps de son garçon est pour cette mère le représentant du lien mère-enfant, la mère maintient une position de défense et de protection vis-à-vis de son enfant. Seule la représentation du corps en relation est présente pour elle, toucher le corps de son fils ce serait fantasmatiquement entamer le lien qui les unit tous les deux. L'ouverture du corps de son fils et l'extraction d'une partie de l'intérieur de celui-ci n'est pas pensables pour cette mère, ces interventions ne la renvoyant qu'à l'horreur et la violence. Donner son accord

au prélèvement des organes de son enfant peut prendre le sens d'enlever, d'amputer le lien qui unissait le parent à son enfant, comme si en enlevant une partie de l'intérieur du corps de son enfant, on enlevait ce que l'on a mis d'amour, mais aussi de haine à l'intérieur de lui. Dans le cas où les parents acceptent, ils peuvent avoir le sentiment diffus d'avoir abandonné le corps de leur enfant et de s'être fait les complices de ce démembrement. Cependant ces derniers considèrent le don d'organes comme le seul aspect positif du deuil auquel ils sont confrontés. Plus de la moitié des parents ayant autorisé un prélèvement d'organes rapportent que ce don leur a donné la possibilité de donner un sens à la mort de leur enfant (Sharp et Ascher, 1983).

Conclusion

Aujourd'hui, bien qu'une attention particulière soit portée sur les besoins spécifiques de l'enfant hospitalisé en réanimation, il n'en reste pas moins qu'aborder son corps dans sa dimension relationnelle et pas seulement biologique reste un chantier en perpétuelle réflexion. De nombreux progrès ont été accomplis pour humaniser les réanimations pédiatriques en essayant de mieux prendre en compte les besoins des enfants et de leurs parents (Hubert et de Saint-Blanquat, 2013) en introduisant jusqu'à des clowns dans celles-ci (Mortamet et coll., 2015). L'approche du corps de l'enfant, avant tous gestes techniques, demande à être pensée, afin de limiter la dimension intrusive de ces gestes et respecter le plus possible la pudeur auquel cet enfant peut prétendre, quelle que soit son état de conscience. Mais les progrès mêmes de la réanimation pédiatrique et néo-natale viennent parfois rendre encore plus complexe le dépassement de cette dualité corps-psyché, tellement l'arsenal technique peut prendre une place prépondérante. Lorsque l'enfant doit bénéficier par exemple d'une Assistance Respiratoire Extracorporelle, son corps peut apparaître comme un appendice de ce dispositif technique. Continuer de le penser comme un enfant implique un travail psychique, s'étayant sur ce que Winnicott a désigné sous le terme de créativité (1951, 1971), afin que soignants comme parents puissent s'extraire du sentiment d'étrangeté qu'un tel dispositif induit. Faute de ce processus créatif, des mécanismes de défense tels que le déni ou la rationalisation vont trop souvent empêcher une identification à cet autre humain. La sœur de 7ans d'un enfant hospitalisé en réanimation, fait à partir du récit que lui font ses parents de leur visite à celui-ci, un dessin dans lequel elle représente son frère entouré de deux robots souriants. Ainsi cette petite fille a donné au matériel médical auquel est relié son frère, un visage anthropomorphe, créant pour elle et ses parents, une représentation moins terrifiante de l'environnement dans lequel se trouve son frère. Pour les parents comme pour les soignants, tous les dispositifs à même d'ouvrir un espace de pensée doivent pouvoir leur être proposés dans une approche pluridisciplinaire de la réanimation pédiatrique.

Bibliographie

Anzieu D. (1985), *Le moi-peau*, Paris, Dunod.

Aries P. (1975), *Essais sur l'histoire de la mort en occident*, Paris, Seuil.

Bick E. (1968), The Experience of the Skin in Early Object Relations, *Internationnal Journal of Psychoanalysis*, 49, 484-486.

Dolto F. (1985), *La cause des enfants*, Paris, Robert Laffont.

Freud S. (1919), *L'inquiétante étrangeté et autres essais*, Paris, Gallimard, 1997, 211-268.

Grey M. (2006), Au-delà du corps machine : l'expérience extrême du sujet hospitalisé, *Champ psychosomatique*, 44, 61-75.

Grosclaude M. (1990), Souvenir de la réanimation chirurgicale chez l'enfant », *Agressologie*, 31, 9, 655-658.

Hubert P., De Saint Blanquat L. (2013), Considérations éthiques en réanimation pédiatrique. Besoins de l'enfant et de ses parents. Situations de fin de vie, in O. Paut et G. Orliaguet (Eds) : *Réanimation pédiatrique*, Paris, Springer.

Lebigot F. (2005), *Traiter les traumatismes psychiques*, Paris, Dunod.

Le Breton D. (1990), *Anthropologie du corps et modernité*, Paris, Puf.

Meltzer D. (1975-a), La dimensionnalité comme paramètre du fonctionnement mental : sa relation à l'organisation narcissique, in Meltzer D., Bremmer J., Hoxter S., Weddell D., Wintenberg I. : *Explorations dans le monde de l'autisme*, Paris, Payot, 2002 : 277-296.

Meltzer D. (1975-b), La psychologie des états autistiques et de l'état mental post-autistique, in Meltzer D., Bremmer J., Hoxter S., Weddell D., Wintenberg I. : *Explorations dans le monde de l'autisme*, Paris, Payot, 2002 : 23-51.

Morel m.-f. (2010), Le bébé d'hier : histoire et représentations, in J. Besson *et coll.*, *Que sont parents et bébés devenus ?* Paris, Erès : 15-37.

Mortamet G., Simonds C., Hattab A., Delpy S., Hubert P., Dupic L. (2015), Les clowns en réanimation pédiatriques : état des lieux en France, *Archives de Pédiatrie*, 22 : 718-723.

Sharp H.L., Ascher NL. (1983), The Community Physician and Liver Transplantation, *Pediatrics*, 72, 260-261.

Winnicott D.W. (1951), Objet transitionnel et phénomènes transitionnels. Une étude de la première possession non-moi, in *De la pédiatrie à la psychanalyse*, Paris, Payot, 1969.

Winnicott D.W. (1971), La créativité et ses origines, in *Jeu et réalité*, Paris, Gallimard, 1975.

Dépister pour donner : la transplantation d'organe à l'épreuve du risque et de la pénurie : Pr Michel Castra, Pr Jacques Rodriguez

Rendre le corps utile après la mort est une aspiration très ancienne dans le monde médical. Longtemps, les médecins anatomistes revendiquèrent ainsi de disposer, pour leurs travaux de recherche, de ces « corps vils » produits par la justice pénale ou les champs de bataille [Chamayou, 2008] ; depuis quelques décennies, les praticiens réclament aussi de pouvoir prélever des organes sur des corps morts afin de prolonger la vie de patients atteints de défaillances physiologiques graves. La première allogreffe réussie, qui date de 1952, inaugure à cet égard une ère au cours de laquelle le corps se donne à voir, de plus en plus, sous la forme de pièces détachées potentiellement substituables [Fox, Swazey, 1992]. Reste que la transplantation d'organe constitue néanmoins un processus thérapeutique lourd qui, après un certain nombre d'échecs retentissants, suppose de garantir l'innocuité des greffes. Celles-ci relèvent donc, en France, d'une procédure strictement codifiée : un temps laissée aux bons soins des bénévoles et des médecins rassemblés au sein de l'association France Transplant, la greffe d'organe est, depuis les années 1990, orchestrée par l'État, qui entend à la fois éviter les abus ou les passe-droits et limiter les risques.

D'un côté, la transplantation s'accompagne ainsi d'un suivi très rigoureux des greffons, assorti d'une batterie de contrôles médicaux, de tests et d'examens de dépistage qui doivent assurer la sécurité du processus. Ces dépistages ne visent pas, comme c'est le cas en médecine préventive, la détection précoce d'une probable pathologie afin, le cas échéant, de hâter le travail de diagnostic [Raffle, Gray, 2009] ; ils ne s'adressent pas, non plus, à des individus *a priori* bien portants interpellés par la « médecine de surveillance » [Armstrong, 1995]. De fait, dans la mesure où l'essentiel des prélèvements intervient sur donneur décédé, il s'agit de dépistages pratiqués sur des dépouilles, qui sont donc orientés, non vers la personne qui les subit, mais vers autrui[15]. Et par ailleurs ces examens se distinguent aussi des dépistages *post-mortem* « par » prélèvement d'organes, utilisés naguère à des fins épidémiologiques [Girard, 1952] : ici, l'examen est mené « pour » permettre le prélèvement – dépister pour donner. D'un autre côté, le circuit de la transplantation d'organe est organisé en France selon un principe recteur : le rejet de toute marchandisation du corps au profit d'un système de don, à la fois anonyme, gratuit et librement

[15] On discutera, dans ce qui suit, du dépistage post-mortem mais un dispositif de contrôle similaire est bien évidemment également présent dans le cadre des dons entre vivants.

consenti. C'est, sur ce point, un système *outing out* qui prévaut depuis la loi Caillavet de 1976 : le consentement du donneur est présumé sauf indication contraire avant le décès, ou opposition de la famille. Il résulte de cette organisation une activité transplantatoire importante dans l'Hexagone, mais néanmoins insuffisante pour répondre à une demande croissante. En 2013, selon les données de l'Agence de la biomédecine, 19000 patients étaient ainsi en attente de greffes, une situation qui crée des tensions très fortes autour de cette pratique.

C'est à l'analyse de ces tensions que ce texte est consacré. Celles-ci résultent à bien des égards de la contradiction, pour ainsi dire ontologique, entre le principe du don et le dispositif du dépistage. D'un côté, en effet, le don d'organe tel qu'il est conçu en France relève du don « moderne », bien plus que du don au sens maussien (Mauss, 1924) : libre, impersonnel et unilatéral, c'est un don ouvert sur ce que Richard Titmuss appelait la « communauté des étrangers » [Titmuss, 1971]. D'un autre côté, le dépistage vise, quant à lui, à limiter les risques lors de la transplantation en entravant, si nécessaire, les solidarités ; il intervient au nom de la sécurité sanitaire et de la biovigilance, comme un « dispositif immunitaire » [Esposito, 2010] qui contribue, de fait, à contrarier ou à raréfier le don. On est donc ici au cœur de la contradiction analysée par le philosophe Roberto Esposito entre « communauté » et « immunité », deux notions dont l'étymologie fait justement référence au don (*munus*) : alors que la communauté – la « communauté des étrangers » évoquée par Titmuss – suppose le don, qui la constitue, l'immunité s'en protège en régulant les échanges [Esposito, 2010].

Sous cet éclairage, il existe bien une tension structurante entre dépistage et don, entre la gestion des risques inhérents à ce processus thérapeutique et la gestion de la pénurie de greffons. Dans ce qui suit, on s'efforcera alors de montrer que les impératifs sécuritaires, qui tendent à faire du don le résultat d'une véritable épreuve sanitaire (1), sont assouplis dans un contexte de rareté : le périmètre des donneurs s'en trouve redéfini, de même que la fonction des dépistages (2).

La gestion des risques, ou le don sous bénéfice d'inventaire

Le développement d'un impératif de sécurité sanitaire a profondément marqué l'organisation du prélèvement d'organes en France au cours des dernières décennies. Non que le risque de transmission d'un virus à l'occasion d'une greffe ait été, jusqu'alors, négligé. Mais le drame de la transmission du VIH par transfusion sanguine, dans les années 1980, a complètement modifié et le paysage sanitaire et les pratiques en matière de prélèvement. L'affaire dite du « sang contaminé » donne à voir, en effet, une forme inédite d'imbrication entre le bien et le mal, dans la mesure où ce qui est censé améliorer la santé peut entraîner, en réalité, des conséquences funestes. On prend conscience, autrement dit, que le danger se niche aussi au cœur de dispositifs et de produits qui ont pour objectif, au contraire, de protéger ou de restaurer la santé [Godard, 2005]. Dans ces conditions, la question des risques sanitaires est devenue cruciale, qu'il s'agisse de risques liés aux choix thérapeutiques, aux systèmes de soins ou aux produits de santé, en particulier ceux issus du corps humain [Tabuteau, 1994] ; et de même, le concept de sécurité sanitaire a fait brusquement irruption à l'agenda politique.

Plusieurs agences sanitaires ayant vocation à garantir cette sécurité, notamment en ce qui concerne les organes et les tissus, sont alors venues enrichir le paysage institutionnel de la santé publique [Benamouzig, Besançon, 2005 ; Desenclos, Viso, 2010]. L'Agence de la biomédecine a ainsi été chargée d'orchestrer l'ensemble des opérations de prélèvement et de greffe, tandis que l'Agence nationale des médicaments et des produits de santé intervient en matière de sécurité sanitaire et de biovigilance. Cette politique d'agences traduit, sur le plan institutionnel, la mise en œuvre d'un principe de précaution qui sous-tend également la pratique du don d'organes et le processus qui mène à la greffe [Ewald, 2009]. Deux aspects essentiels méritent à cet égard d'être soulignés.

Le premier porte sur la qualification de « donneur potentiel », étape primordiale avant un éventuel prélèvement. En France, la majorité des prélèvements d'organes intervient sur des patients en état de mort encéphalique, une mort assez singulière puisque, s'il y a abolition des fonctions cérébrales, le cœur bat encore ; et une mort rare qui ne concerne que 1%, environ, des décès survenus à l'hôpital. Lorsqu'un patient est diagnostiqué en état de mort encéphalique, il passe de la réanimation classique, vouée à la préservation de la vie, à une « réanimation d'attente », dont le but est la préservation des organes. Ce faisant, il devient un « donneur potentiel », qui fait l'objet d'une surveillance médicale minutieuse, dont la logique et la finalité dépassent les limites de son propre corps. C'est là, de fait, un tournant dans la prise en charge médicale puisqu'il ne s'agit plus de travailler dans l'intérêt du malade : les soins qui lui sont dispensés concernent, en réalité, un éventuel receveur. Et c'est aussi une évolution majeure pour les équipes soignantes dans la mesure où l'échec thérapeutique à maintenir la vie ouvre la voie à une activité médicale *post-mortem*. Cette médecine qui bute sur la mort se trouve en effet mandatée pour restaurer la vie à partir de la mort [Castra, 2012].

Il importe, en second lieu, de mettre l'accent sur les examens que subit le « donneur potentiel ». Cette catégorie de patients qui décèdent dans les services de réanimation ou en soins intensifs est en effet soumise à un *screening*, un dépistage systématique appliqué sur la base d'un protocole médical standardisé et rigoureux (Bigorie et al, 2005). Ce *screening* comprend en pratique quatre phases distinctes. Il repose, tout d'abord, sur une analyse précise des antécédents médicaux du patient à partir de son dossier médical, bien sûr, mais aussi des informations livrées par les proches ou le médecin traitant. À ce stade, l'objectif est d'identifier rapidement l'existence de

certaines pathologies connues – en particulier des maladies aiguës ou chroniques. Ensuite, le « donneur potentiel » fait l'objet de plusieurs tests biologiques (VIH1, VIH2, rage, hépatites B et C, syphilis, etc.), certaines maladies, telles que le sida, pouvant constituer des contre-indications absolues au prélèvement. Troisième phase du *screening* : l'examen clinique complet du patient, un examen qui est en rapport avec les éventuels organes à prélever et qui vise à repérer des pathologies susceptibles de compromettre la viabilité des greffons. Enfin, une imagerie médicale – avec scanner du corps, de la tête au bassin – parachève ce « *check-up* du mort ».
On le perçoit : à travers cette médicalisation de la mort, il s'agit bien de réaliser une évaluation rigoureuse du corps et des organes. Et d'ailleurs, en cas d'évaluation douteuse ou de contre-indication, le médecin de l'Agence de la biomédecine peut décider de ne pas prélever certains organes, voire de mettre un terme à la procédure de prélèvement[16]. Il y a donc indéniablement une volonté de sécuriser les pratiques de prélèvement au moyen des dépistages, avec comme objectif ultime, la protection des futurs greffés, et comme idéal implicite, la recherche d'un mort en bonne santé. L'Agence de la biomédecine joue de ce point de vue un rôle central de police sanitaire et elle incarne une nouvelle forme du pouvoir d'État dans le champ de la santé, un pouvoir qui trouve un prolongement direct dans les pratiques hospitalières, où la logique du contrôle des corps se conjugue désormais à celle du contrôle des risques. Toutes ces opérations de dépistage concrétisent en effet un impératif de sécurité sanitaire qui est devenu une dimension normative essentielle de l'activité de greffe.
Sous cet éclairage, on peut effectivement envisager le dépistage du « donneur potentiel » comme un « dispositif immunitaire », pour reprendre la formule de Roberto Esposito [2010]. Ce type de dispositif vise avant tout à assurer l'autoprotection de la société, au besoin, ici, en interrompant le processus de prélèvement et en brisant la chaîne du don d'organes. Don et dépistage sont donc bien, de ce point de vue, deux pratiques médicales associées, mais, par essence, antagonistes : le don serait en effet de l'ordre de la générosité, de l'ouverture sur autrui, alors que le dépistage relève au contraire de la clôture. C'est pourquoi l'émergence d'une biopolitique des corps en vient finalement à contrarier les formes de la solidarité puisqu'elle vise à opérer un tri entre bons organes et mauvais organes, entre don possible et don impossible. De sorte que le don d'organes peut être envisagé, non pas seulement comme le résultat d'un penchant ou d'une démarche altruiste, mais, plus prosaïquement, comme l'issue contingente d'une véritable épreuve sanitaire.

[16] À l'inverse, si les organes sont qualifiés pour la greffe, ils sont proposés informatiquement aux différentes équipes de transplantation françaises.

Gérer le manque grâce aux « donneurs-limites »

Au terme de cette sélection clinique, le nombre d'organes prélevés reste toutefois très inférieur au nombre de nouveaux inscrits, chaque année, sur la liste des personnes en attente de greffe – une liste qui s'allonge en raison du vieillissement de la population et de la prévalence des maladies chroniques, tel le diabète. Il en résulte un déséquilibre structurel que l'appel récurrent à la solidarité et à l'altruisme ne parvient pas à compenser : au contraire, celui-ci se creuse année après année. Les conséquences d'un tel déséquilibre sont tout à fait préoccupantes. D'un point de vue strictement médical, d'abord, on enregistre une hausse du nombre de personnes en attente de greffes dont la santé se révèle très précaire, mais également une augmentation du nombre de décès parmi les patients inscrits sur la liste d'attente. D'autre part, si cette pénurie a un coût humain dramatique, elle a aussi des implications économiques non négligeables qui sont liées au coût des traitements dispensés aux patients en attente d'une greffe[17]. Autrement dit, les retards de greffe coûtent cher, ce qui n'est pas indifférent dans le contexte budgétaire actuel.

Cette situation de tension est à l'origine d'un assouplissement de la sélection par le risque. Depuis quelques années, en effet, les épreuves et les critères d'évaluation des donneurs ont été amendés ou allégés. Le système de la transplantation tend alors à s'écarter du modèle du « donneur idéal », c'est-à-dire le donneur relativement jeune, si possible âgé de moins de 40 ans, en état de mort encéphalique, et réputé exempt de toute affection morbide au terme du *screening* dont il a fait l'objet. Ainsi, au « donneur idéal », qui est trop rare, s'ajoute désormais le « donneur-limite » [Bigorie, Hummer, Tenaillon, 2005, p. 193] – ou « donneur marginal » – grâce auquel s'effectue, en pratique, la majorité des greffes[18]. Qui sont ces donneurs qui ne saturent pas l'ensemble des critères cliniques ? Il s'agit bien sûr des donneurs âgés, de plus en plus nombreux – ce qui explique, d'ailleurs, la hausse de l'âge moyen des donneurs : 38 ans dans les années 1990, et 56 ans aujourd'hui[19]. Les donneurs marginaux sont aussi des individus porteurs de pathologies chroniques, telles que le diabète ou l'hypertension artérielle, ou encore des patients dont les

---

[17] C'est particulièrement vrai s'agissant des patients dialysés dont la prise en charge, dans la durée, est beaucoup plus onéreuse qu'une greffe de rein.

[18] Il faut rappeler, à cet égard, qu'un seul donneur permet de greffer en moyenne 3,5 receveurs.

[19] Avec cette précision que l'âge physiologique peut évidemment différer de l'âge civil. D'après l'Agence de la Biomédecine, en France, 41% des donneurs avaient plus de 60 ans en 2011, contre 22% en 2007. Eurotransplant (association de plusieurs pays européens pour la gestion commune de leur liste d'attente), a mis en place en janvier 1999 un programme innovant appelé « old for old ». Ce programme est destiné à greffer des organes de donneurs âgés de plus de 65 ans à des receveurs non immunisés, en attente d'une première greffe, âgés de plus de 65 ans, dans le but stratégique de réaliser la greffe dans les délais les plus courts possible et d'obtenir une meilleure efficience dans l'utilisation des greffons issus de donneurs âgés [Agence de la Biomédecine, 2013].

dépistages ont révélé la présence d'une maladie transmissible comme la syphilis, l'hépatite B ou C. De tels patients, qui étaient naguère exclus du don, sont maintenant accueillis, au cas par cas, dans le processus transplantatoire.
L'intérêt grandissant que suscitent ces « donneurs-limites » résulte évidemment du contexte actuel de manque d'organes, mais aussi de la formalisation du concept de bénéfice/risque dans la pratique médicale. De fait, la gestion des risques ne consiste pas seulement à réduire le risque autant que possible : il s'agit tout autant de l'évaluer, de l'apprécier *in situ*, en fonction, ici, des receveurs potentiels et des bénéfices que ceux-ci peuvent retirer d'une éventuelle greffe. À chaque fois, l'objectif est donc de prendre la mesure exacte du risque et de rechercher quel est l'intérêt du malade qui pourrait accueillir un greffon fonctionnel, certes, mais de moindre qualité.
Bien sûr, comme le rappelle Hélène Peigne-Lafeuille, « prélever un organe, c'est prélever le passé du donneur ». Mais lorsque l'attente d'un autre greffon est préjudiciable à la santé, voire à la survie du patient, le prélèvement sur un « donneur limite » peut être pleinement justifié. Il en va de même en cas de risque infectieux, car la question est alors de savoir s'il est plus délétère d'être infecté lors de la greffe ou de ne pas être greffé du tout [Peigne-Lafeuille, 2009]. C'est ce type de considération et de raisonnement qui, depuis 2004, justifie la mise en place de « protocoles dérogatoires de greffe », lesquels prévoient et organisent l'inclusion des donneurs marginaux dans le circuit du don[20]. Ces protocoles permettent ainsi la transplantation de greffons-limites sur décision médicale exprès, après information et consentement du receveur potentiel. Une telle décision tient compte, bien sûr, de l'état général du receveur, des vaccinations qu'il a subies ou des traitements qui doivent lui être administrés – notamment les traitements « antirejet » – de type cyclosporine – qui ont des effets immunosuppresseurs. Mais cette décision médicale se fonde également sur une logique d'appariement optimal entre donneur et receveur : appariement par l'âge, dans bien des cas ; appariement par la maladie, aussi, lorsque des organes provenant de donneurs dépistés positifs pour l'hépatite, par exemple, sont attribués à des receveurs déjà infectés par le VHB ou le VHC [Peigne-Lafeuille, 2009].
Cette logique d'appariement apparaît alors comme une modalité de conciliation entre la gestion des risques, que suppose ce type de protocole

[20] Le décret n°2010-1625 du 23 décembre 2010 relatif aux règles de sécurité sanitaire portant sur le prélèvement et l'utilisation des éléments et produits du corps humain (et les arrêtés qui l'accompagnent), ouvrent la possibilité d'utiliser des greffons issus de donneurs porteurs de marqueurs infectieux des hépatites B et C. Ce décret fait suite à une période expérimentale (entre janvier 2006 et octobre 2008) au cours de laquelle, 617 greffes d'organes supplémentaires avaient été réalisées en France dans le cadre de protocoles dérogatoires de greffe définis par l'AFSSAPS (2004).

thérapeutique, et la gestion de la pénurie, qu'impose la hausse constante du nombre d'individus en attente de greffe. Mais du même coup, elle donne aussi à voir la pratique du dépistage sous un jour relativement nouveau. Dans ce cadre, en effet, le dépistage n'est plus cette opération de sélection et de tri qui menace d'interdire le prélèvement au nom d'un impératif de sécurité sanitaire : il apparaît, au contraire, comme l'instrument même de cet appariement, le dispositif qui, en révélant la compatibilité entre le donneur et le receveur, va justifier et permettre le don. Ici, le dépistage – celui du donneur et du receveur – vient renouer la chaîne de la solidarité. Dans cette configuration, le dépistage ne porte donc pas en lui cette charge « immunitaire » ; il n'a pas vocation première à éviter les phénomènes de contamination, à empêcher que le patient en attente de greffe ne reçoive, en plus d'un organe, un agent pathogène : le dépistage revêt plutôt, à l'inverse, une dimension « communautaire » puisqu'il va, *in fine*, autoriser la relation, le contact et la mise en commun.

Conclusion

Étant donné la hausse des besoins en matière de transplantation d'organes, la stratégie mise en place depuis plusieurs années consiste à élargir le périmètre du prélèvement, à en repousser les frontières à la fois médicales et légales. Ainsi s'emploie-t-on à développer les prélèvements sur cœur arrêté dans le cas de patients âgés de moins de 50 ans, ou encore, s'agissant en particulier des transplantations de reins, à susciter le don entre vivants, une pratique qui a été étendue par la loi bioéthique de 2004[21]. Dans la même veine, on expérimente également, depuis peu, le prélèvement après arrêt des soins et des traitements en réanimation. De toute évidence, la plus grande acceptation du risque et son évaluation précise, au cas par cas, qu'incarnent les « donneurs-limites », participent de cette même démarche – une démarche qui vise à pouvoir mobiliser davantage de greffons transplantables.
Une autre stratégie à bien des égards, alternative à celle-ci, consisterait à sortir du schéma du don, pour ainsi dire, en rigidifiant les conditions du consentement présumé. Il s'agirait en particulier de tenir pour négligeables les réticences éventuelles des proches lorsqu'ils sont interpellés par l'infirmier coordinateur, ces réticences que soulève souvent l'idée de « profaner » un corps dont la « peau est chaude encore » et l'odeur bien présente, si bien restituées par l'auteure de *Réparer les vivants* [de Kerangal, 2014]. Dans cette stratégie alternative, l'intérêt général s'imposerait en commandant finalement de faire du corps, de chaque corps, un bien collectif.

---

[21] Selon les termes de cette loi, « peuvent être autorisés à se prêter à un prélèvement d'organe dans l'intérêt thérapeutique direct d'un receveur, son conjoint, ses frères ou sœurs, ses fils et filles, ses grands-parents, ses oncles et tantes, ses cousins germains et cousines germaines ainsi que le conjoint de son père ou de sa mère. Le donneur peut également être toute personne apportant la preuve d'une vie commune d'au moins deux ans avec le receveur ».

Plusieurs arguments peuvent venir justifier cette position, à commencer par l'idée selon laquelle parler de « don » d'organe apparaît *a priori* comme une formulation maladroite et équivoque dans la mesure où un mort, de fait, n'est plus libre de donner quoi que ce soit [Steiner, 2010]. Ensuite, tout porte à croire que, d'un point de vue moral, faire du corps un bien social ne serait finalement pas très différent des dépistages *post-mortem* pratiqués jadis à des fins de sécurité sanitaire [Girard, 1952], ou bien du régime des autopsies telles qu'elles sont exigées par la médecine légale, et ce, là encore, en l'absence du consentement des individus [Harris, 2003]. De même, on pourrait avancer que cette stratégie alternative permettrait de mieux prendre en compte l'intérêt du « receveur » potentiel, celui dont la survie dépend souvent de l'obtention d'un greffon à brève échéance. Car en l'état actuel de la législation, seule la volonté du « donneur » – éventuellement relayée par ses proches – est intégrée dans le raisonnement, ce qui constitue une asymétrie discutable au détriment des personnes pour lesquelles il s'agit là d'un enjeu vital[22].
Si ces arguments devaient prévaloir, on s'acheminerait alors vers une forme de « nationalisation des corps » [Dagognet, 1988, p. 188] ; on assisterait en effet à une appropriation des organes par un État qui parachèverait l'emprise biopolitique sur les corps. Cette perspective n'est pas du tout chimérique si l'on songe à l'intention manifestée tout dernièrement par le législateur français : réformer le système du prélèvement, d'une part en demandant aux personnes qui y seraient opposées de le signaler explicitement de leur vivant, et, d'autre part, en écartant les familles de la décision[23]. Il s'agirait donc de faire du corps une ressource sociale afin d'optimiser la gestion du risque et de la pénurie – avec comme conséquence, peut-être, de sous-estimer les enjeux identitaires qui travaillent le processus transplantatoire [Memmi, 2014]. Le débat est désormais ouvert en France sur ces questions, notamment la place des familles dans le processus du don.

---

[22] Il faut garder à l'esprit qu'à l'heure actuelle la moitié des donneurs potentiels n'est pas prélevée, soit en raison de l'opposition du défunt de son vivant (40% des cas), soit en raison du refus exprimé par la famille ou l'entourage (60% des cas) [Peigne-Lafeuille, 2009].

[23] Cette mesure tendant à simplifier le don d'organe a fait l'objet d'un amendement parlementaire à la loi de modernisation du système de santé adopté le 19 mars 2015. Pour faire face à la pénurie d'organes, cet amendement proposait de renforcer le consentement présumé au don, en se passant de l'avis des proches du défunt, ce qui aurait introduit une modification radicale dans les pratiques actuelles. Pour nombre de médecins et infirmiers chargés de réaliser les prélèvements, il paraissait inconcevable de se passer du consentement des familles. Face à l'opposition quasi-unanime des professionnels impliqués dans le prélèvement d'organes, des sociétés savantes de transplantation, de réanimation médicale ou d'urgence, mais aussi de l'Ordre des médecins, l'amendement initial a finalement été retiré au profit d'un nouveau texte proposé par la Ministre de la Santé. Celui-ci prévoit, au moins provisoirement, que si les proches s'opposent au don d'organes, les professionnels devront respecter leur position.

Bibliographie

Afssaps (2004), *Dérogations pour l'utilisation d'organes et de cellules de donneurs porteurs de marqueurs du virus de l'hépatite b ou c : recommandations pour la mise en œuvre des protocoles dérogatoires de greffe*, rapport du groupe d'experts réunis sous l'égide de l'agence française de sécurité sanitaire des produits de santé.

Agence de la Biomédecine (2013), *Rapport d'information au Parlement et au Gouvernement sur le développement des connaissances et des techniques.*

Armstrong D. (1995), « The Rise of Surveillance Medicine », *Sociology of Health and Illness*, vol. 17, n°3, p. 393-404.

Benamouzig D., Besançon J. (2005), « Administrer un monde incertain : les nouvelles bureaucraties techniques. Le cas des agences sanitaires en France », *Sociologie du travail*, vol. 47, p. 301-322.

Bigorie A., Hummer M., Tenaillon A. (2005), « Critères généraux de sélection des organes et tissus », *in* Boulard, G., Guiot, P., Pottecher, T., Tenaillon, A. (dir.), *Prise en charge des sujets en état de mort encéphalique dans l'optique du prélèvement d'organes et de tissus*, Paris, Elsevier, p. 193-202.

Castra M. (2012), *Contributions à une sociologie des pratiques professionnelles aux frontières de la vie et de la mort*, Habilitation à Diriger des Recherches, Université de Lille 1, Faculté des sciences économiques et sociales.

Chamayou G. (2008), *Les corps vils. Expérimenter sur les êtres humains aux XVIIIe et XIXe siècles*, Paris, La Découverte, coll. « Les empêcheurs de penser en rond ».

Dagognet F. (1988), *La maîtrise du vivant*, Paris, Hachette.

Décret n° 2010-1625 du 23 décembre 2010 *relatif aux règles de sécurité sanitaire portant sur le prélèvement et l'utilisation des éléments et produits du corps humain*, JORF n°0299 du 26 décembre 2010, p. 22708.

Desenclos J-C., Viso, A-C. (2010), « Sécurité et veille sanitaires », *in* Fassin, D., Hauray, B., *Santé publique. L'état des savoirs*, Paris, Inserm/La découverte, p. 341-350.

Esposito R. (2010), *Communauté, Immunité, Biopolitique. Repenser les termes de la politique*, Paris, Les Prairies Ordinaires.

Ewald F. (2009), « Transplantation et principe de précaution », *in* Thiel, M-J., *Donner, recevoir un organe. Droit, dû, devoir*, Strasbourg, Presses Universitaires de Strasbourg, p. 312-318.

Fox R., Swazey J. (1992), *Spare Parts: Organ Replacement in American Society,* New York, Oxford University Press.

Girard G. (1952), « Dépistage post-mortem de la peste par ponctions d'organes », *Bulletin de l'Organisation Mondiale de la Santé*, vol. 5, p. 109-116.

Godard O. (2005), « Les pouvoirs publics face aux risques sanitaires », *Les cahiers français*, n°324, p. 27-32.

Harris J. (2003), « Organ Procurement: dead interests, living needs », *Journal of Medical Ethics*, n°29, p. 130-134.
Kerangal M. de (2014), *Réparer les vivants*, Paris, Gallimard.
Mauss M., (1924) 1993, « Essai sur le don », dans *Sociologie et anthropologie*, Paris, PUF, p. 143-279.
Memmi D. (2014), *La revanche de la chair. Essai sur les nouveaux supports de l'identité*, Paris, Seuil.
Peigne-Lafeuille H. (2009), « Dons d'organes et risques infectieux en 2009 : des risques maîtrisés aux évènements inattendus », *Virologie*, vol. 13, n°1, p. 13-25.
Raffle A., Gray M. (2009), *Screening. Evidence and Practice*, Oxford, Oxford University Press.
Steiner P. (2010), *La transplantation d'organes. Un commerce nouveau entre les êtres humains*, Paris, Gallimard.
Tabuteau D. (1994), *La sécurité sanitaire*, Paris, Berger-Levrault.
Titmuss R. (1971), *The Gift Relationship: From Human Blood to Social Policy*, New York, Pantheon Books.

Partie 2
Représentations culturelles de la maladie et des soins ici et ailleurs….

Les histoires des patients entre récits profanes et récits professionnels : Dr Olivier Taïeb

Un détour introductif est nécessaire par l'anthropologie et la sociologie pour aborder les relations entre les récits profanes et les récits professionnels de la maladie et de la souffrance. Au début du livre *Le sens du mal,* Marc Augé et Claudine Herzlich posent les données du problème : « Pour toute société, la maladie fait problème, exige l'interprétation : il faut qu'elle ait un sens pour que les hommes puissent espérer la maîtriser » (Augé et Herzlich, 1984, p. 9). La maladie constitue ainsi une « forme élémentaire de l'événement », comme la naissance et la mort, en ce sens qu'il s'agit d'un événement biologique individuel qui s'inscrit sur le corps d'un individu, mais dont l'interprétation, imposée par le modèle culturel, est immédiatement sociale. Ce sont des formes simultanément individuelles et sociales : « Une même logique intellectuelle commande la mise en ordre biologique et la mise en ordre social, il y a en quelque sorte, dans une société donnée, une seule grille d'interprétation du monde s'appliquant aussi bien au corps individuel qu'aux institutions sociales » (*ibid*., p. 36).

La maladie entraîne, en effet, toujours la formulation de questions ayant trait à ses causes et encore plus à son sens : « pourquoi moi », « pourquoi ici », « pourquoi maintenant » ... Ces questions exigent une interprétation qui dépasse le corps individuel et le diagnostic médical. Il ne s'agit pas d'une survivance et ce besoin de sens ne s'exerce pas seulement dans les failles de la médecine (Herzlich et Pierret, 1991). À travers les conceptions de la maladie, il est question de la société et du rapport de l'individu à la société. C'est pour cela que les représentations profanes de la maladie ne sont pas réductibles aux conceptions médicales du pathologique : « Elles n'en sont pas un appauvrissement ou une distorsion. Elles se situent sur un autre plan et répondent à d'autres questions. Elles ne sont pas pour autant isolées et peuvent intégrer de nombreux éléments du savoir médical. En retour, la médecine est d'ailleurs moins indépendante qu'il n'y paraît du discours collectif » (Augé et Herzlich, 1984, p. 207).

Ces conceptions sont proches de celles d'Arthur Kleinman (1980) qui a repris la dichotomie entre la maladie-*disease* et la maladie-*illness* d'Eisenberg. La maladie-*disease* se réfère à un dysfonctionnement d'un processus biologique et/ou psychologique, la maladie-*illness* se réfère à l'expérience psychosociale de la maladie et à sa signification. Tous les symptômes d'une maladie sont modulés à travers l'expérience de l'*illness*. Cette distinction est proche aussi de celle entre les termes émique (*emic*) et étique (*etic*) proposée initialement

dans les années 1950 en linguistique. Le terme émique rend compte des représentations des communautés locales, le terme étique désigne la perspective professionnelle, extérieure au contexte local.
Pour mieux comprendre les relations entre « la maladie du malade » et la « maladie du médecin » (Canguilhem, 1966), entre les récits profanes et les récits professionnels, la méthode proposée ici sera de s'appuyer sur la théorie narrative de Paul Ricœur et sur certaines théories de la lecture.

La théorie narrative de Ricœur

Dans *Temps et récit* (*[TR]* 1983-1985), Ricœur tente d'aller au-delà des apories du temps en l'articulant à la fonction narrative. Son hypothèse est la suivante : « Le temps est en quelque sorte le référent du récit, tandis que la fonction du récit est d'articuler le temps de manière à lui donner la forme d'une expérience humaine » (*RF*, p. 63).
La lecture que fait Ricœur de la *Poétique* d'Aristote s'étend bien au-delà de la tragédie. Deux de ses concepts clés sont exposés : le concept de mise en intrigue et celui d'activité mimétique *(mimèsis)*. La *mimèsis* est le processus de représenter et n'est pas une réplique à l'identique, elle produit quelque chose qui est l'agencement des faits par la mise en intrigue. Ricœur étend le concept de *mimèsis* à l'amont et à l'aval de la configuration poétique. La *mimèsis* I fait référence à l'amont (la préfiguration) ; la *mimèsis* II reste le pivot central et la création poétique proprement dite (la configuration) ; enfin, la *mimèsis* III est l'aval de la composition poétique (la refiguration).
En amont, l'expérience, elle-même, a une structure pré-narrative : « Ne sommes-nous pas inclinés à voir dans tel enchaînement d'épisodes de notre vie des histoires "non (encore) racontées", des histoires qui demandent à être racontées, des histoires qui offrent les points d'ancrage au récit ? » (*TR1*, p. 141). La vie est ainsi « un récit en quête de narrateur » (*VR*).
En aval, la fonction de la littérature est d'être « révélante et transformante à l'égard de la pratique quotidienne ; révélante, en ce sens qu'elle porte au jour des traits dissimulés, mais déjà dessinés au cœur de notre expérience praxique ; transformante, en ce sens qu'une vie ainsi examinée est une vie changée, une vie autre » (*TR3*, p. 285). C'est pour cela que « découvrir et inventer » deviennent finalement « indiscernables » (*TR3*, p. 285). Ricœur reprend Proust pour qui le lecteur est invité par le texte à devenir lecteur de lui-même.
Plusieurs dialectiques peuvent être distinguées dans la lecture.
- Le lecteur attend une configuration, la lecture étant une recherche de cohérence. Mais dans certains textes, il ne suffit pas de se figurer l'œuvre, il reste à lui donner forme. La tâche du lecteur peut devenir impossible.
- Une autre dialectique est celle entre le familier et l'étranger. Pour que la lecture soit créative, source d'expériences nouvelles et à l'origine d'une véritable refiguration, l'auteur doit à la fois partager avec le lecteur un

« répertoire du familier », quant au genre littéraire, au thème, au contexte social ou historique et pratiquer une *« stratégie de défamiliarisation »* par rapport aux normes que la lecture reconnaît et adopte habituellement. C'est ainsi que la passivité de la réception se double d'une activité. Une lecture active est une lecture « qui permet de dire que *quelque chose se passe* dans ce jeu où ce que l'on gagne est à la mesure de ce que l'on perd » (*TR3*, p. 309). La *mimèsis* forme ainsi un cercle, qui est plutôt « une spirale sans fin » (*TR1*, p. 138). Pour Ricœur, le récit est donc notre moyen de vivre dans le monde en le rendant intelligible.

Dans la conclusion de *Temps et récit*, Ricœur introduit l'identité narrative. « Dire l'identité d'un individu ou d'une communauté, c'est répondre à la question : *qui* a fait telle action ? *Qui* en est l'agent, l'auteur ? [...] La réponse ne peut être que narrative. Répondre à la question "qui ?", c'est raconter l'histoire d'une vie » (*TR3*, p. 442). L'histoire d'une vie n'est pas figée une fois pour toutes : « L'histoire d'une vie ne cesse d'être refigurée par toutes les histoires véridiques ou fictives qu'un sujet raconte sur lui-même. Cette refiguration fait de la vie elle-même un tissu d'histoires racontées » (*TR3*, p. 443).

En étant refigurée par la littérature, la vie est finalement comme un roman. Le « secours de la fiction » (*SA*, p. 191) permet, en effet, de trouver des repères temporels indispensables pour organiser notre vie, pour tenter de saisir notre expérience : « C'est précisément en raison du caractère évasif de la vie réelle que nous avons besoin du secours de la fiction pour organiser cette dernière rétrospectivement dans l'après-coup, quitte à tenir pour révisable et provisoire toute figure de mise en intrigue empruntée à la fiction ou à l'histoire. Ainsi, c'est à l'aide des commencements narratifs auxquels la lecture nous a familiarisés que, forçant en quelque sorte le trait, nous stabilisons les commencements réels que sont les initiatives – au sens fort du terme – que nous prenons. Et nous avons aussi l'expérience, qu'on peut dire inexacte, de ce que veut dire terminer un cours d'action, une tranche de vie. La littérature nous aide en quelque sorte à fixer le contour de ces fins provisoires » (*SA*, p. 192).

Le récit fait partie de la vie avant de s'exiler de la vie dans l'écriture ; il fait retour à la vie selon les voies multiples de l'appropriation. De cette appropriation d'un monde ou de l'identité d'un personnage réel, dans un récit historique, ou imaginaire, dans un récit de fiction, résulte une refiguration de soi. Le soi ne se connaît pas, en effet, de façon immédiate, mais seulement de façon indirecte. « La réception du récit par le lecteur est le lieu d'une multiplicité de modalités qui s'intitulent *identification*. Se vérifie par ce jeu le mot célèbre de Rimbaud (lequel a plus d'un sens) : *Je est un autre* » (*IN*, p. 45). La médiation d'autrui est donc nécessaire à la découverte de soi-même. Mais ces appropriations doivent rester critiques : « Ainsi, un lecteur peut déclarer *se reconnaître dans* tel personnage pris dans telle intrigue. Encore faut-il ajouter que cette appropriation peut revêtir une multitude de formes, depuis le piège de l'imitation servile, comme chez Emma Bovary, en passant par tous les stades de la fascination, de la suspicion, du rejet, à la recherche de la juste distance à l'égard des modèles d'identification et de leur puissance de séduction. Apprendre à "se raconter", tel pourrait être le bénéfice de cette appropriation critique. Apprendre à se raconter, c'est aussi apprendre à se raconter autrement » (*PR*, p. 152).

L'interaction par la lecture entre monde du texte et monde du lecteur

L'esthétique de la réception

L'École de Constance, en Allemagne, a déplacé l'analyse littéraire du rapport texte/auteur vers la relation texte/lecteur (Iser, 1985 ; Jauss, 1978). Symétriquement au narrateur, le récepteur est à la fois le lecteur réel « en chair et en os » et une figure abstraite dont l'existence est postulée par le narrateur. C'est ce que Gérard Genette a appelé le « narrataire ». Dans les romans modernes, il peut feindre de ne s'adresser à personne, « mais cette attitude [...] ne peut évidemment rien contre le fait qu'un récit, comme tout discours, s'adresse nécessairement à quelqu'un, et contient toujours en creux l'appel au destinataire » (Genette, 1972, p. 266). Cette idée a aussi été développée par Wolfgang Iser (1985) avec son « lecteur implicite » et Umberto Eco (1985) avec son « Lecteur Modèle ». Ces théories, au-delà de leurs différences, mettent en évidence le même principe, c'est-à-dire l'inscription objective du destinataire dans le corps du texte. Elles entrent en écho avec la notion d'intertextualité définie par Julia Kristeva (1969) à partir de sa lecture du dialogisme de Bakhtine (Todorov, 1981). Le dialogisme désigne plusieurs relations, entre les genres littéraires, entre le texte littéraire et le langage social, entre le texte et son destinataire, ou encore entre un auteur ou un narrateur et ses personnages. C'est dans les romans polyphoniques, comme ceux de Dostoïevski, que le dialogisme est le plus manifeste. Dans ces romans, la conscience auctoriale unique disparaît et les personnages peuvent dialoguer avec le narrateur, l'auteur et le lecteur. Mais, de façon plus large, pour Bakhtine, tout énoncé est dialogique. Intentionnellement ou non, chaque discours entre en dialogue avec les discours antérieurs tenus sur le même objet, ainsi qu'avec les discours à venir.

Pour Iser, l'œuvre littéraire se constitue par un processus dynamique dans une interaction avec le lecteur. Cette interaction est rendue nécessaire par la nature même du texte : d'une part, il se caractérise par ses manques et son incomplétude ; d'autre part, il comporte des « ensembles complexes de directives » qui s'imposent aux lecteurs et contrôlent leur action. L'œuvre est ainsi un objet particulier parce que le point de vue du lecteur est obligatoirement « mobile » dans le texte. C'est un objet « esthétique » : il ne peut pas être perçu, mais doit être « produit par synthèse ». Le lecteur est amené tout au long de la lecture à renoncer à certaines des hypothèses qu'il

s'était formulées et qui ont été ensuite invalidées. C'est « un jeu d'échanges entre les attentes modifiées et les souvenirs transformés » (*TR3*, p. 306).
Pour Jauss, une œuvre, même au moment où elle paraît, ne se présente pas comme une nouveauté absolue surgissant de nulle part. Son public est prédisposé à un certain mode de réception. « Elle évoque des choses déjà lues et dès son début crée une certaine attente de la "suite", du "milieu" et de la "fin" du récit (Aristote), attente qui peut, à mesure que la lecture avance être entretenue, modulée, réorientée, rompue par l'ironie, selon des règles du jeu consacrées par la poétique explicite ou implicite des genres et des styles » (Jauss, 1978, p. 55). L'œuvre prend donc place dans le système de référence du lecteur, c'est-à-dire dans un ensemble d'attente et de règles du jeu avec lesquelles les textes antérieurs l'ont familiarisé. Cet « horizon d'attente » est sans cesse modifié par la succession des signaux inscrits dans la stratégie textuelle de l'œuvre elle-même.

La lecture coopérante et le « Lecteur Modèle »
L'approche d'Umberto Eco (1985) est assez proche de celle d'Iser. Tout texte est incomplet et doit être « actualisé » par le lecteur. « Le texte est donc un tissu d'espaces blancs, d'interstices à remplir, et celui qui l'a émis prévoyait qu'ils seraient remplis et les a laissés en blanc pour deux raisons. D'abord parce qu'un texte est un mécanisme paresseux (ou économique) qui vit sur la plus-value de sens qui y est introduite par le destinataire [...]. Ensuite, parce que, au fur et à mesure qu'il passe de la fonction didactique à la fonction esthétique, un texte veut laisser au lecteur l'initiative interprétative » (Eco, 1985, p. 64). L'auteur prévoit donc un « Lecteur Modèle » doté de certaines connaissances, capable de « coopérer » à l'actualisation du texte et capable de l'interpréter comme il l'entend. Il ne doit pas seulement espérer qu'il existe, il doit aussi « agir sur le texte de façon à le construire » (*ibid.*, p. 69).
L'Auteur, comme le Lecteur Modèle, est aussi une stratégie textuelle. L'auteur empirique formule une hypothèse de Lecteur Modèle mais « il se dessine lui-même, auteur en tant que sujet de l'énoncé, comme mode d'opération textuelle en des termes tout autant stratégiques » (*ibid.*, p. 77). De l'autre côté, le lecteur empirique doit donc aussi formuler une hypothèse d'Auteur Modèle en la déduisant des données de stratégie textuelle. Il existe ainsi une coopération textuelle entre Auteur Modèle et Lecteur Modèle qui dépend de la « compétence » du lecteur et de son « encyclopédie ». Dans cette encyclopédie existent plusieurs éléments, dont des « scénarios communs » et des « scénarios intertextuels ». Les scénarios communs sont des suites d'événements rencontrées fréquemment dans la vie quotidienne et partagés avec la majeure partie des membres de la culture à laquelle appartient le lecteur. Les scénarios intertextuels viennent, eux, de la connaissance des textes lus précédemment, tout lecteur ayant une certaine compétence intertextuelle. Certains lecteurs vont être ainsi capables, par exemple, de reconnaître la violation des règles de genre quand l'auteur a décidé de ne pas

les observer pour surprendre son public, mais aussi de prévoir la fin d'une histoire quand l'auteur respecte ces règles. Il existe plusieurs types de scénarios intertextuels. Certains sont « préfabriqués » comme les schémas standard du roman policier. Il existe aussi des « scénarios situationnels », par exemple le duel entre le shérif et le bandit dans le Western, où des contraintes sont présentes, mais où les séquences peuvent être combinées de façon différente pour produire plusieurs histoires.
Comme pour Iser et sa notion de point de vue mobile du lecteur, la coopération du lecteur avec le texte s'effectue dans le temps : « un texte est lu pas à pas » (*ibid.*, p. 142). Le lecteur doit toujours prévoir quel sera le changement d'état produit par l'action et quel sera le nouveau cours d'événements. Il entrevoit ainsi des « mondes possibles » qui se fondent sur les structures objectives du texte et sur ses spéculations subjectives sur l'intrigue.

Le cercle de la *mimèsis* entre récits de vie et histoires de cas et modèles théoriques

Le besoin du secours de la littérature

Un cercle de la *mimèsis* peut être défini entre les récits des patients et les modèles théoriques et cliniques des professionnels (Taïeb, 2011). Avant de raconter leurs histoires, les patients tentent de repérer, dans l'enchaînement des épisodes de leur vie des éléments pré-narratifs, c'est-à-dire « des histoires "non (encore) racontées", des histoires qui demandent à être racontées, des histoires qui offrent les points d'ancrage au récit » (*TR1*, p. 141). C'est la *mimèsis* I. Les patients sont ainsi amenés à choisir les événements qu'ils vont mettre en intrigue (*mimèsis* II), événements qui peuvent devenir en fonction des configurations les tournants, les moments-clés, les déclics... et induire des discordances quand ils renversent l'effet des actions, de la fortune vers l'infortune comme dans la tragédie ou inversement.
Mais mettre en intrigue ses histoires est souvent difficile, ce qui retentit inévitablement sur la perception du temps vécu. Les configurations peuvent être répétitives et court-circuiter la dialectique entre remémoration et anticipation. La souffrance peut même être inénarrable, la focalisation sur l'instant interrompant le fil narratif. Certains patients avec des difficultés d'historicisation peuvent être aussi tentés par un temps suspendu ou par l'oubli. Mais il n'y a plus alors de récit possible.
Les patients tentent ainsi d'être auteurs et narrateurs de leurs histoires, mais sont aussi lecteurs, auditeurs et spectateurs de multiples histoires (*mimèsis* III). Ils s'approprient des éléments de la fiction et de l'Histoire, mais aussi de la littérature spécialisée, qu'elle soit médicale, psychiatrique, psychologique ou sociologique. En effet, face à la multiplicité des approches et des modèles, face à leurs souffrances, ils ont « besoin du secours de la fiction » (*SA*, p. 191) pour organiser leur expérience temporelle, rendre intelligible leur vie et tenter d'en devenir « co-auteur quant au sens » (*SA*, p. 191). C'est à « l'aide des

commencements narratifs » (*SA*, p. 192), auxquels cette littérature les a familiarisés, que les patients tentent de stabiliser « les commencements réels que constituent les initiatives » (*SA*, p. 192), par exemple les initiatives d'entrer dans un processus de soins.

Les patients ne sont pas les seuls à tenter de mettre en intrigue leurs « histoires non (encore) racontées ». Les professionnels recherchent aussi avec attention des « points d'ancrage » dans les récits de leurs patients pour rendre intelligibles leurs parcours, pour les raconter à leur tour et pour édifier leurs modèles et leurs théories. C'est pourquoi tant d'éléments de leurs discours finissent par se retrouver dans les récits des patients. La littérature spécialisée et les histoires des patients se renforcent de façon réciproque, en formant « une spirale sans fin » (*TR1*, p. 138). Toutes ces histoires construisent aussi les identités professionnelles des soignants.

Le « besoin du secours de la fiction » (*SA*, p. 191) des patients et leur appétence pour les modèles identificatoires sont d'autant plus importants que leurs assises narcissiques sont fragiles. La réalité externe est alors utilisée défensivement comme contre-investissement d'une réalité psychique interne défaillante ou menaçante. Mais le danger est de figer tout comportement, tout symptôme en une identité durable et définitive avec un éventail de plus en plus réduit de positions identificatoires (Aulagnier, 1984 ; Denis, 1999).

L'appropriation de figures de personnages fictifs, historiques ou issus de la littérature spécialisée est essentielle dans la refiguration de soi et dans l'accès à la connaissance de soi, mais elle doit rester « critique » (*PR*, p. 152) si possible. « Se soumettre soi-même au jeu des variations imaginées, lesquelles deviennent alors des variations imaginées du soi » (*IN*, p. 45) n'est pas sans danger : « Vivre en imagination signifie se projeter dans une image trompeuse derrière laquelle on peut se cacher. L'identification, par la suite, va devenir un moyen de se duper soi-même ou de se fuir soi-même. Dans le domaine de la fiction, en témoignent les exemples de Don Quichotte et de Madame Bovary » (*IN*, p. 45). Un autre danger serait la survenue d'une « errance entre les modèles d'identification en concurrence » (*IN*, p. 46). Le sujet pourrait aussi se trouver face à l'hypothèse de la perte d'identité, comme *L'homme sans qualités* de Robert Musil où, pour Ricœur, il s'agit là de la « mise à nu de l'ipséité par perte de support de la mêmeté » (*SA*, p. 178). Pour éviter ce danger de perte d'identité, certains patients pourraient être tentés par le repli identitaire en s'appropriant un des modèles proposés, « la tentation identitaire consistant dans le repli de l'identité-*ipse* sur l'identité-*idem* » (*PR*, p. 157), mais en perdant alors toute possibilité de changement.

Les modèles cliniques et théoriques et les dispositifs de soins en attente de lecture

Comme tous les textes, les récits cliniques, les modèles théoriques, mais aussi les dispositifs de soins doivent être actualisés par leurs lecteurs, c'est-à-dire par les patients. Tout auteur de théories ou de dispositifs de soins prévoit ce qu'on pourrait appeler un patient « implicite » (d'après Iser) ou un « Patient Modèle » (d'après Eco) « capable de coopérer à l'actualisation textuelle de la façon, dont lui, l'auteur, le pense, et capable aussi d'agir interprétativement comme lui a agi générativement » (Eco, 1985, p. 68). Toute théorie, comme tout texte, ne fait pas que supposer l'existence d'un patient « implicite » ou d'un « Patient Modèle ». Elle contribue aussi à le construire. C'est une véritable stratégie. « Prévoir son Lecteur Modèle ne signifie pas uniquement "espérer" qu'il existe, cela signifie aussi agir sur le texte de façon à le construire. Un texte repose donc sur une compétence, mais de plus, il contribue à la produire » (*ibid.*, p. 69). Les théories et les dispositifs de soins fabriquent et produisent leurs « Patients Modèles ». Les patients « en chair et en os » se comporteront comme le Patient Modèle ou seront plus à distance en fonction de la théorie en cause et en fonction de leur psychopathologie. Comme les textes, il existe des théories et des modèles « ouverts » ou « fermés » en fonction de la liberté interprétative laissée aux patients. Cette liberté est indispensable pour qu'il y ait une véritable « refiguration » qui soit à la fois « révélante et transformante » (*TR3*, p. 285). Une théorie est « un tissu d'espaces blancs, d'interstices » qui doivent être « remplis » par les patients. Seuls des patients dotés de certaines connaissances et « ciblés » par la théorie ou le dispositif de soins peuvent la faire ou le faire fonctionner en actualisant ce qui n'est pas exprimé explicitement. L'actualisation du contenu est bien sûr plus ou moins réglée par les auteurs. Les patients font des prévisions sur l'issue de l'intrigue en fonction des éléments qu'ils « lisent » et entrevoient différents mondes possibles qui dépendent de leur subjectivité, bien sûr, mais aussi des structures textuelles du dispositif de soins et de sa théorie sous-jacente. Ils acquièrent ainsi progressivement une certaine compétence intertextuelle tout au long de leurs parcours. C'est pour cela qu'aucune rencontre thérapeutique n'est « lue » indépendamment des expériences des rencontres précédentes. Une rencontre thérapeutique, comme une œuvre, « évoque des choses déjà lues » et « crée une certaine attente de la "suite", du "milieu" et de la "fin" du récit » (Jauss, 1978, p. 55). La psychiatrie et la médecine, comme le roman policier, le conte ou le Western ont aussi des règles de genre. Les patients se constituent donc une « encyclopédie » avec plusieurs scénarios intertextuels. Certains sont « préfabriqués » et leurs issues sont facilement anticipables. Les soignants ont aussi, en fonction de leurs expériences cliniques et de leurs connaissances théoriques, une encyclopédie. Grâce à elle, ils peuvent parvenir à prévoir et à anticiper la fin des histoires, ce d'autant que les patients peuvent la partager, ce qui peut les rassurer sur le bien-fondé de leurs croyances et de leurs hypothèses. Mais il peut aussi être thérapeutique de ne pas toujours respecter les règles de genre pour aménager un effet de surprise, pour faire en sorte que la réception du soin soit plus active et moins ennuyeuse et, enfin, pour éviter une simple répétition d'un scénario antérieur entravant alors toute possibilité de changement.

Conclusion

Les patients tentent donc d'être auteurs et narrateurs de leurs histoires (*mimèsis* I et II), mais aussi lecteurs, auditeurs et spectateurs de multiples autres histoires, dont celles écrites, racontées ou mises en scène par les professionnels dans leurs modèles cliniques et leurs théories (*mimèsis* III). Ils ont ainsi une part plus ou moins créative et interprétative par rapport à leurs souffrances et par rapport aux histoires qu'ils entendent, qu'ils rencontrent ou qu'ils lisent.

Les enjeux thérapeutiques de la *mimèsis* III sont importants à prendre en compte. L'objectif est de parvenir à une nouvelle construction historique correspondant à la transformation d'un texte théorique en un discours singulier et vivant, toute théorie devant jouer le rôle d'une « matrice de récits » (Hochmann, 2004). Cette « nouvelle connaissance partagée » montrera au patient que « tout sujet ne peut se préserver, désirer, aimer qu'en se reconnaissant dans cet être composite qui lie le singulier et l'universel » (Aulagnier, 1984, p. 17). Cette histoire devra rester accessible aux changements, exigés par la suite du récit. Il s'agit de pouvoir « se raconter », mais aussi de pouvoir continuer à « se raconter autrement » *(PR)*. Mais cet équilibre est difficile à préserver. Le risque oscille, en effet, entre des dispositifs de soins illisibles empêchant toute configuration de la souffrance ou des dispositifs, à l'opposé, trop lisibles fabriquant des Patients Modèles uniformes et indifférenciés. Le dialogisme des discours et des histoires est à encourager pour construire un *monde du soin*, par analogie au monde du texte, « non pas d'objets, mais de sujets investis de pleins droits » (Bakhtine, cité par Todorov, 1981, p. 162), un monde où toutes les voix peuvent être entendues, en particulier les voix des générations passées dont parle Walter Benjamin dans ses thèses sur l'histoire. Benjamin en 1940 invite, en effet, les historiens à exercer leur « parcelle de pouvoir messianique » pour sauver de l'oubli « les vaincus » de l'histoire. C'est peut-être, là, l'ultime fonction des récits des soignants sur les patients.

Bibliographie

Pour les ouvrages et les articles de Ricœur, nous avons adopté le système d'abréviations suivant :

TR1 : *Temps et récit. 1. L'intrigue et le récit historique* (1983), Paris, Seuil « Points Essais », 1991.

TR3 : *Temps et récit. 3. Le temps raconté* (1985), Paris, Seuil « Points Essais », 1991.

SA : *Soi-même comme un autre* (1990), Paris, Seuil « Points Essais », 1996.

IN : L'identité narrative, *Revue des sciences humaines*, 1991, (221), 35-47.

RF : *Réflexion faite. Autobiographie intellectuelle*, Paris, Esprit, 1995.

PR : *Parcours de la reconnaissance*, Paris, Stock, 2004.

VR : La vie : un récit en quête de narrateur (1986), in *Ecrits et conférences 1. Autour de la psychanalyse*, Paris, Seuil, 2008, 257-76.

Autres auteurs :
Augé M., Herzlich C., Eds., *Le sens du mal. Anthropologie, histoire, sociologie de la maladie*, Paris, Editions des archives contemporaines, 1984.
Aulagnier P., *L'apprenti-historien et le maître sorcier. Du discours identifiant au discours délirant* (1984), Paris, PUF, 2000.
Benjamin W., Sur le concept d'histoire (1940), in *Écrits français*, Paris, Gallimard « Folio Essais », 2003, 423-55.
Canguilhem G., *Le normal et le pathologique* (1966), Paris, PUF, 1999.
Denis P., Soi-même pour un autre, identité relative et identité absolue, *Revue française de psychanalyse*, 1999, 63, 1099-108.
Eco U., *Lector in fabula. Le rôle du lecteur ou la Coopération interprétative dans les textes narratifs*, Paris, Grasset « Livre de poche », 1985.
Genette G., *Figures III*, Paris, Seuil, 1972.
Herzlich C., Pierret J., *Malades d'hier, malades d'aujourd'hui. De la mort collective au devoir de guérison*, Paris, Payot, 1991.
Hochmann J., La nostalgie de l'éphémère, *Adolescence*, 2004, 22, 677-86.
Iser W., *L'acte de lecture. Théorie de l'effet esthétique*, Bruxelles, Mardaga, 1985.
Jauss H.R., *Pour une esthétique de la réception* (1978), Paris, Gallimard « Tel », 1990.
Kleinman A., *Patients and healers in the context of culture. An exploration of the borderland between anthropology, medicine and psychiatry*, Berkeley, Univ. of California Press, 1980.
Kristeva J., *Sèméiotikè. Recherches pour une sémanalyse* (1969), Paris, Seuil « Points Essais », 1978.
Taïeb O., *Les histoires des toxicomanes. Récits et identités dans les addictions*, Paris, PUF, 2011.
Todorov T., *Mikhaïl Bakhtine. Le principe dialogique*, Paris, Seuil, 1981.

Conceptions traditionnelles de la maladie et des soins en pédopsychiatrie au Sénégal. Approches à partir des crises d'hystérie collective chez des adolescents dans les lycées de Dakar en 2008 :

Dr Idrissa Ba, Dr Mamadou Habib Thiam

Généralités

L'introduction de la pédopsychiatrie en tant que branche de la psychiatrie de type occidental est relativement récente au Sénégal (Halle et al, 19XX). Ses véritables débuts dans notre pays peuvent en effet être situés en 1971 avec le projet Kër Xaleyi au Centre Hospitalier de Fann (Fall et al, 2007).

Les problèmes de santé mentale étaient sous la charge exclusive des thérapeutes traditionnels. Ceux-ci, membres du groupe, détenaient une connaissance secrète. Leur pouvoir thérapeutique était reconnu par l'ensemble du groupe et leurs procédés conformes aux représentations traditionnelles.

Les nombreuses mutations sociales liées aux apports culturels nouveaux, les bouleversements sociaux dus aux exigences de la mondialisation ont fortement ébranlé les données culturelles traditionnelles.

La caractéristique essentielle de la société africaine de transition est, en matière de psychiatrie, la référence permanente et simultanée - voilée ou non - à deux systèmes culturels différents d'interprétation et de prise en charge des malades mentaux. Si dans le système culturel africain traditionnel ce qui est valorisé c'est le groupe, dans le système culturel occidental, c'est plutôt l'individu.

La période charnière que continue de traverser la société traditionnelle africaine pourrait expliquer en partie les contradictions et ambiguïtés dans les attitudes et comportements.

C'est dans ce contexte de contraintes occidentales, et d'affaiblissement des croyances traditionnelles que s'est peu à peu développé un modèle importé d'assistance aux malades mentaux.

Dans quelles mesures, de telles conceptions apparemment opposées peuvent-elles coexister ?

Le pédopsychiatre formé « à l'occidentale » est-il en mesure de remettre en cause ses propres connaissances et de se remettre lui-même en question pour écouter et entendre d'autres modèles explicatifs de la maladie mentale ?

Quels sont les enseignements et les apports de ces conceptions traditionnelles des troubles dans la pratique pédopsychiatrique actuelle ?

Nous tenterons de répondre à ces questions à partir de l'analyse des crises d'hystérie collective qui se sont manifestées en 2008 chez des adolescentes dans des lycées de Dakar au Sénégal (Ba et al, 2009).
Nous allons d'abord présenter brièvement les structures de prise en charge en pédopsychiatrie à Dakar, puis nous décrirons la chronologie des faits. Ensuite, nous étudierons les différents types de représentation de la maladie mentale et des soins traditionnels dans notre pays. Enfin, nous commenterons ces faits à la lumière des conceptions traditionnelles de la maladie et des soins en pédopsychiatrie au Sénégal avant de conclure.

Histoire de la pédopsychiatrie au Sénégal

C'est en 1966 qu'une première consultation de psychologie clinique destinée aux enfants et adolescents a été initiée par une équipe de chercheurs européens (psychologues, psychanalystes, psychosociologues). Cette équipe n'avait pas de missions de prises en charge.
L'année 1971 marque les véritables débuts de la pédopsychiatrie au Sénégal avec le projet d'édification du centre Kër Xaleyi dans l'enceinte du CH de Fann pour la prise en charge d'enfants présentant des troubles psychiatriques divers.
Les équipes étaient composées de pédopsychiatres, de thérapeutes et de groupes de socialisation avec diverses activités : dessin, modelage, théâtre, conte, danse, sport.
En 1986, c'est le nouveau projet de construction, d'équipement et de restructuration de Kër Xaleyi.
1994 voit la concrétisation de la 1re phase du projet de Kër Xaleyi avec l'arrivée dans l'équipe d'orthophoniste, de psychomotricienne, d'éducateurs spécialisés. Il s'agissait d'un personnel spécialisé essentiellement constitué par des expatriés.
En 2001, l'équipe de Kër Xaleyi ne comptait plus d'expatriés.
Le personnel était encore réduit face à un accroissement des demandes. Des consultations ambulatoires (4 jours/semaine), un hôpital de jour animé par l'équipe éducative, des réunions de synthèse et des réunions institutionnelles ont été mis en place depuis 1995.
En 2006, naît la 2e unité de pédopsychiatrie au Centre Hospitalier National Psychiatrique de Thiaroye dans la banlieue de Dakar, calquée sur le modèle de Kër Xaleyi avec un hôpital de jour et une capacité d'hospitalisation temps plein de douze lits.

Chronologie des faits

Les crises d'agitation psychomotrice sont parties des classes de 4e du Collège d'Enseignement Moyen (CEM) Lamine Gueye[24] de Dakar. Elles ont gagné très rapidement les autres classes du CEM (Classes de 3e), puis celles du lycée contigu portant le même nom, avant de se propager aux classes de 4e, 3e, 2de, 1re et terminale des autres établissements moyens et secondaires de la capitale et de l'intérieur du pays, faisant même parler d'épidémie.

Les filles étaient en proie à des angoisses, criant, pleurant, se roulant par terre ou convulsant, tandis que d'autres couraient dans tous les sens disant qu'elles sont poursuivies ou giflées par une « dame » en colère. Certaines mêmes incriminaient un personnage féminin nommé « Djinné Maïmouna ». Ce qui créait une véritable « psychose » au sein des populations et un vrai désordre au niveau des écoles et des hôpitaux.

Au total, à Dakar, entre la période du 18 au 28 avril 2008,181 élèves ont été touchées par ces phénomènes de crises d'agitation hystériformes.

Les premières interventions ont été effectuées par les sapeurs-pompiers et les urgentistes qui ont procédé à l'évacuation des élèves au niveau de l'Hôpital Principal de Dakar. Malgré les injections de diazépam et autres sédatifs, les crises ne se calmaient pas pour certaines. Ce qui ajoutait à la confusion.

La présence des hommes en tenue (blouses blanches, tenue militaire) avec les ambulances et les sirènes, la présence massive de la presse avec leurs caméras et autres objets de reportage, l'afflux massif des populations au niveau des écoles et hôpitaux a amplifié la panique générale, créant de réels dysfonctionnements.

Un membre du personnel a même dû introduire au sein de l'hôpital une thérapeute traditionnelle pour calmer les filles en transe.

C'est au bout de 48 heures que le ministère de la Santé a mis en place un dispositif composé d'une trentaine d'intervenants, dont des psychiatres, des psychologues, des médecins de santé publique des médecins scolaires, des infirmiers et des travailleurs sociaux.

Conceptions traditionnelles de la maladie mentale au Sénégal

Diop affirmait que « la persécution colore la psychiatrie africaine. Vécue sur un mode délirant, interprétatif ou culturel, elle est explication à tout ce qui trouble, désorganise les relations, atteint l'individu dans son être physique, mental ou spirituel. Elle est éprouvée par l'individu malade, proposée par sa famille ou son entourage, mise en forme par le guérisseur ou le « marabout » » (Diop et al, 1964).

Dès l'apparition des troubles, le malade, et plus souvent sa famille, le groupe, cherchent une cause possible. Dans cette quête de la cause, le choix est

---

[24] Lamine Gueye fut un personnage historique au lendemain des indépendances du Sénégal, avocat et premier président de l'Assemblée Nationale

possible entre trois grands systèmes de représentation de la maladie mentale : le maraboutage, la société des « rab » ou esprits ancestraux, la sorcellerie ou anthropophagie.

Le système du maraboutage

Le maraboutage peut être défini comme une action intentionnelle, magico-religieuse, effectuée par un féticheur ou un marabout sur la demande de quelqu'un qui veut nuire une personne enviée (coépouse, rival, etc.).

Il peut se faire à travers diverses pratiques avec ou sans support matériel (gris-gris, safara ou infusion de verstes coraniques, offrandes, litanies, etc.).

« Cette action est toujours introduite par un individu du groupe, auprès du « marabout » et dirigée contre un individu du groupe » (Diop et al, 1964)

Le système des « rabs »

Les rabs sont des esprits ancestraux, compagnons invisibles des humains et qui peuvent se matérialiser selon certaines circonstances sous forme humaine ou plus volontiers animale. Ils se manifestent à travers diverses actions physiques et psychiques sur les individus du groupe.

Il existe des rabs individuels, des rabs familiaux, des rabs rattachés à un groupe, à une ville.

Dans la mythologie africaine[25], les rabs sont les premiers occupants de la Terre. En effet, lors de l'arrivée des premiers hommes sur Terre, un pacte fut établi entre les rabs et les hommes. Ces derniers pouvaient s'installer à condition de pouvoir s'occuper des rabs, d'où l'origine des « xamb » (autels dans les maisons) et des offrandes et autres sacrifices.

La relation avec le rab peut-être bonne ou mauvaise selon que les règles qui la fondent (respect des interdits, sacrifices, offrandes, rituels auprès d'autels ou « xamb », etc.) sont respectées ou pas. Le rab possède l'homme parce qu'il veut s'unir avec lui ; il le tourmente pour recevoir, comme au temps des ancêtres, des sacrifices et des offrandes réguliers.

Le rab persécuteur peut être connu (c'est-à-dire que son mode de relation avec l'individu persécuté est précisé) ou peut être inconnu. Dans ce dernier cas, des cérémonies spéciales collectives (Ndoep) visent d'abord à son identification puis à son apaisement. Les relations entre la collectivité humaine et la collectivité rab sont ambivalentes : le rab protège ou persécute. Des règles précisent le mode de relation pour que règne la bonne entente.

---

[25] *"L'aïeule a mis au monde un enfant de sexe masculin ou féminin. Le placenta (*and, *le compagnon) s'est transformé en serpent. Celui-ci s'est introduit dans le creux d'un arbre ou s'est caché dans un grenier. Une calamité s'est abattue sur le village et le serpent a offert eau, fécondité, bonheur, chance, ... en contrepartie de la nourriture rituelle. Les hommes ont accepté le pacte et le* rab *s'est attaché au lieu"* (Zempleni et Rabain, 1965 : 340).

Ces systèmes traditionnels entrent parfois en conflit au niveau des familles : les femmes gardent et protègent la tradition, les hommes s'en écartent au profit de l'Islam. Le conflit a des répercussions sur la maladie et le malade.

Le système de la sorcellerie-anthropophagie
« Les sorciers anthropophages appartiennent au groupe. Ce sont des individus que rien ne distingue des autres » (M. DIOP et coll., 1964). Ils « mangent l'âme » de leur victime. Normalement, si l'on peut dire, ils la tuent en quelques heures. Mais s'ils n'y arrivent pas, la victime présentera un trouble mental caractérisé.
Ce type de persécution, plus rare que les précédents, est vécu comme un danger de mort ou d'exclusion. Ce qui est pire.
L'expression clinique la plus habituelle en est la crise d'angoisse aiguë qui peut naturellement colorer n'importe quel état psychotique.

Techniques thérapeutiques traditionnelles des maladies mentales
Selon Diop, Zempleni et Martino (1966), il existe au Sénégal quatre catégories de thérapeutes traditionnels.
L'herbaliste
C'est un spécialiste qui connaît bien les vertus thérapeutiques des racines, des feuilles, des écorces, des herbes.
Il est capable de faire des préparations complexes avec une très grande variété de modes d'administration.
La parole, les incantations jouent ici un rôle non négligeable, autant lors de la cueillette, de la préparation et de l'administration. Mais l'accent est surtout mis sur la pharmacopée.
Le Guérisseur
C'est le prêtre officiant des esprits ancestraux, spécialiste des troubles attribués à ces esprits.
Sa démarche thérapeutique est riche et complexe. Elle s'imbrique étroitement avec les rites religieux du culte des ancêtres. Il est lui-même possédé par un esprit hérité de ses aïeux. Par l'intermédiaire de celui-ci, il agit sur l'esprit qui possède le malade. Parmi ses techniques, les éléments dominants sont les sacrifices, les offrandes, la danse, les chants et les crises de possession qu'il suscite chez le patient.
L'essentiel de sa démarche est l'intégration du malade à son groupe familial par le moyen d'une opération symbolique.
Le marabout
Il soigne les troubles attribués aux djinnés et, naturellement, ceux que l'on explique par un « maraboutage ».
Le noyau de la thérapeutique devient ici la parole écrite et le verset du Coran soigneusement répété. Contrairement au prêtre des esprits ancestraux, le marabout expulse, exorcise l'esprit qui assaille le patient. Un certain

manichéisme caractérise la cure maraboutique : la force religieuse du bien véhiculée par le verset ou prière appropriés, force que l'on associe volontiers à la lumière blanche, à la sérénité, doit chasser la souillure, les ténèbres, l'agitation, autant de qualificatifs des forces du mal et, par extension, de la maladie.

Le chasseur de sorcier
C'est souvent un ancien sorcier qui se met au service du groupe social pour repérer et faire avouer « les mangeurs d'âme ».
Il identifie publiquement le coupable et, par là même, libère la victime de son emprise. Le malade doit guérir immédiatement.
Parfois, le chasseur de sorcier part à la recherche de l'âme du patient que les sorciers ont mis en réserve pour des repas futurs.

Mécanisme thérapeutique des cures traditionnelles
D'une façon générale, Diop et coll. (1966) rapportent que le mécanisme thérapeutique des cures traditionnelles est mal connu. Leur efficacité semble résider dans une action psychothérapique adaptée à l'homme et à la société africaine.
Pour ces auteurs, c'est l'inverse de la démarche psychothérapique occidentale que nous retrouvons :
Le thérapeute occidental favorise la verbalisation, l'explicitation du vécu des troubles. Il reste neutre. C'est le malade qui parle, qui donne sa propre interprétation des troubles. Celle-ci est traitée comme toute autre donnée de la maladie et n'attend qu'à être disloquée au cours de la progression de la cure.
Le thérapeute traditionnel, par contre, ne s'intéresse que très peu au vécu des troubles. C'est lui qui parle et agit. Il induit son interprétation des troubles et celle-ci restera, jusqu'à la fin, l'élément médiateur de la guérison.
Nous pouvons ainsi dire que le « secret » des cures traditionnelles semble devoir être recherché dans les directions suivantes :
Mise en forme et organisation des troubles autour d'une représentation de causalité. Très forte induction de cette interprétation dans l'esprit du malade.
Les troubles sont rejetés vers l'extérieur et le malade occupe la position de victime et pour lui-même et pour son entourage.
Le thérapeute est un opérateur qui représente le groupe social et, en cette qualité, prend entièrement en charge le patient. Le groupe social est toujours présent dans la cure.
La cure est un ensemble d'opérations symboliques qui portent et agissent sur une maladie polarisée et restructurée par les interprétations de causalité.

Commentaires

L'irruption des crises d'agitation psychomotrice dans l'espace scolaire et le traitement qui lui a été réservé par les autorités scolaires et sanitaires peuvent susciter un certain nombre de commentaires.

D'abord, nous constatons que malgré l'existence de structures adaptées (deux services de pédopsychiatrie) et de personnel compétent, aucune de ces structures et aucun de ces spécialistes n'ont été impliqués es qualité. Face à la surprise et au caractère spectaculaire du phénomène, ce sont les services d'urgence et les thérapeutes traditionnels qui ont été sollicités d'emblée. Et ceux-ci ont été vite débordés, car n'étant pas préparés et organisés pour faire face à un tel afflux massif. La seule réponse qu'ils pouvaient apporter était de tenter de faire taire les symptômes bruyants en sédatant les filles agitées. Ce qu'ils n'ont pas pu obtenir pour certaines d'entre elles qui continuaient à s'agiter malgré l'administration de fortes doses de tranquillisants.

Cette première tentative de médicalisation de la prise en charge s'explique par l'inexistence de cellule médicopsychologique opérationnelle pour les situations d'urgence ou de catastrophe.

L'intervention des professionnels de la santé mentale a permis rapidement un apaisement des troubles, mais aussi d'essayer de donner un sens face à l'irruption de telles manifestations brutales et collectives dans l'espace scolaire.

Les notions de « transe » ou de « crise d'hystérie » ont été usitées indifféremment pour qualifier ces manifestations bruyantes.

Selon Barry (2014), parler d' « hystérie » suppose qu'on entend privilégier les facteurs psychologiques dans la description et l'explication du phénomène. À l'opposé, utiliser le terme de « transe » indique qu'on a l'intention de prendre surtout en compte le contexte social et culturel de ces manifestations.

Même si on semble opter pour l'une ou l'autre de ces deux positions, on tient toujours compte de l'autre série de facteurs explicatifs lorsqu'on propose une analyse, clinique ou anthropologique, de ces troubles.

Par exemple, après avoir expliqué pourquoi la notion d'hystérie collective est pertinente dans l'abord des phénomènes de ce type, malgré « les singularités culturelles », Benhamou (2006) ajoute : « L'Hystérie collective est le reflet d'un moment critique de la société dans laquelle elle s'insère ».

A l'inverse, De Rosny (1992) parle de transe, est bien obligé de tenir compte, pour finir, de facteurs psychologiques spécifiques à l'époque actuelle, après avoir exclu les explications de type « moderne » et rudement invectivé ceux qui y ont recours et délaissent les explications d'ordre culturel.

Kommegne et coll. (2013) refusent d'entrer dans cette querelle des terminologies, mais choisissent d'utiliser la notion de transe, parce que le regard médical et anthropologique qu'ils veulent porter sur le phénomène les y contraint en quelque sorte. Ils expliquent qu' « historiquement, la diablerie et autres épidémies de possession en général, traduisent l'incertitude d'une communauté devant l'avenir, et attestent de l'existence d'un trou qu'elle tente de combler avec les moyens de bord ». Et pour ce qui est du cas des adolescentes, ils écrivent que la transe peut « apparaître comme un cri de détresse et d'appel de l'adolescente ».

Malgré des particularités dues surtout à la très forte islamisation de la population sénégalaise, pendant que le corps médical parle d'hystérie, la population et les médias incriminent plutôt les *djinns* (petits génies qui « séjournent dans les roches, les caves et les tamariniers »), les *rabs* (esprits ancestraux) et les *seytanés* (esprits sataniques).

Plusieurs raisons ont été avancées pour motiver l'action de ces esprits telles que (Ba et al, 2009) :

- la recherche d'un nouvel habitat pour avoir été délogés de leurs anciens habitats par les travaux effectués sur la corniche pendant la préparation du sommet de l'Organisation de la conférence islamique (OCI) en mars 2008 ;
- des représailles contre la dépravation des mœurs chez les filles, dans les domaines vestimentaire et sexuel ;
- la vengeance de *Djinné Maïmouna* dont le fiancé aurait été séduit par des jeunes filles humaines.

Ce phénomène peut, sans conteste, être qualifié d'hystérie collective puisqu'il touche à des personnes homogènes quant au sexe, à la période de vie et à la situation sociale. Il ne concerne en effet que des filles scolarisées, qui se donnent manifestement en spectacle ; or, selon Lacan, l'hystérique « s'identifie au spectacle » (Lacan, 1966-A).

Mais la notion de transe n'est pas à proscrire systématiquement, puisque les explications données par les victimes elles-mêmes prennent leurs racines dans la croyance aux actions des génies de la brousse. Ce qui n'est pas fait pour nous étonner puisque divers auteurs ont, depuis longtemps, établi que, malgré un fondement structural commun, des particularités dans la formation des symptômes et dans l'expression de la souffrance sont contingentes aux spécificités culturelles dans lesquelles ils se manifestent.

« Le dévoilement du signifiant le plus caché, qui était celui des Mystères, était aux femmes réservées. » disait Lacan (Lacan, 1966-B).

Conclusion

Il nous a paru essentiel de réfléchir à la question de la pratique de la pédopsychiatrie actuelle en Afrique. En effet, au Sénégal, tous les malades que nous recevons dans nos institutions psychiatriques ont consulté un ou des guérisseurs traditionnels, soit avant, soit pendant, soit après.

C'est souvent la famille qui consulte le thérapeute traditionnel, parfois même à l'insu du malade. Il semble manifeste que la demande adressée au guérisseur est d'une autre nature que celle adressée au psychiatre, mais l'une n'exclut pas l'autre ; le psychiatre et le guérisseur s'occupent conjointement du même malade dans le même temps et souvent sans se consulter, parfois en s'ignorant. La coexistence en Afrique de deux systèmes de représentations des maladies apparemment opposés exige du spécialiste formé à la psychiatrie de type occidental une remise en question de ses connaissances et une grande réceptivité pour être beaucoup plus à l'écoute d'autres modèles explicatifs de la maladie mentale, en rapport avec la société et la culture données. C'est cette remise en question ainsi que l'écoute et l'observation des démarches thérapeutiques des guérisseurs qui avaient permis à Collomb, en son temps d'apporter des aménagements institutionnels au sein du Centre hospitalier de Fann. Le malade n'y est plus isolé. La présence et la participation de la famille à toutes les phases de la prise en charge thérapeutique y sont instituées. La vie asilaire s'est ainsi transformée en vie communautaire où toutes les activités du monde extérieur sont reproduites : palabres, cuisine, jeux, danses, séances de thé, etc.

Dans son action quotidienne, seul le bien-être de ses malades pourra lui servir de cadre de référence : si les cures traditionnelles s'avèrent efficaces dans des cas bien définis, le pédopsychiatre pourra les intégrer à son arsenal thérapeutique ; si dans d'autres cas, elles se présentent comme une entrave à la liberté du patient, comme un facteur d'aliénation supplémentaire, il pourra les écarter en connaissance de cause.

Bibliographie

Ba I., Micquel-Garcia E., Ndiaye S., Faye P.L. (2009), Crises hystériformes collectives, crise scolaire, crise sociale et nouvelle problématique de la féminité au Sénégal, *L'information Psychiatrique* Vol. 85, N° 9, 793-97.

Barry A. (2014), Version féminine du malaise juvénile dans les villes africaines : Réflexions cliniques et anthropologiques autour d'un nouveau « phénomène social », *Essaim*, 2, 33, p.91-105.

Benhamou H. (2006), Traumatisme collectif et hystérie de groupe chez l'enfant et l'adolescent », *Perspectives Psy*, 2, 45, pp 133-136

De Rosny E. (1992), L'Afrique des guérisons », Kartala, Paris, 223.

Diop M., A. Zempléni A., Martino P., Collomb H. (1964), Signification et valeur de la persécution dans les cultures africaines, *Extrait des comptes-rendus du Congrès de Psychiatrie et de Neurologie de Langue Française*, LXIIe Session, Marseille, 7-12 septembre : page 333.

Diop M., Zempleni A., Martino P. (1966), Les techniques thérapeutiques traditionnelles des maladies mentales au Sénégal, *Médecine d'Afrique Noire*, N°4, p. 115

Fall L., Diouf M.L, Thiam M.H, Sylla O., Gueye M. (2007), Près de quarante ans de pratique de pédopsychiatrie au Sénégal, *Perspectives Psy*, vol 46, N°4, octobre-décembre 2007, pp 43-49.

Halle A., Gueye M., Sarr D. (1995) “Aspects particuliers de la psychiatrie en Afrique. Rencontre de deux systèmes de soins, *L'information psychiatrique*, vol 71, pp 530-536.

Kommegne T., Denoux P., Bernoussi A., Njiengwe E. (2013) L'adolescente camerounaise en transe : clinique de l'interculturalité et interculturation clinique », *L'information psychiatrique,* 7, 89, pp. 513-521.

Lacan J., Fonctions et champ de la parole et du langage en psychanalyse (1966) in *Écrits I* (1966-A), Paris, Le Seuil, 1999.

Lacan J. (1966), Propos directifs pour un congrès sur la sexualité féminine », in *Ecrits II*, Paris, Le Seuil, 1999.

Zempleni A., Rabain J. (1965) L'enfant « Nit Ku Bon », un tableau psychopathologique traditionnel chez les Wolofs et les Lebou du Sénégal », *Psychopathologie Africaine*, 18, 3, 329-441.

A l'île de la Réunion, le guérisseur à l'intersection du corps, du code et du groupe :

Jacques Brandibas, Margaret Ah-Pet

Avant-propos

La compréhension et les théories de l'univers dépendent pour beaucoup du type de société dans laquelle l'individu a été construit. L'exemple qui sert d'illustration à notre propos se comprend aisément si le lecteur accepte l'idée qu'une grande partie de la société réunionnaise s'ancre et se déploie à partir d'un monde où le malheur et l'infortune s'interprètent à l'aune du surnaturel. Ainsi, maladie, accident, revers de fortune sont-ils souvent imputés à la *jalousie*[26] de tiers malveillants qui ont recours aux services d'esprits malfaisants pour abattre leur victime. Être victime d'un sort, c'est exprimer le malheur (maladie, trouble psychique, revers de fortune, séparations, etc.) selon des modalités culturelles particulières. Exposer sa souffrance de la sorte, s'inscrit de facto un sujet dans un système menant, au-delà de la guérison, à un réaménagement identitaire, relationnel et culturel.

Dans ce système de soin, l'action du guérisseur est jugée efficiente parce qu'elle se situe au cœur d'un système plus vaste mettant en jeu le corps, le code, le groupe. Le soin est alors l'occasion pour le malade de puiser dans un réservoir culturel lui permettant d'exprimer et de mettre en scène sa souffrance singulière. Le praticien peut alors énoncer la sentence dans un code culturel qui fait loi.

Illustration clinique

L'exemple ci-dessous est tiré d'une observation faite dans le dispositif thérapeutique de Mme Marie, tradipraticienne réunionnaise, à propos d'un homme, que nous appellerons M. Tizan, présentant un comportement suicidaire. L'entretien se déroule exclusivement en créole réunionnais.

Ce jour-là, cet homme, créole d'une quarantaine d'années, vient à la consultation, accompagné par ses deux parents et ses deux sœurs. Les parents prennent la parole en lieu et place de leur fils, prostré et silencieux. Il vient de passer deux semaines à l'établissement public de santé mentale à la suite d'une tentative de suicide par absorption de médicaments. Depuis sa sortie, et malgré l'hospitalisation, l'administration d'antidépresseurs, le soutien psychologique, son état ne s'est pas amélioré : il persiste dans ses intentions suicidaires. A la boutique, où il a pris l'habitude de s'alcooliser à grand renfort

[26] Jalousie : en créole réunionnais : envie

de verres de rhum, il crie à qui veut l'entendre, que ce n'est que partie remise et que là, il ne se ratera pas. Pour les parents et l'entourage, la rémission n'aura duré que le temps de l'hospitalisation. Si la médecine s'est révélée impuissante à soigner leur fils, c'est que le mal est d'une autre nature : c'est un mal réunionnais et s'il doit être sauvé, alors il le sera grâce à une approche traditionnelle.

Comportement actuel

Depuis bientôt trois mois, Monsieur Tizan est en proie à un immense chagrin. Sa compagne est partie avec leurs trois enfants. Depuis, sa souffrance est devenue de plus en plus visible et pour y mettre fin il a eu recours à la solution suicidaire. Depuis qu'il est sorti de l'hôpital, il alterne les périodes de repli - restant prostré de longues heures pendant lesquelles il refuse toute communication - avec des épisodes d'excitation intense au cours desquelles il crie à qui veut l'entendre, son désespoir alcoolisé. Depuis le départ de son épouse, son comportement au travail est devenu erratique, et son patron, un ami pourtant, a dû le renvoyer, car sous l'influence de l'alcool, il pouvait mettre l'intégrité de ses clients en danger du fait de réparations hasardeuses. Depuis, il passe ses journées à sangloter et à boire des verres de rhum dans l'espoir de trouver un soulagement à sa souffrance. Quand la douleur devient trop forte, et l'alcool trop enivrant, il se met alors à crier son désir de mort au voisinage.

L'entourage est effrayé, il est persuadé que la rechute mortelle est une question de jours. L'échec de la médecine fait pencher l'espoir de la famille dans l'intervention de Mme Marie, une guérisseuse réputée à qui la famille a déjà eu recours dans le passé.

Le diagnostic

L'entretien entre Mme Marie, la tradipraticienne, et M. Tizan commence par une divination par le sable. Elle pose quelques questions, trace des signes dans le plateau rempli de sable puis délivre son interprétation de la séquence qui a conduit au comportement suicidaire.

La séparation du couple est survenue suite à la découverte par sa compagne de la relation – sans lendemain - qu'il avait eue avec une autre femme. L'épouse, sous le coup du ressentiment et de la colère, aurait procédé à une attaque sorcière dont le résultat visible a été le comportement suicidaire de l'époux. Les effets de l'attaque ont été potentialisés du fait que sa maîtresse, se sentant elle aussi sentie trahie après leur rupture, lui aurait lancé une première attaque qui l'aurait vulnérabilisé. La guérisseuse rend M. Tizan en partie responsable de ce qui lui arrive dans le sens où, à aucun moment, il ne s'était préoccupé ni du ressenti de sa maîtresse ni de celui de son épouse. Son caractère volage, sa propre inconséquence seraient à l'origine des attaques qui l'ont mené au suicide. L'explication traditionnelle est bien différente de

l'explication médicale, expliquant la tentative de suicide par une dépression réactionnelle à une séparation conjugale.
La consultation se termine par la prescription de bains de plantes et de tisanes ayant pour objet de la purification extérieure et intérieure et un nouveau rendez-vous est pris.

Le soin
Une semaine plus tard, M. Tizan paraît moins négligé, il est rasé et reposé. Après quelques paroles, Mme Marie procède au rituel d'exorcisme qui consiste d'abord à nouer un dialogue avec l'esprit possesseur puis à l'expulser du corps du possédé au moyen de la technique appropriée. Une heure plus tard, l'esprit est capturé et enfermé dans une bouteille. Désormais, l'esprit emprisonné n'est plus en état de nuire.
M. Tizan est fatigué, mais soulagé. Mme Marie après l'avoir fait asseoir devant l'autel, procède à la confection d'un *garanti* qui se présente sous la forme d'un bout de papier enfumé avec de la résine incandescente après y avoir inscrit une parole magique écrite dans la langue des ancêtres. La protection est enfermée dans une petite pochette de tissus rouge qu'il devra porter sur son cœur. Il le préservera pendant un temps des attaques extérieures. Après avoir déposé son écot dans une assiette placée devant les statuettes représentant les ancêtres de la guérisseuse, M. Tizan retourne à la voiture, soutenu par ses sœurs.
Quelques semaines plus tard, il a retrouvé une situation d'équilibre préexistant à la crise (nette diminution des idées suicidaires, abandon de la conduite alcoolique, reprise de la vie professionnelle).
La guérisseuse lui rappelle la promesse de remerciements qu'elle a faite en son nom aux ancêtres pour qu'ils consentent à le soigner. Il est désormais attaché par la dette à ceux, invisibles, qui l'ont soulagé.

Analyse
La société créole réunionnaise a inscrit les conduites suicidaires dans ses propres schémas culturels. Elle a mis en œuvre des techniques d'interprétation de la souffrance et des soins en cohérence avec sa vision du monde. En ce cas, la conduite suicidaire est directement reliée à une pratique magique courante, la sorcellerie. L'interprétation de la guérisseuse met en cause la légèreté et l'intempérance de M. Tizan qui l'ont conduit à causer des dommages à sa maîtresse et à sa compagne. Les attaques sorcières en ont été la conséquence et se sont traduites par l'éclosion du comportement suicidaire. Ces explications fournies par la guérisseuse procèdent de la pensée ordinaire. L'entourage y adhère et valide le soin qu'il suppose : tous puisent dans un patrimoine culturel commun.
Si les traits de caractère, l'impulsivité, l'égocentrisme, la séparation conjugale, la dépression font partie des facteurs de risque suicidaire reconnus, il est intéressant de noter comment une société traditionnelle les inscrit dans

sa vision du monde, leur apporte une signification et les prend en charge au plan thérapeutique.

Le sort

Un jour, brutalement, un corps en souffrance se donne à voir en spectacle. L'entourage en vient, après consultation sans résultat du médecin de famille ou séjour à l'hôpital, à solliciter un guérisseur qui après avoir fait un premier « regard » (voyance) et délivré son diagnostic, procède à l'extraction de l'esprit possesseur.

A la Réunion, une des façons les plus communes de témoigner de l'existence d'un désordre, est de recourir pour celui qui est touché à un des modèles réunionnais standardisé de l'inconduite, à savoir l'arrangement par le sort. On est arrangé (maladi de *moun* en opposition à la maladie *bondieux*) quand un *moun*[27], souvent un proche, un familier, devient aux yeux de sa victime et de son entourage en un persécuteur. Le syndrome de *l'arrangement* est évoqué après l'apparition brutale de symptômes ou un brusque changement de comportement. Cela amène l'entourage à soupçonner la présence d'un sort (un *travay)* altérant le bien-être de la victime.

Le persécuteur, c'est l'envieux, celui qui, pense-t-on, veut dépouiller l'envie de ce qu'il possède pour le posséder ou tout simplement pour l'empêcher de progresser dans l'existence. La personne possédée est soit celle qui a été ou qui est en passe d'être dépossédée de ses possessions (argent, bien-être, santé, conjoint, terrain, maison, voiture, réussite) soit une personne qui lui est chère (enfant, conjoint). Le sort permet d'affaiblir, de gâter le cerveau (Benoist, 1983), de vider la personne de son énergie, physique et psychique, vitale voire de la tuer.

Le sort peut être considéré comme un esprit contenu inséré dans un objet ou un aliment. On l'a mangé, bu, respiré, touché, on lui a marché dessus par inadvertance. Le simple contact a suffi pour qu'il fasse effraction dans l'intériorité de la victime. Un sorcier a noué un pacte avec un mauvais esprit. Il peut alors s'introduire à l'intérieur d'un corps insuffisamment protégé ou affaibli pour dévorer son essence. Le sort figure le mal qui s'introduit dans un corps qui figure le bon.

L'arrangé

Le corps

Le terme d'arrangement permet à la fois d'exprimer la crise et généralement de la dépasser. Dans ce système, l'item sorcier donne forme et contenance à la souffrance. D'abord, être arrangé, c'est être envahi, habité, possédé par un (ou des) être(s) maléfique(s) qui d'une manière ou d'une autre a fait irruption dans l'intériorité du sujet. Celui-ci, appelé « *bébète* », *movézam*, *mini*, démon,

---

[27] Moun, en créole réunionnais, une personne

etc., selon le dispositif de prise en charge, a le pouvoir formidable de briser et pénétrer les protections de sa victime pour œuvrer jusqu'à la destruction totale du possédé. Son corps et son énergie physique et psychique sont l'objet de son appétit. Ces entités sont anthropophages !

Le sort donne corps à la souffrance de l'arrangé, le corps est mis en scène d'apparence sauvages et incontrôlés, cris, gesticulations, agressions, tentatives de suicide, etc. sont en réalité des comportements normés : le regard se modifie, une fixité étrange cède parfois la place à des yeux hallucinés, les changements du ton de la voix, du sourire, l'apparition de la colère ou de la compassion... Le corps, ainsi mis en scène, rend gestes et mouvements décodables par le guérisseur d'abord, puis par le groupe des présents, qui tel un chœur antique valide son interprétation du mal.

La faute

On n'est jamais arrangé par hasard, quand ça arrive, c'est qu'une faute a été commise, une loi ou un tabou transgressé : « la maladie surnaturelle est un avertissement » (Laplantine, 1976). La faute est parfois du fait de l'arrangé lui-même d'autre fois de celui de son représentant.

La faute initiale de l'un interpelle le groupe familial, à travers l'arrangé, c'est le groupe qui est attaqué : « *il* (le sort) *tombe sur le plus faible* (le plus fragile du groupe), a-t-on coutume de dire. Il revient au groupe de faire corps non seulement pour subir les conséquences de l'agression, mais aussi pour participer au processus de soin : Kaes (1976) rappelle à ce sujet que « faire corps, c'est donner une forme à l'existence du corps menacé de l'existence pour l'unifier ». On peut alors se dire qu'à la faute commise par l'un répond l'arrangement par l'autre. Au départ d'un arrangement, il y a une faute imputée au possédé, ce qui a pour effet de mettre en branle les sentiments de culpabilité individuelle et groupale qui en découlent.

Modèle d'inconduite (Devereux, 1976)

À un désordre culturel exprimé correspond un modèle d'inconduite qui se rapporte à un modèle culturel spécifique. Pour exprimer sa souffrance singulière, le sujet puise dans le répertoire transmis par la culture, l'inconduite peut être codée dans un comportement.

L'arrangé est arrangé parce qu'il est habité par un invisible dont la nature même met en forme l'inconduite : discours, silences, gestuelles, agitations, prostrations, déviance par rapport à la morale, deviennent de la sorte interprétables. La transe de possession permet à l'entité de s'exprimer et le thérapeute, favorise l'expression du conflit, de la faute, dans la transe. Il lui revient d'extraire, d'expulser l'étranger, ce qui, une fois accompli, se termine par l'apaisement du possédé et de l'entourage.

Le guérisseur

Le guérisseur de l'un est le sorcier de l'autre (Nathan, 1995) :
Un ancien arrangé, parlant de son guérisseur : « Le guérisseur est bon, il est comme moi, il me comprend. Il peut me guérir. On est du même monde. »
Le guérisseur possède le code du groupe. Habité par ses invisibles protecteurs, ancêtres, divinités, il est le rempart contre l'envahisseur, contre l'étranger, forcément mauvais. À la différence du chaman de Sibérie, le guérisseur réunionnais ne voyage pas. Par contre, il fait voyager les esprits ou les ancêtres en leur offrant son corps et son âme pour leur donner figure humaine. La possession du corps du guérisseur par ses invisibles, se fait au prix d'un abandon de soi et se traduit dans la transe et la dépersonnalisation (Blanchet, 2015).

Arrangé et guérisseur

Entre l'arrangé et son guérisseur se constitue un ballet où les corps de chacun sont mis en scène et s'interpellent.
Aux injonctions de l'un répondent les réparties de l'autre. Dans cette confrontation, la présence des objets est indispensable : combustion du camphre et de la résine, citrons, cigarettes, rhum, poudre sacrée, parfums, etc. sont autant de marqueurs culturels du groupe abhorrés par les entités. La musique sacrée et le parfum qui accompagnent et enveloppent le dispositif thérapeutique permettent aux entités protectrices de se mettre en ordre de bataille et sauver leur membre en perdition.
Les objets, les invectives, le jeu des acteurs, la langue créole agrémentée de *langaz (*la langue des ancêtres) sont indispensables au soin.
- La transe (marqueur de sa possession par un esprit protecteur) du guérisseur est provoquée par le dispositif mis en place pour accueillir la personne en souffrance.
- La transe de l'arrangé, est également provoquée par le cadre et traduit les réactions de l'entité mauvaise qui l'habite (crises et comportements violents, invectives, etc.) face aux harangues du guérisseur et de ses assistants.

Des entités surnaturelles qui sont en jeu, seuls les esprits bienveillants peuvent déloger les esprits malveillants du corps malade. Ces deux transes concomitantes constituent ce que Collot & Hell (2011) nomment la *transe partagée*. Pour ces auteurs, la « transe inter-mentale » est fondamentale dans les cultes de possession et de souligner que cette idée de concordance guérisseur-patient n'est pas sans rappeler une caractéristique des dispositifs de soin par la parole contemporains. Nommée « communication d'inconscient à inconscient » en psychanalyse, concordance ou congruence dans les thérapies humanistes et d'une manière générale, « empathie » Blanchet (2015) la considère comme mécanisme réciproque fondamental dans la relation client- thérapeute (Blanchet, 2015).

Jeu et enjeux

« Ils jouent un jeu. Ils jouent à ne pas jouer un jeu. Si je leur montre que je le vois, je briserais les règles et ils me puniront. Je dois jouer leur jeu, qui consiste à ne pas voir que je vois le jeu. »
(Laing,1980)
« Jouer un jeu » dont le corps est le support, à la fois acteur et objet du soin. Le guérisseur extirpe d'une manière ou d'une autre l'entité du corps fracturé de l'arrangé. Pour ce faire, il harangue l'esprit possesseur et le conjure de préserver le corps de celui qui est considéré par les invisibles comme un enfant irresponsable. La confrontation passe la prise en charge du corps qui peut être parfumé, baigné, mais aussi enfumé, invectivé, voire bastonné (*on ne frappe pas l'enfant, mais l'esprit qui habite son corps)*. En certaines circonstances, ce corps est badigeonné du sang d'une volaille, de miel, censés attirer le mal à l'extérieur : tout est fait pour que le dedans redevienne le lieu du bon.
La reddition arrive avec les aveux complets de l'esprit possesseur : identité ethnique de l'esprit (esprit comorien, indien, yab), coordonnées du persécuteur, nature du pacte et renvoi éventuel à l'expéditeur.

Corps, code et groupe

« [les devins et guérisseurs] parlent en virtuose le même langage que leurs clients et se réfèrent aux mêmes foyers persécutifs. Quelle que soit la nature ou l'étendue de leurs connaissances magico-religieuses et pharmacologiques, quel que soit le halo de mystère dont s'entoure parfois la divination, ce n'est pas la possession d'un savoir et encore moins d'un langage spécifique qui les distinguent, pour l'essentiel, des hommes du commun [...] c'est le fait qu'ils se situent dans le même registre de subjectivation projective-persécutive du mal que leurs clients » (Zempléni, 1982)
*Le soin est efficace parce que le guérisseur se situe à l'intersection du corps, du code et du groupe. (*Reignier, 1998)
Le corps : qui s'exprime selon le modèle culturel de l'esprit qui l'habite, c'est lui qui révèle l'attaque sorcière, le corps est le support du message.
Le code, c'est le créole et le partage de valeurs et de croyances. Le créole est la langue du soin, il n'est pas imaginable que le soin se passe en français
Le groupe est impliqué dans l'étiologie et la symptomatologie qui s'exprime dans ses normes : l'entourage repère le désordre et conduit le possédé à la consultation. L'arrangé, quant à lui, par son comportement déclenche un traitement global, somatique, psychologique et religieux.

Ethos et soin

Cette manière d'exprimer la crise et de la dépasser en puisant dans le réservoir culturel du groupe, dans *son éthos,* permet au sujet et à son groupe de résister aux conséquences de l'agression qui le ravage. Le recours à *l'éthos* à une triple fonction :

1/ Être pris dans la crise signifie être dans l'incapacité de penser à cause de la sidération et de l'effroi. Le guérisseur, en nommant le désordre, introduit le code, la langue commune, en faisant le diagnostic, il introduit la loi. La présence d'un invisible explique l'origine de la souffrance et lui donne corps, matière à représentation. L'introduction, la nomination d'un invisible Réunionnais dans le discours comme explication du désordre, restaure au premier chef le lien du sujet au code. Celui qui en possède les clefs est capable d'apporter la guérison ce qui permet au possédé de s'en remettre à lui ! Il en est de même pour ce qui concerne les liens au corps : on peut constater qu'à mesure que la séance avance, les gestes deviennent moins désordonnés. Si au départ, le comportement sauvage et apparemment incontrôlé n'est sauvage qu'aux yeux du profane, pour l'initié il ne l'est pas tout à fait : il se laisse interpréter par lui. Puis, les mouvements du corps mais aussi les paroles se socialisent sous les injonctions du guérisseur, de ses entités et de ses assistants. La fatigue gagne l'arrangé et, progressivement la souffrance s'exprime dans un code institué et donc devient de plus en plus compréhensible et curable.
2/ L'*arrangé* ne sait rien au sujet de ce qui lui arrive : Bribes de paroles, cris, *langaz,* gestes désordonnés font l'objet d'une lecture d'abord par le groupe familial puis par le guérisseur, c'est lui qui décode le comportement du patient : refuser de manger du porc est le signe de l'envahissement par un esprit *komor,* avoir des sensations d'étouffement par celui d'un pendu, refuser de boire le rhum par celui d'un noyé, rire de façon narquoise par celui de Sitarane, un voleur du début du siècle dont la tombe est toujours fleurie, etc.. Le face-à-face s'achève par la victoire du guérisseur ou plutôt de ses esprits sur l'entité mauvaise qui possède le patient. Il l'oblige à la soumission, à la reddition, à son expulsion du corps du patient. Cela permet le dépassement de la souffrance et de la détresse. Ainsi le corps et l'esprit sont-ils purifiés de la contamination par l'étranger, forcément mauvais.
3/ les deux modalités du fait sorcier sont l'attaque et la perte, les mauvais esprits sont capables de se repaître de l'âme de la victime et de la détruire. L'essence même de la personne se retrouve aspirée par le pouvoir du sorcier. Par son intrusion, le mal est en train de prendre la place d'un sujet fondamentalement bon « *Il arrive à moi tout ça parce que moi lé trop bon !* ». Pour faire contrepoids au pouvoir du sorcier, le guérisseur réputé « bon » est capable d'expulser le mauvais, de lui substituer le bon tout en réparant le corps blessé. La réparation de l'extérieur du corps passe par des bains parfumés de plantes et d'essences, et l'intérieur par la prise de tisanes. La réparation du corps est prolongée par la fabrication de *garanties*[28].

[28] Garantis : en créole réunionnais, talisman

Conclusion

Le guérisseur permet au sujet de dépasser la crise résultant de l'état de détresse. Il restaure grâce à ses actes et à ses objets les liens du sujet au corps, au groupe et au code. Le sentiment d'appartenance est restauré par le cadre ethnique institué par le guérisseur. La culture devient alors la garantie contre l'état de détresse. Les divers degrés d'adhésion du sujet à la théorie étant fonction de l'urgence requise par la situation, le dispositif de soin figure ainsi la défense du psychisme par la culture.

Bibliographie

Benoist, J. (1983). "L'esprit sur lui et le cerveau gâté" - Colloque de La Réunion. *Psychiatrie Française, XIV* (5), 9-14.
Blanchet, A. (2015). *Dire, Faire Dire, Guérir*, Grenoble, PUG
Collot, J. – Hell, B. (2011). *Soigner les âmes*. Paris. Dunod
Devereux, G. (1976). *Traité d'ethnopsychiatrie générale*. Paris. PUF
Kaes, R. (1976). *L'appareil pychique groupal*. Paris : Dunod.
Laing, R.D. (1973). *Nœuds*. Paris. Stock
Laplantine, F. (1976). *Maladies mentales et thérapies traditionnelles en Afrique Noire*. Paris : Deforges.
Nathan, T. (1995). *La leçon réunionnaise.* CD. Paris. Synthélabo
Zempleni, A. (1982). Anciens et nouveaux usages sociaux de la maladie en Afrique. *Archives de Sciences Sociales des Religions, 14*(1), 5-19.

Suicide, corps et culture - Réflexions sur les Premières Nations du Canada : Pr Michel Tousignant

Dans quelle mesure les peuples autochtones[29] ayant subi la domination européenne et anglo-saxonne peuvent-ils être considérés comme des peuples traumatisés ? Peut-on avancer que les taux élevés de suicide dans certaines populations autochtones, au Canada, en Australie et en Guyane française par exemple, sont des séquelles des traumatismes de la colonisation ? Finalement, est-ce que ces suicides s'inscrivent dans des scénarios culturels et quelle place y occupe le corps ? Ces trois questions, toutes légitimes qu'elles soient, exigent des réponses nuancées, tenant compte du contexte culturel et de l'histoire locale, et ouvrant davantage sur des hypothèses de travail que des constats solidement établis.

La colonisation a-t-elle été un processus traumatique ?

L'American Psychiatric Association (American Psychiatric Association [APA], 2000) définit le trauma psychologique comme une réaction de grande intensité à un évènement mettant la vie d'une personne en danger ou portant atteinte à son intégrité physique. Cette réaction peut aussi se vivre sous la forme d'une angoisse face à un évènement anticipé, une menace de mort par exemple, ou par identification à une personne proche victime d'un grave traumatisme, tel être témoin d'un accident grave à un membre de sa famille proche. Une possible conséquence d'une expérience de cette nature peut être la perte d'un sentiment de sécurité, d'une confiance dans la vie, en rupture avec l'idée de pouvoir faire confiance à un environnement sécurisant, avec des repères stables. Dès lors, plus rien ne semble vraiment assuré, tout peut s'écrouler sans avertissement.
Les catastrophes telluriques comme les tremblements de terre, les éruptions volcaniques ou les tsunamis, de même que les accidents à grande échelle comme l'explosion de l'usine de nitrate d'ammonium de Toulouse en septembre 2001 (Fassin et Retchman, 2010) ou des événements géopolitiques

---

[29] Par communautés, peuples et nations autochtones, il faut entendre ceux qui, liés par une continuité historique avec les sociétés antérieures à l'invasion et avec les sociétés précoloniales qui se sont développées sur leurs territoires, se jugent distincts des autres éléments des sociétés qui dominent à présent sur leurs territoires (Cobo, 1900)

comme les guerres civiles ont de plus la particularité de produire une victime collective, soit un village ou un quartier entier où tous les habitants se sentent unis dans le malheur.
Le terme d'expérience traumatique est aussi appliqué dans la littérature autochtone aux peuples qui ont été soumis au colonialisme de façon violente. Cela ne prend pas toujours la forme d'un génocide en règle comme ce fut le cas avec le Congo, alors propriété personnelle du roi Léopold II de Belgique, au début du vingtième siècle, ou aux populations andines conquises par l'empire espagnol. D'autres tentatives de domination d'un peuple par un état étranger ou un état central ont aussi causé des pertes significatives sans qu'il n'y ait eu nécessairement effusion de sang à grande échelle. Ces asservissements se sont opérés sous le couvert d'une mission civilisatrice, libératrice, offrant le monothéisme salvateur en remplacement des idoles considérées païennes et sacrilèges. La destruction des cultures indigènes sur fondement d'idéologie raciste se déroule sous le couvert de plusieurs politiques qui ont pour objectif d'invalider la parole et l'enseignement des parents (par l'école), de dénigrer les mythes et les légendes qui servaient de modèle de conduite et de dépôt des valeurs sociales (par le clergé), de sédentariser par la force et de détruire graduellement le mode de vie qui formait l'identité culturelle (par l'état central), tous ces éléments qui dictent la vie du corps autant que celle de l'esprit et qui se retrouvent dans la cuisine, le vêtement, la langue, les usages matrimoniaux . Pour décrire ces situations, on emploie le terme de génocide culturel (Truth and Reconciliation Commission of Canada, 2015).
La culture n'est pas exclusivement un ensemble d'artéfacts, de croyances, d'institutions de gouvernance, extérieures à l'individu. La culture est une source d'inspiration spirituelle qui gouverne les actions du quotidien. Et lorsque l'autorité du parent, du chaman ou du chef coutumier est mise en cause, tournée en ridicule ou présentée comme instrument de résistance pervers au progrès, au bonheur et à la vérité, ce sont les assises mêmes de la psyché qui s'écroulent. À moins d'opérer une fuite en avant dans un univers symbolique aliénant qui exige de nier ou de trahir l'essence même de la vie collective traditionnelle. Et pour les autres qui refusent le passage à la modernité salvatrice, ils et elles sont réduits à naviguer dans des eaux troubles, vides de sens, avec comme unique consolation la nostalgie d'un paradis perdu que les substances psychotropes aident à reproduire.

Des communautés en crise

Ce déracinement est évidemment vécu sous diverses formes, avec des effets variables. Tous n'en meurent pas, mais personne n'en sort indemne non plus. En ce qui concerne cette anomie culturelle vécue sous un mode traumatique, les dommages sont généralement sérieux. La vie sociale dans les sociétés autochtones ou tribales est lourdement handicapée. Les chefs sont nommés par l'état (Guyane française) ou élus pour se faire le relais du pouvoir étatique central. La socialisation des enfants passe principalement par le système scolaire dont les parents se sentent aliénés. Il est peu surprenant dans ce contexte qu'un grand nombre de parents ne soutiennent pas leurs enfants moralement ou financièrement à poursuivre leurs études. L'école, malgré les efforts héroïques d'une nouvelle génération d'enseignants autochtones, est encore en porte-à-faux avec les valeurs ancestrales. Pourquoi cette imposition du temps linéaire, ce refus de laisser les enfants aller chasser ou pêcher en saison, cette compétition pour les honneurs académiques ?

La gouvernance des villages est pleine de défis, les chefs se succédant au fil des scandales, les exemples ne faisant pas défaut non plus sur la scène nationale. Les clans traditionnellement ennemis, ou simplement étrangers, se retrouvent dans un même espace réduit, parfois inférieur à un kilomètre carré, hier en guerre et aujourd'hui forcés à vivre en harmonie. Les rumeurs empoisonnées tuent les réputations des plus fragiles comme aussi celles des plus forts. Un malheur de jeunesse dont nous sommes innocents peut nous rester collé à la peau jusqu'à la tombe, comme le fait d'avoir été l'objet d'un viol collectif homosexuel par exemple.

Les symptômes sociaux de cette vie anomique, de cette perte du sens commun qui animait autrefois la vie sociale se traduisent par des signes révélateurs comme l'angoisse face à tout changement, l'abus des drogues et de l'alcool, l'absence d'engagement amoureux de longue durée, l'aliénation entre les générations, l'incapacité d'entrevoir des projets ou de se projeter dans l'avenir, la méfiance généralisée, les liens d'amitié ténus, et le sentiment d'humiliation collective (Tousignant et Sioui, 2009). Bref, dans beaucoup de milieux les jeunes en arrivent au constat que la vie ne vaut plus la peine d'être vécue et les statistiques épidémiologiques le rappellent régulièrement : homicides, morts accidentelles, agressions physiques, violence domestique, enfants abandonnés (par exemple, le taux d'enfants en placement légal auprès d'un tuteur est de 40 % dans un village). Les pratiques corporelles et le manque d'hygiène font aussi des victimes à travers les maladies du diabète et du système respiratoire, la cirrhose du foie et, plus récemment, les maladies transmises sexuellement.

Trauma transgénérationnel

Ce trauma de la colonisation prendrait la forme d'un trauma de nature transgénérationnelle. Ce concept est souvent employé dans la littérature sur les Premières Nations du Canada pour transmettre l'idée d'un impact des traumas soufferts par la cohorte qui a connu l'ère des pensionnats sur leurs enfants et leurs petits-enfants. Les sévices et traumas provoqués par ces institutions scolaires sont bien documentés (Milloy, 1999). Notre équipe a mené des focus groups avec des anciens élèves de ces écoles qui sont aujourd'hui âgés entre 55 et 70 ans. Les mauvais traitements, allant des punitions physiques aux abus sexuels, autant sur les filles que sur les garçons, sont bien documentés. Les enfants subissaient ces agressions à la fois aux mains de leurs tuteurs, religieux et religieuses dans leur ensemble, et de la part d'élèves plus âgés. De plus, la consigne institutionnelle défendait l'usage de la langue maternelle et l'obligation de parler en tout temps le français, langue à laquelle les petits nouveaux n'avaient eu aucune exposition. Mais la plus grande souffrance identifiée par les participants a été la perception de s'être sentis trahis et abandonnés par leurs parents qui leur paraissaient de connivence avec les autorités locales lors de l'opération de recrutement forcé des élèves. Quelques années plus tard, lorsque les élèves sont revenus définitivement de l'école et qu'ils ont pu dire à leurs parents ce qu'ils avaient vraiment vécu, ces mêmes parents ne voulaient pas les croire parce qu'il leur paraissait invraisemblable que des religieux aient pu s'adonner à de telles pratiques aberrantes. Dès lors s'est installé un mur de silence qui a perduré jusqu'à la fin du vingtième siècle.

Une certaine circonspection doit entourer l'usage d'un concept comme celui de trauma transgénérationnel. L'un des mécanismes, empiriquement vérifiable, serait l'observation que les parents aient causé des traumas à leurs enfants parce qu'ils étaient eux-mêmes vulnérables au départ sur ce plan. Par identification avec leurs agresseurs, ils auraient pu par exemple recréer des situations de domination ou de négligence.

Les autochtones rencontrés étaient unanimes à dire que les torts causés à leur psychisme avaient eu des conséquences désastreuses sur leurs enfants. Ils avouaient se sentir extrêmement mal à l'aise de toucher le corps de leurs bébés lorsqu'ils sont devenus parents. Tout contact avec la peau évoquait un sentiment incestueux. N'ayant pas observé d'autre part comment de vrais parents élevaient des enfants, ils ne savaient pas eux-mêmes comment se comporter envers leurs propres enfants, et cela d'autant plus qu'ils étaient souvent de très jeunes parents. Ils considéraient que ces séquelles du pensionnat avaient eu des effets délétères sur leur capacité à s'attacher à leurs premiers enfants. Un ancien du village, pourtant moins touché que beaucoup d'autres par son séjour en résidence, a avoué candidement que son premier-né est décédé parce que lui et son épouse avaient été incapables de lui procurer les soins de base. Le nombre élevé d'enfants placés actuellement serait donc en partie causé par la période des pensionnats.

On constate aujourd'hui que les descendants des survivants des pensionnats ne sont pas en meilleure posture psychique que leurs parents ou leurs grands-parents ; les observations portent à croire que la situation peut même s'être détériorée avec les générations. Le fait est que les nombreux cas de suicide observés depuis un quart de siècle, et surtout depuis l'an 2,000, n'ont pas touché de façon aussi prononcée la génération des grands-parents ayant résidé dans les pensionnats. Malgré les nombreux problèmes personnels de ces derniers - alcool, violence latente, difficultés maritales, - ces grands-parents avaient pour certains vécu une petite enfance relativement protégée avant

l'école, alors que les enfants des deux générations suivantes avaient expérimenté la négligence dès les premiers mois de leur vie.
Mais comment valider dans ces circonstances un processus de transmission intergénérationnel ? On peut penser que les survivants du pensionnat, à cause de leurs déficiences affectives, ont produit d'autres types de traumas chez leurs enfants. Cette hypothèse s'est en partie confirmée en 2005 lorsque les anciens élèves des pensionnats ont reçu, suite à un arrêt de cours, une compensation financière appréciable de la part du gouvernement canadien tenu comme responsable en dernier essor par le système de justice du régime des pensionnats. Conséquemment, dans certaines familles bénéficiaires, des réclamations sont venues de la part d'enfants et de petits-enfants disant avoir droit à une part des compensations parce qu'ils avaient été eux-mêmes des victimes de cette politique par ricochet.

Distribution variable du suicide autochtone

Les Premières Nations du Canada n'ont pas été les seuls peuples autochtones à travers le monde à voir la fréquence du suicide augmenter dans leur milieu au cours du dernier quart de siècle. Il faut cependant préciser que cette hausse n'a pas été observée également dans toutes les communautés comme l'illustre l'enquête de Chandler et Lalonde (1998) pour la Colombie-Britannique, plusieurs villages n'accusant aucun suicide ou qu'un suicide occasionnel en comparaison de voisins où le suicide prend une dimension de cataclysme. Il en est de même pour le territoire québécois. Sauf pour les Inuits et le sous-groupe Algonquin de langue attikamekh où tous les villages ont été affectés, les écarts entre villages demeurent importants. Chez les Innus-Montagnais, par exemple, le suicide est très élevé à Uashat et Mani-Utenam, dans la région de la ville minière de Sept-Iles, mais peu fréquent dans le bas St-Laurent, en descendant vers le Labrador. Les mêmes variations s'observent chez les Anishnabe et les Cree.
Il en est de même en Amérique Latine. En Guyane française, le peuple Wayana de l'Amazonie est fortement affecté dans tous ses villages alors que les autres Amérindiens du littoral le sont dans des proportions variables. Au Brésil, les Guaranis-Kaiowa (Coloma, Hoffman & Crosby, 2006) affichent des taux élevés, de même que la nation Awajun ou aguaruna de la famille des Jivaros dans le Pérou amazonien (Guevara, 2006), alors que le problème est absent dans les groupes voisins de même appartenance culturelle.

Trajectoire du suicide en milieu autochtone

La reconstitution de l'enfance des personnes décédées par suicide montre que les dés sont parfois pipés dès la naissance et même auparavant. Une recherche avec la méthode de l'autopsie psychologique avec les membres de la parenté d'un décès par suicide dans quatre villages des Premières Nations révèle que 90% des cas recensés avaient vécu une enfance traversée par de la négligence et de nombreux traumas (Laliberté & Tousignant, 2009). L'abandon total d'un parent ou l'absence des parents pour plusieurs jours sans donner signe de vie et s'assurer de la présence d'un autre adulte pour s'occuper des soins de base, sont des exemples rapportés. D'autres récits font référence à la présence dans les foyers d'intoxications collectives s'étalant sur plusieurs jours et ponctuées de violence physique. Parfois les enfants fuient dans la rue en pleine nuit, en période hivernale, pour y chercher refuge. Il n'y a pas eu de recension des syndromes de stress traumatique, mais il est à peu près certain que la plupart des jeunes qui ont commis un suicide en portaient des traces. Les instituteurs sont très conscients de cette situation dans les écoles. Il arrive à l'occasion que les premiers gestes suicidaires se produisent vers six ou sept ans, voire même avant. Une directrice d'école nous a raconté comment des élèves avaient décroché d'un arbre un jeune de deuxième année du primaire (sept ans) lors d'une sortie en forêt.

Le trauma comme facteur de vulnérabilité plutôt que déclencheur

Les drames de vie qui précèdent le suicide, malgré leur gravité, n'entrent pas à proprement parler dans la catégorie des traumas au sens strict. C'est plutôt l'ensemble des traumas vécus au cours de la petite enfance qui rend vulnérables à l'âge adulte ou pré-adulte à des expériences d'abandon des proches, de rejet social, ou de bris amoureux. Par ailleurs, le portrait typique du suicide ne correspond pas nécessairement à celui d'une victime passive, parce qu'il se trouve beaucoup d'agresseurs parmi eux. Un certain nombre se donne la mort en prison soit en détention préventive ou après une condamnation pour méfait. D'autres sont exclus à la suite d'un abus sexuel sur un enfant ou de la violence de couple. Les traumas sont donc des facteurs distants dans le temps qui ne causent pas directement le suicide, mais qui prédisposent à réagir de façon démesurée à une expérience d'abandon ou à un autre type d'évènement grave plus tard dans la vie.

Quelle est la part de la culture ?

Il est difficile de déterminer ce qui est véritablement culturel dans l'acte du suicide. On peut parfois rappeler un mythe dans lequel un héros se donne la mort. Il existe par exemple en pays Wayana de la Guyane française une légende d'un jeune homme séduit par une femme plus âgée (Chapuis, 1998). Ce jeune homme se suicide après une longue odyssée en forêt avec cette femme qui lui a causé une grande amertume. En territoire algonquin, il existe aussi une légende sur le thème du Windigo où un homme soupçonné d'avoir commis un acte de cannibalisme, souvent il s'agit d'avoir mangé la chair d'un compagnon mort de famine dans une excursion de chasse improductive, peut être habité par l'esprit du *Windigo* (Teicher, 1961). La croyance est à l'effet que cet homme mettra dès lors en péril la vie de son groupe pour assouvir un désir cannibale incontrôlable après avoir succombé à une première tentation.

Il peut alors choisir de vivre en ermite dans la forêt (suicide social) ou de s'enlever la vie.
L'explication culturelle du suicide représente un défi auquel l'anthropologue intéressé par le suicide et prêt à consacrer une longue période à s'intégrer à la culture peut répondre.
Willy Guevara (2006), chercheur péruvien, a passé plusieurs longs séjours chez les Awayun ou Aguaruna de l'Amazonie péruvienne, en territoire Jivaro. Le fait de l'avoir rencontré pour discuter de son travail m'a permis de faire confiance dans la validité et le sérieux de sa démarche. En résumé, sa méthode a consisté à reconstruire le scénario du suicide tel que rapporté dans des textes historiques et de tenter de le comprendre à partir des valeurs et des contradictions de cette culture. Par la suite, il s'est consacré à analyser 80 cas de la période contemporaine. D'après lui, il est impossible de comprendre les suicides actuels en n'analysant que la culture contemporaine affaiblie considérablement suite à l'assimilation à la culture nationale et à la religion évangélique.
Citons en introduction de Habich qui a visité le territoire Awayun au 18e siècle, il rapporte que : "...les Aguaruna sont très belles, mais elles ont l'habitude de se suicider". Voici pourquoi tel qu'expliqué deux siècles plus tard.
D'après les rapports sur la période pré-assimilation, la vie en forêt chez les Awayun était un combat constant pour se protéger des tribus limitrophes comme c'était le cas d'ailleurs pour plusieurs groupes en territoire amazonien. La société se structurait autour de l'institution guerrière afin d'éviter l'ennemi impur au contact duquel se propageaient la maladie et la mort. Dans cette culture chamanistique, il était impératif pour le guerrier d'apprendre très tôt, soit dès l'adolescence et même avant, à nourrir des visions qui confèreraient un pouvoir et une connaissance de l'avenir. Les pratiques ascétiques pour atteindre ce but, assistées par des hallucinogènes, exigeaient de s'éloigner des femmes pour ne pas les avoir dans le champ du regard, le précepte s'appliquant également à la mère et aux sœurs. Ce n'est que par ce rite initiatique que le guerrier visionnaire pouvait anticiper la mort et exercer un pouvoir sur elle.
La femme, de son côté, dotée d'une vocation pour la création de la vie plutôt que pour la maîtrise de la mort, demeure passablement aliénée de l'univers masculin. Très tôt, elle est offerte en mariage à un guerrier beaucoup plus âgé qu'elle, un guerrier qui, malheureusement pour elle, devait se prévenir contre l'amour d'une femme, par crainte de perdre son pouvoir spirituel. Pour lui l'amour est une maladie. Il y a donc un clivage prononcé entre le monde masculin et le monde féminin, entre l'époux et l'épouse. Et encore davantage si, la première épouse prenant de l'âge, le guerrier en prenait une seconde pour s'imprégner de la force de la jeunesse.
Vivant l'amertume de la mise à l'écart, la première épouse pouvait alors se révolter. Afin de conserver son statut privilégié de première épouse, il lui fallait donc se lier le cœur de son mari. Elle s'engageait alors dans une aventure

à haut risque en prenant amant chez les hommes non guerriers vivant au village dans le but de produire un sentiment d'amour chez ce nouveau venu. L'intention avouée cependant n'était pas de devenir infidèle, mais plutôt de faire en sorte que l'affection produite chez le concubin se communique à son époux par contagion. À cette fin, elle se retirait dans la solitude de la forêt, se livrait à des pratiques ascétiques de jeûne et de diète, entonnait des chants et prononçait des incantations afin d'agir sur le cœur de son concubin. Il faut mentionner ici que le cœur est considéré dans cette culture et dans toute l'aire inca d'ailleurs comme le centre de la personne. Ce concubin n'était jamais un autre guerrier ; il appartenait à une catégorie de second rang, de ceux qui n'ont pu compléter l'exigeante transformation de soi en valeureux combattant. Par cet intermédiaire, l'épouse cherchait donc par amant interposé à gagner le cœur de son époux et en finir avec la situation polygamique. L'incantation de l'appel à l'amour pouvait par la voie magique se rendre jusqu'à l'époux à travers le chant d'un oiseau. Mais en revanche pour le guerrier, succomber à la tentation de l'amour d'une femme détruirait l'asymétrie de la relation masculine-féminine et mettrait en danger son pouvoir surnaturel.

Malheureusement pour cette première épouse, l'époux guerrier, comme tous les maris cocus du monde, réagissait plutôt mal lorsqu'il prenait les amants en défaut. Il lançait un cri tonitruant, typique de ces situations, frappait la femme avec un objet contondant et l'enfermait jusqu'à ce qu'elle reçoive d'une amie le secret d'un chant pour lui demander le pardon.

L'acte réparateur exigeait alors de l'épouse, en s'inspirant du mythe de Suwa et Ipak, deux sœurs qui ont inventé la tentative de suicide, de se frotter à la mort. Pour ce faire, l'épouse s'échappe de sa prison et se sauve en forêt pour consumer une potion préparée avec une plante vénéneuse, un secret partagé par les épouses, et elle espère revenir promptement à la vie grâce aux soins reçus en revenant au village. Il arrive malheureusement que la femme se donne la mort, consciemment ou non, en dépassant la limite de la posologie.

Dans la culture Awajun comme dans l'univers Inca-Quichua, il n'y a pas de séparation entre le psychique et le corporel : les sentiments d'amour sont en quelque sorte matérialisés dans le cœur comme s'ils s'incorporaient dans les fibres du muscle (Tousignant, 1984). Dans l'univers cosmologique awayun, on peut en conclure que la tentative de suicide est une instrumentalisation du corps pour parvenir à gagner l'amour de son époux guerrier.

Des ancêtres à la modernité

Dans la période contemporaine, nous sommes davantage en présence d'une société awayun pacifiée et anomique qui a perdu ses principaux repères. Le suicide prend une dimension probablement inconnue durant l'époque des ancêtres. Une enquête dans les 200 villages Awayun, dont la population totale atteint 70,000 personnes, indique que ce sont particulièrement les filles de 14 à 18 ans qui se retrouvent dans les statistiques du suicide alors que les taux

sont habituellement extrêmement faibles dans cette catégorie. Une enquête de santé publique conduite en 1978 révèle que 22 % des décès sont attribuables au suicide chez les femmes contre seulement 1% chez les hommes. Mais la position de la femme n'a plus rien à voir avec la tradition. Selon Astrid Bant (1994 91/92), les unions maritales sont très instables à cause de la résistance de la femme à l'égard du mariage. Les femmes préfèrent avoir des amants et prévenir la grossesse. Les chants magiques sont toujours utilisés, mais non pas pour ramener l'époux dans le giron du mariage monogame, mais pour dominer l'homme.
Les actes suicidaires ne se sont pas enclenchés par le cri de colère de l'époux désabusé, mais font suite à une blessure narcissique provenant de diverses sources : insultes de la mère en présence des sœurs, querelles de couple avec injures, calomnies du voisinage. Les crises qui provoquent le suicide apparaissent sinon banales du moins bien en deçà d'un motif raisonnable pour se donner la mort.

Conclusion sur trauma culturel et suicide

L'expérience du trauma en milieu autochtone est à la fois personnelle, mais elle renvoie également au cul-de-sac de l'histoire culturelle. C'est la perte de ce qui fait sens, de ces éléments qui structurent le quotidien et qui lui donnent un sentiment de familiarité. Le trauma est d'abord politique puisqu'il origine d'une conquête militaire ou instaurée par une négociation asymétrique entre les groupes. Cependant, la conquête en soi peut ne toucher que superficiellement l'intégrité culturelle. C'est lorsque l'état et ses acolytes pénètrent plus profondément au cœur de la vie quotidienne que la culture est mise en cause par des événements qui cette fois ont une portée traumatique. Dans le cas des Premières Nations du Canada, c'est à travers les missionnaires catholiques et protestants que se sont opérées les premières étapes de la destruction. Après une période de séduction pour s'introduire dans les villages, le clergé a ensuite engagé une charge en règle contre les divinités païennes et l'usage des tambours. Le pouvoir religieux s'est graduellement substitué aux instances de gouvernance locale. Les pensionnats avec ses rafles d'enfants ont poursuivi le travail de déculturation musclé. L'état est devenu dans la loi et dans les faits le tuteur des enfants des Premières Nations. La mise sur la touche des parents, l'étiolement du lien d'attachement ont fait imploser la famille.
Pour les élèves du pensionnat, l'héritage de ces années se concentre dans une rage refoulée, incapable de trouver une expression. Cette souffrance se somatise progressivement dans un mélange difficilement contrôlable d'affects mal structurés et d'inconfort physique. Le corps, suite à des abus répétés de toutes natures, et ce chez les deux genres, est vécu comme impur, marqué, stigmatisé. Et cela est aussi vrai maintenant qu'à l'ère du pensionnat. Un groupe d'adolescentes a confié sans l'ombre d'un doute que l'abus sexuel était universel dans leur milieu.

L'avenir

Dans des communautés en crise, la résilience est un long processus. Si certaines personnes en arrivent à travers une thérapie et un retour aux sources spirituelles à s'en sortir partiellement, il n'y a pas de miracle, de transformation sans effort soutenu. Certaines interventions, autant au Canada qu'en Australie, accordent beaucoup d'importance à la prise de parole qui est en fait une prise de conscience à la fois sur l'histoire culturelle que sur sa trajectoire individuelle.

Une équipe de notre groupe de recherche a implanté un projet de promotion de la santé mentale et de prévention du suicide par la prise de la parole par les jeunes. Le projet a été construit de concert avec un groupe de femmes autochtones impliquées dans le monde de l'éducation. À partir de légendes provenant de la tradition et racontées dans les classes par des conteurs du village, les élèves sont invités soit à dessiner chez les plus petits, autour duquel il y a un échange verbal de groupe, ou à discuter de thèmes découlant des contes chez les plus âgés. Ainsi, se développe une capacité à nommer les situations de crise et à insérer du sens dans le chaos de la vie quotidienne de ces enfants. Sans que nous n'ayons pu procéder à une évaluation systématique, ce programme a été très apprécié parce qu'il a été pris en charge, modulé et adapté par les femmes de la communauté, investi dans le système d'éducation.

Bibliographie

American Psychiatric Association. (2000). *"diagnostic criteria from DSM IV-TR "*. American Psychiatric Pub.

Chandler, M. J., & Lalonde, C. (1998). "Cultural continuity as a hedge against suicide in Canada's First Nations". *Transcultural psychiatry*, 35 ,*2*, 191-219.

Chapuis, J. (1998). "La personne Wayana entre sang et ciel". Thèse de doctorat, Université d'Aix-Marseille.

Cobo, J. R. M. (1900). *Study of the problem of discrimination against indigenous populations* (Vol. 1). United Nations.

Coloma, C., Hoffman, J. S., & Crosby, A. (2006). "Suicide Among Guaraní Kaiowá and Nandeva Youth in Mato Grosso do Sul, Brazil". *Archives of suicide research*, 10, *2*, 191-207.

Fassin, D., & Rechtman, R. (2010). *L'empire du traumatisme : enquête sur la condition de victime*. Paris, Flammarion.

Guevara, W. (2006). "El suicidio femenino aguaruna". Manuscrit non publié. http://bvs.per.paho.org/SCT/SCT2006-005/SCT2006005.pdf

Laliberté, A., & Tousignant, M. (2009). "Alcohol and other contextual factors of suicide in four aboriginal communities of Quebec, Canada". *Crisis*, 30, *4*, 215-221.

Milloy, J. S. (1999). *A national crime: The Canadian government and the residential school system, 1879 to 1986* (Vol. 11), Winnipeg, University of Manitoba Press.

Teicher, M. I. (1961). *Windigo psychosis: a study of a relationship between belief and behavior among the Indians of northeastern Canada.* Seattle: American Ethnological Society.
Tousignant, M. (1984). "Pena in the Ecuadorian sierra: A psychoanthropological analysis of sadness". *Culture, medicine and psychiatry*, 8, *4*, 381-398.
Tousignant, M., & Sioui, N. (2009). "Resilience and Aboriginal communities in crisis: Theory and interventions". *International Journal of Indigenous Health*, 5, *1*, 43-61.
Truth and Reconciliation Commission of Canada (2015). *Honoring the Truth, Reconciling for the Future. Summary of the Final Report of the Truth and Reconciliation Commission of Canada*.http://www.trc.ca/websites/trcinstitution/File/2015/Findings/Exec_Summary_2015_05_31_web_o.pdf (consulté le 16 juin 2015).

Partie 3
Traumas, corps et violences collectives

Le corps, lieu privilégié d'expression de la détresse chez les mineurs isolés étrangers : Sylvie Dutertre

Les mineurs isolés étrangers que nous recevons dans le cadre de notre activité de psychologue clinicienne, nous sont adressés par les éducateurs des foyers dans lesquels ils sont hébergés. Ce sont des jeunes migrants originaires de différents pays d'Afrique, d'Asie et du Moyen-Orient, arrivés seuls en France après un difficile voyage souvent au péril de leurs vies. Ils ont en moyenne entre 15 et 17 ans.

Recevoir ces jeunes en thérapie implique d'opérer un décentrage par rapport à nos modèles cliniques et psychopathologiques habituels, car les mineurs isolés étrangers sont issus de sociétés dans lesquelles les conceptions de l'individu sont fort éloignées des nôtres. Ces écarts dans la manière de se représenter l'individu se répercutent sur les formes d'expression de la souffrance, qui chez ces enfants se manifeste au travers d'une symbolique corporelle. Bien plus que des éprouvés émotionnels, ce sont des manifestations douloureuses que nous rencontrons dans notre pratique auprès des mineurs isolés étrangers. Dans ces conditions, il convient de penser la douleur comme signifiante, émanation d'un système sémantique qui nécessite d'être décrypté, car comme toute sémantique empreinte de culturel.

Pour le jeune migrant, les incompréhensions qu'il rencontre face à ses plaintes somatiques qui ne trouvent pas d'explications médicales, sont vécues comme autant de non-prises en compte de ses douleurs. C'est à cet endroit laissé vide par l'absence de diagnostic qu'il nous faut intervenir en tant que psychologue, avec toute la difficulté de lecture d'une sémantique destinée à être entendue dans une aire culturelle autre que la nôtre.

Pour aborder ces questions, nous nous proposons ici de présenter les différentes douleurs que nous retrouvons régulièrement dans notre pratique auprès des mineurs isolés étrangers, et en particulier un syndrome douloureux chronique appelé *Ode Ori* que nous détaillerons. À partir d'une hypothèse sur les mécanismes à l'œuvre dans ces troubles somatiques, notre objectif est de réfléchir ensuite à des possibilités de prises en charge thérapeutiques pertinentes pour ces jeunes patients. Ce sera l'objet de notre conclusion, avec en prolongement la proposition pour le psychologue d'adopter une position clinique transculturelle inscrite dans une perspective phénoménologique.

Afin de limiter les effets des appartenances culturelles sur les expressions de la douleur, nous avons circonscrit notre réflexion aux jeunes guinéens issus des ethnies soussou, peul et diakhanké ; et précisons aussi que nous ne parlerons que des garçons. Jusqu'à présent nous avons rencontré les mêmes symptomatologies douloureuses chez les mineurs isolés étrangers issus de ces trois ethnies ainsi que des formes verbales équivalentes pour dire les éprouvés corporels, et ce malgré les différences linguistiques.

Le contexte

Les premières recherches en France qui se sont intéressées aux mineurs isolés étrangers ont été réalisées par des sociologues avec comme objectif de cerner le phénomène de la migration de ces adolescents. L'étude princeps en la matière est celle réalisée par Etiemble (2002) ayant conduit à dégager une typologie des jeunes migrants à partir des motivations au départ[30]. Cette étude était destinée à servir de base au rapport parlementaire Debré (2010) afin de comprendre la migration de ces jeunes et d'envisager des réponses adaptées à leur prise en charge. Dans ce rapport un mineur isolé étranger est ainsi défini : « Est isolée, une personne âgée de moins de 18 ans qui se trouve en dehors de son pays d'origine sans être accompagnée d'un titulaire ou d'une personne exerçant l'autorité parentale, c'est-à-dire sans quelqu'un pour la protéger et prendre les décisions importantes la concernant » (p.10). Précisons que la terminologie « Mineur Isolé Etranger » vient récemment d'être renouvelée puisque l'appellation d'usage est désormais « Mineur Non Accompagné ». Notre choix de conserver ici les termes « mineur isolé étranger » est simplement lié au fait que ce sont ceux qui continuent toujours d'être utilisés par les professionnels intervenant auprès de ce public.

Du côté de la psychologie et plus particulièrement dans le champ de la psychopathologie, la première revue de la littérature a été réalisée par Huemer et coll. (2009). Les auteurs pointent la rareté des travaux concernant la population « mineurs isolés étrangers » dans le champ de la santé mentale, que ce soit en Europe ou aux États-Unis. Ils questionnent la pertinence des recherches, toutes focalisées sur le psychotraumatisme et sur l'évaluation de l'état de stress post-traumatique, qui ont été réalisées avec des échelles standardisées dont la validité transculturelle n'est pas établie. A cela s'ajoute la diversité des origines culturelles des mineurs isolés étrangers au sein des populations étudiées, diversité qui introduit un biais supplémentaire avec la variabilité interculturelle de l'expression symptomatique des troubles.

En conclusion de leur étude Huemer et coll. (2009) soulignent la nécessité pour les recherches à venir de penser à la construction d'outils ayant fait l'objet d'une validation transculturelle.

Dans les recherches actuelles, on retrouve cet intérêt pour l'état de stress post-traumatique chez les mineurs isolés étrangers, mais la question reste entière, car la validité du diagnostic d'état de stress post-traumatique en situation transculturelle demeure insuffisante (Baubet, 2008).

---

[30] Nous renvoyons le lecteur au rapport rédigé par A. Etiemble (2002) dans lequel sont détaillées les 5 catégories : exilés ; mandatés ; exploités ; fugueurs et errants.

Si les mineurs isolés étrangers ont traversé des événements à portée traumatique, que ce soit durant le voyage migratoire ou au cours de leurs vies qui ont précédé le départ, le problème est que l'aspect transculturel de l'état de stress post-traumatique chez l'enfant et l'adolescent a été très peu étudié. Kounou (2016) considère l'existence d'un noyau syndromique transculturel ; « reviviscence, évitement, hyperactivité neurovégétative et dissociation » se retrouveraient dans toutes les cultures. Pour cet auteur, le milieu de vie en Afrique Subsaharienne et la nature des situations traumatogènes entraînent des spécificités symptomatiques telles que la somatisation.
Dans un cadre qui n'est pas celui de la recherche, mais celui de la clinique auprès des mineurs isolés étrangers, nous rencontrons des manifestations particulières de troubles que nous ne pouvons réduire ni à une souffrance psychique ni à un problème physique. Il s'agit de douleurs somatiques qui nous ont conduite à reconsidérer nos lectures de ce type de symptômes afin de comprendre la valeur de ces douleurs en les réaffectant dans le système culturel du patient. En cela, nos observations peuvent être rapprochées des travaux de Kounou pour ce qui concerne l'inscription corporelle des symptômes. Mais penser, comme Kounou, ces symptômes en termes de somatisation est problématique, car cette notion est sous-tendue par l'idée d'un dualisme corps-psyché qui est le point essentiel de divergence entre nos représentations de l'individu et celles de sociétés africaines. Nous y reviendrons plus loin.

Le corps vécu

L'une des particularités, présentée par tous nos jeunes patients guinéens est celle de l'importance des plaintes somatiques exprimées en entretien. Ces plaintes portent sur des douleurs de type céphalées, douleurs musculaires et parfois articulaires, douleurs dans le creux épigastrique, et sensations de chaleur intense dans tout le corps. Le vocabulaire utilisé par les jeunes garçons pour décrire ces douleurs est lui aussi particulier, car il témoigne d'un vécu corporel dénué de conceptualisation. Nous retrouvons ainsi au fil de nos entretiens les expressions comme « le corps qui chauffe, le cœur qui tape, la tête qui brûle ». Ou bien encore des pulsations au niveau des tempes décrites comme « quelque chose qui frappe à l'intérieur ». Ces manières de dire la douleur dans des langues de l'Afrique de l'Ouest - soussou, peul et diakhanké - qui ne disposent pas du lexique biomédical, ouvrent sur des représentations du corps éloignées de celles que nous connaissons. Pour nos jeunes patients mineurs isolés étrangers, le corps est vécu pour ce qu'il est, à partir des sensations qui le traversent, la douleur dans sa part étiologique n'ayant pas d'autre lieu que le corps qu'elle affecte.
Pour le psychologue peu au fait des formes culturelles empruntées par la souffrance, il est essentiel de prendre en compte ces énoncés pour ce qu'ils sont, c'est-à-dire pour l'expression d'un vécu corporel. Ces douleurs

persistantes sont un langage, une physiosémantique selon la notion proposée par Le Breton (1995) qui vient dire quelque chose de la souffrance de l'individu. Ce à quoi nous nous heurtons dans la compréhension de ces vécus douloureux est constitutif des écarts culturels entre nos conceptions respectives des troubles émotionnels, qui comme l'indique Kirmayer (2001) dans de nombreuses sociétés ne sont pas des problèmes de santé mentale, mais des problèmes sociaux. Pour ces garçons, et dans le modèle éducatif qui a été le leur en Guinée, la maîtrise des émotions fait partie des signes de maturité (Kirmayer, 1998). Dit autrement, la dimension psychique de l'état d'anxiété chez un jeune guinéen venant poser un problème social, elle est recouverte par sa dimension somatique dont l'expression est autorisée.
Pour nous clinicien, toute la difficulté consiste à décoder une symbolique culturelle dont nous sommes dépositaires, mais dont nous ne parlons pas la langue, le sens de « la tête qui brûle » ne nous étant pas donné d'emblée. Les jeunes guinéens nous contraignent ainsi à repenser l'individu selon un point de vue holiste. Douleur somatique et souffrance psychique sont indifférenciées et les relations corps-psyché telles que nous les pensons habituellement ne trouvent ici plus de pertinence.
Pour cette raison, c'est-à-dire du fait de cette indifférenciation, nous proposons d'utiliser le terme de « détresse » pour rendre compte des vécus de ces garçons dans leur dimension globale somato-psychique. La détresse peut être définie comme un état critique qui ne saurait se prolonger sans compromettre gravement l'intégrité de l'individu.

Ode Ori

Amadou est un jeune garçon peul de 17 ans, originaire de Guinée Conakry qui nous est adressée pour un suivi psychologique par son éducateur référent du foyer dans lequel Amadou réside. Au moment où nous écrivons, cela fait neuf mois que nous recevons régulièrement le jeune garçon avec notre interprète en langue peul, elle-même originaire de Guinée Conakry.
Amadou est un mineur isolé étranger. Il a quitté son pays, seul, et a fait un voyage migratoire qu'il n'évoque jamais, mais dont nous savons, de par notre expérience auprès de ce public, les conditions terribles et la violence.
Comme toujours pour les mineurs isolés étrangers que nous recevons, c'est l'éducateur présent au quotidien sur le lieu de vie du jeune, qui a repéré différents signes de souffrance psychique. Dans le cas d'Amadou, il s'agit de difficultés de sommeil avec cauchemars auxquelles s'ajoutent des maux de tête ininterrompus. L'éducateur qui connaît le vécu du garçon a très vite établi une relation de causalité entre ces symptômes et le caractère traumatique des événements traversés par Amadou, et c'est sur la base d'un diagnostic de psychotraumatisme que ce professionnel nous fait l'orientation.
Dès notre première rencontre, et ce sera l'élément qui restera au centre de tous nos entretiens, Amadou se plaint de douleurs dans la tête qui sont localisées

sur tout le haut du crâne qu'il nous montre en y promenant la paume de sa main et en insistant sur l'étendue de cette zone.
Lorsque nous questionnons Amadou sur les autres signes qui nous ont été pointés par son éducateur, Amadou confirme qu'il ne dort pas bien, car il fait souvent des « mauvais rêves » dans lesquels des personnes le poursuivent. Le garçon se réveille en sueur et a ensuite beaucoup de mal à se rendormir. Il approuve notre proposition lorsque nous lui suggérons que ce manque de sommeil est à l'origine des difficultés de concentration à l'école et par conséquent de ses difficultés d'apprentissage. Amadou ne peut pas en dire plus sur ces « mauvais rêves » ; il ne distingue pas les personnes qui le poursuivent et exprime seulement le souhait que cela s'arrête. Une tentative de notre part de mettre en lien ces cauchemars avec des événements de son histoire ne donnera rien. Cette non-adhésion d'Amadou à notre interprétation pourrait être comprise comme une réaction défensive ; cependant d'autres facteurs doivent être considérés. Si Amadou ne partage pas nos théories du fonctionnement psychique, c'est qu'il vient d'une société dans laquelle la personne « n'est pas une unité ontologique (comme chez Descartes), elle est une unité structurelle » (Bastide, 1977). Une position qui, comme nous allons le voir, a des effets sur la manière dont l'individu, pris dans une situation anxiogène, éprouve douloureusement son corps.
Amadou est le troisième d'une fratrie de cinq enfants dont les deux aînés ont disparu sans que nous ayons plus d'informations sur ce qui a pu leur arriver ; Amadou de son côté n'a rien comme explication. Ces situations dans lesquelles des membres de la famille disparaissent sans que les plus jeunes en connaissent les raisons sont très fréquentes dans les familles africaines, les enfants ne bénéficiant pas de la considération accordée à une personne dont le statut nécessite de lui fournir des explications. Aujourd'hui, il reste auprès de la mère les deux petits frères d'Amadou, tous les trois vivant sans aucun soutien familial depuis que cette femme a été répudiée par son mari. Au cours des entretiens, quand nous l'interrogeons, le jeune garçon se dit très inquiet pour sa mère, mais, alors qu'il en a la possibilité au foyer, il ne lui téléphone que rarement, car il ne souhaite pas lui parler de sa situation en France.
Cette situation dont Amadou ne tient pas à inquiéter sa mère est celle de l'incertitude dans laquelle il se trouve concernant les possibilités d'être régularisé à ses 18 ans[31]. Cette précarité est source de beaucoup d'anxiété. D'une part, elle ravive les souvenirs attachés au vécu de rue des premiers temps de l'arrivée en France, d'autre part elle menace la réalisation du projet migratoire, rêve de gagner suffisamment d'argent pour aider sa mère. Amadou qui a vécu la répudiation de sa mère et partagé les conditions de vie misérables qui ont suivi, nous explique combien il lui était insupportable de

[31] Les nouvelles dispositions du Ceseda - Code de l'Entrée et du Séjour des Etrangers et du Droit d'Asile de 2016 - consacré aux jeunes étrangers placés à l'Aide sociale à l'enfance (ASE) avant leurs 16 ans, limite très sévèrement les possibilités de régularisation.

voir sa mère dans de telles souffrances pour survivre au quotidien avec ses trois enfants.

Ces quelques éléments d'anamnèse sont importants, car ils vont nous permettre une hypothèse étiologique concernant les maux de tête dont Amadou se plaint. Douleurs invalidantes qui cristallisent toutes ses préoccupations.

Dès notre première rencontre, nous demandons des détails à Amadou sur ces céphalées et la description qu'il nous en fait est pour le moins surprenante. Amadou ressent dans toute la partie supérieure du crâne une douloureuse chaleur, « la tête qui chauffe », accompagnée de la sensation de quelque chose qui se déplace à l'intérieur. Lorsque nous le questionnons pour obtenir des précisions sur ce « quelque chose qui se déplace », le garçon nous dit que cela ressemble à « un ver qui rampe ». Ce symptôme était apparu alors qu'il vivait encore en Guinée et il s'en était plaint à sa mère. Celle-ci l'avait alors adressé à un marabout qui avait traité le problème. C'est ensuite au cours du voyage migratoire que le symptôme est réapparu et qu'il s'est amplifié pour ne plus disparaître et prendre toute la place. Amadou ajoute qu'il y a parfois, en plus de ces sensations de déplacements dans la tête, des bruits dans les oreilles.

Lors de nos premiers entretiens avec Amadou, celui-ci est en attente d'une encéphalographie. Les céphalées ont inquiété l'équipe éducative du foyer et rendez-vous a été pris à l'hôpital pour des examens neurologiques approfondis. Quelques semaines plus tard, Amadou va nous dire que les résultats à cet examen sont normaux.

L'originalité de la symptomatologie des céphalées chez le jeune guinéen nous a conduit à fouiller la littérature. Nous présupposions un risque d'erreur si nous nous contentions de notre psychopathologie habituelle pour comprendre ces signes cliniques. Après de nombreux tâtonnements par mots clés dans les bases de données, nous avons finalement fait la découverte de l'existence d'un syndrome très particulier chez les peuples yorubas du Nigéria, étudié par Makanjuola (1987). Ce syndrome appelé *Ode Ori*[32] est décrit comme la sensation chronique d'un « organisme se déplaçant dans la tête » accompagnée de plaintes portant sur des bruits dans les oreilles, des palpitations et des sensations de picotements. Pour le thérapeute traditionnel yoruba, l'étiologie de ce trouble relève d'un acte de sorcellerie par lequel un individu malveillant a fait pénétrer un vers dans le corps de la personne à laquelle il veut nuire.

Les trente patients de la recherche de Makanjuola, tous diagnostiqués par les thérapeutes traditionnels comme atteints de *Ode Ori*, ont été évalués à l'époque avec les critères diagnostiques de la dépression et de l'anxiété du DSM-III. Les résultats obtenus montrent l'existence de troubles anxio-dépressifs chez chacun des sujets yorubas de cette étude.

---

[32] Il n'existe pas de traduction en français de ces termes, seulement l'anglais propose « Hunter of the head ».

Discussion

Qu'un syndrome fréquent chez les yorubas du Nigéria se retrouve chez un garçon peul de Guinée soulève certes des interrogations, mais celles-ci dépassent nos compétences et ne sont pas l'objet de notre réflexion actuelle. Pour nous l'intérêt de ces travaux est avant tout de nous confirmer que les sensations douloureuses telles qu'elles nous sont décrites par Amadou sont bien l'expression d'un syndrome culturel, cohérent par ailleurs avec un discours structuré et une relation correcte avec la réalité, tel que peut nous l'assurer notre interprète. Pour ce qui concerne la recherche de Makanjuola (1987), l'évaluation des troubles anxieux et dépressifs dans la population yoruba selon les critères du DSM III est sujette à caution. Cette méthodologie introduit le biais de « l'erreur catégorielle » (Kleinman, 1977) définie comme l'application à un groupe culturel de critères diagnostiques établis au sein d'une autre culture et dont la validité transculturelle n'est pas avérée.

Puisque nous ne pouvons nous appuyer sur les résultats de cette étude, il nous faut changer de point de vue si nous voulons comprendre la détresse d'Amadou. Rappelons que nous utilisons le terme « détresse » pour rendre compte d'un vécu d'indifférenciation entre douleur et souffrance, soma et psyché. La position qu'il nous faut adopter est celle qui fait sens pour Amadou. Puisque les résultats à l'électroencéphalographie sont négatifs, la cause du trouble est à rechercher à l'extérieur. Notre démarche dans la construction d'une étiologie est calquée sur celle qui attribue à l'*Ode Ori* un acte de sorcellerie ; elle s'inscrit dans la recherche d'une causalité externe au sujet.

Dans le contexte culturel du pays, le jeune garçon avait été traité de manière traditionnelle, adressé par sa mère au marabout, pour le libérer de ce « ver qui rampe dans la tête ». Les questions que nous lui poserons à ce sujet, l'amèneront à nous dire que le problème venait de « quelqu'un de mauvais ». Il est tout à fait possible que la situation de la famille du fait de la répudiation de la mère ait été à l'origine de cet acte de malveillance par un tiers, si l'on adopte une lecture culturelle du trouble dans la société guinéenne. Du point de vue de notre psychopathologie, nous pouvons faire l'hypothèse que la souffrance de sa mère était à l'origine d'un état de grande détresse chez Amadou, se manifestant par le syndrome *Ode Ori*. À l'époque, le jeune garçon assistait aux difficultés quotidiennes de sa mère, sans aucun pouvoir d'action sur cette situation.

Dans le contexte actuel, Amadou nous interpelle avec la physiosémantique de *l'Ode Ori* espérant que nous percevrons sa douleur comme un appel relationnel à l'autre, l'expression d'un besoin de lien *(*Bioy, 2014). Là où les examens médicaux n'ont pas apporté de réponse explicative, à cette place laissée vide, Amadou nous interpelle. Selon le modèle d'une causalité externe, nous pouvons expliquer à Amadou que ses symptômes sont la conséquence de sa situation actuelle. L'impossibilité de pouvoir envoyer de l'argent à sa mère pour l'aider, l'obtention incertaine des « papiers » pour rester en France à ses 18 ans, sont autant de facteurs extérieurs sur lesquels Amadou ne peut pas agir. Ce qu'il ressent dans la tête s'explique par la forte pression qu'exercent sur lui tous ces éléments combinés.

Si notre proposition est acceptée par Amadou, c'est parce que nous avons été attentives à construire un espace thérapeutique dans lequel patient et thérapeute partage la même théorie du symptôme, condition *sine qua non* pour que la thérapie fonctionne (Nathan, 1986). C'est à cette condition que nous allons pouvoir amener notre jeune patient à reprendre un certain contrôle sur la douleur en lui enseignant à partir des techniques de l'hypnose, à réduire la surface de déplacement de « la chose dans la tête ». Comme on le comprend, le travail qui s'effectue sur la douleur dans la tête a une double visée. La prise de contrôle sur « la chose dans la tête » par Amadou est par analogie la reprise d'un certain contrôle sur sa vie qui dans l'état actuel de sa « situation de mineur isolé étranger », lui échappe complètement.

Une clinique transculturelle

La situation d'Amadou avec ses éprouvés douloureux vécus dans une indifférenciation de sa souffrance psychique, nous la retrouvons de manière quasi systématique chez les mineurs isolés étrangers originaires d'Afrique de l'Ouest. Quand bien même, nous avons préféré réduire notre réflexion aux ethnies de Guinée Conakry. Avec ces jeunes, toute notre difficulté de psychologue est de réussir à trouver un positionnement théorico-clinique qui nous ouvre à une écoute de la douleur autre que celle consistant à la rabattre sur un phénomène de somatisation. Car il s'agit bien d'être à l'écoute d'une symbolique corporelle qui est pour nous une langue étrangère. Parler de détresse nous aide aussi à éviter l'écueil de la somatisation en tant que mécanisme de projection de sens sur le corps. Pour les jeunes guinéens, et beaucoup de mineurs isolés étrangers issus de sociétés non occidentales, ces interprétations ne font pas sens. Elles donnent à ces garçons l'impression qu'ils ne sont pas compris, sentiment renforcé lorsque s'ajoute aux interprétations du psychologue, des examens médicaux qui n'ont pas permis de diagnostiquer une pathologie. Car « si l'annonce d'une apparente bonne santé peut sembler plus aisée, pour ce jeune en souffrance nos paroles rassurantes équivalent à une incompréhension de ce qu'il ressent, entraînant alors une perte de confiance dans notre compétence ou notre efficacité » (Boeno & Dutertre, 2016, p.51).

Les expressions de détresse s'inscrivant dans le corps sont très courantes dans beaucoup de cultures. A la place des théories psychosomatiques qui mettent l'accent sur des conflits internes, beaucoup de traditions médicales disposent de théories sociosomatiques (Kirmayer, 2001) qui rattachent la détresse à des problèmes sociaux. Ces relations causales sont à l'origine d'un langage très riche pour articuler la détresse et la recherche d'aide, comme c'est le cas avec l'*Ode Ori.* Si ce syndrome est particulier, il nous amène au-delà de ses particularités à questionner ces douleurs chez nos jeunes patients mineurs isolés étrangers. Les manifestations comme « la tête qui brûle » ou « le corps qui chauffe » s'inscrivent dans le contexte d'une situation d'incertitude quant à leur avenir en France. Tout mineur isolé étranger est dépendant des décisions administratives pour ce qui va être la possibilité ou non d'obtenir un titre de séjour à ses 18 ans. Selon nous, et à partir de notre expérience clinique auprès de ces jeunes, toutes leurs douleurs témoignent des pressions qui pèsent sur eux ; les corps recourent à cette physiosémantique pour dire tout l'intolérable de cette situation, et les vécus de détresse qui en résultent.

Pour entendre cette détresse, une position clinique phénoménologique est la plus pertinente. L'Epochè, pour nous psychologue, consiste à opérer une mise en suspens de l'interprétation afin de pouvoir saisir le monde de l'autre, c'est-à-dire de décrire plutôt que d'expliquer. Heidegger (1955) disait : « Comment y aurait-il révélation, si nous n'écoutons pas attentivement, si nous cherchons à faire peser sur l'objet de notre questionnement une formule analytique ou toute faite ». Aussi nous ne cherchons pas à interpréter les phénomènes comme en ethnopsychiatrie au travers de la psychanalyse, mais nous tentons de les expliciter afin d'élargir l'horizon de la compréhension (Mendzat, 2015). Cette position clinique est pour nous la seule pouvant être retenue comme transculturelle. Il nous semble qu'elle seule permet une prise en charge des mineurs isolés étrangers et ce quelques soient les appartenances de ces jeunes.

Bibliographie

Bastide, R. (1997). La conception de l'homme chez les peuples sans écriture. Reconnaître la « pensée sauvage ». *Univers de la psychologie*, 27-37.

Baubet, T., & Moro, MR. (2008). La validité du diagnostic d'ESPT est insuffisante en situation transculturelle. *Stress et Trauma.* 8 (4). 227-229.

Boeno, D., & Dutertre, S. (2016). La consultation interculturelle d'évaluation de l'état de santé des mineurs isolés étrangers. *L'Autre, cliniques, cultures et sociétés,* 17 (1), 44-53.

Debré, I. (2010). *Les mineurs isolés étrangers en France*. Paris : Le Sénat.

Defontaine-Catteau, M.C., & Bioy, A. (2014). Place du traumatisme psychique en clinique de la douleur. *Douleur Analgésie*, 27, 68-74. Doi : 10.1007/s11724-014-0381-4

Etiemble, A. (2002). *Les mineurs isolés étrangers en France. Evaluation quantitative de la population accueillie à l'Aide Sociale à l'Enfance, les termes de l'accueil et de la prise en charge.* Rennes : Quest'us.

Heidegger, A. (1957). Qu'est-ce que la philosophie. In *Colloque de Cerisy-la-Salle en août 1955* (pp. 51-62). Paris : Gallimard.

Huemer, J., Karnik, N.S., Voelkl-Kernstock, S., Granditsch, E., Dervic, K., Max, H., Friedrich, M.H., & Steiner, H. (2009). Mental health issues in unaccompanied refugee minors. *Child and Adolescent Psychiatry and Mental Health,* 2009, 3-13. doi : 10.1186/1753-2000-3-13

Kirmayer, L., & Young, A. (1998). Culture and somatization: clinical, epidemiological, and ethnographic perspectives. *Psychosomatic Medecine*, 60, 420-430.

Kirmayer, L. (2001). Cultural variations in the clinical presentation of depression and anxiety: implications for diagnosis and treatment. *Journal of Clinical Psychiatry*, 62, 22-30.

Kleinman, A. (1977). Depression, somatization and the new cross-cultural psychiatry. *Social Science and Medicine*, 11, 3-10.

Kounou, K.B., Biyong, I., Dogbe Foli, A.A., Raynaud, J-P., Tempier, R., Schmitt, L., & Bui, E. (2016). Aspects transculturels du trouble stress post-traumatique chez l'enfant et l'adolescent. *Journal International de Victimologie,* 13 (1), 12-25.

Le Breton, D. (1995). *Anthropologie de la douleur.* Paris : Métailié.

Makanjuola, R.O.A. (1987). Ode Ori: a culture-bound disorder with prominent somatic features in Yoruba Nigerian patients. *Acta Psychiatrica Scandinavica,* 75(3), 231-236.

Mendzat, R. (2015). *Crise et culture*. Communication présentée au colloque psychiatrie et phénoménologie, Marseille.

Nathan, T. (1986). *La folie des autres. Traité d'ethnopsychiatrie.* Paris : Dunod.

Traumatismes extrêmes chez les réfugiés : La culture, un levier thérapeutique pour la narrativité et la mise en sens du trauma : Pr Khadija Chahraoui

Introduction

Notre époque est marquée par l'accroissement des conflits armés dans le monde et le nombre de personnes fuyant leur terre pour trouver refuge dans d'autres pays ne cesse d'augmenter ; selon l'Organisation des Nations Unies (ONU, rapport HCR 2018), le nombre de réfugiés et de « déplacés internes » à la suite de conflits dans le monde a ainsi atteint 68,5 millions fin 2017. Pour de nombreux réfugiés, les multiples événements vécus (guerre, violences, persécutions, viols, tortures, assassinats de proches, parcours d'exil dangereux et chaotiques, précarité sociale et économique dans le pays d'accueil avec incertitude de l'avenir…) peuvent donner lieu à des vécus traumatiques complexes et cumulatifs (Goguikian Ratcliff B., Strasser, 2010 ; Mouchenik Y, Baubet T, Moro MR, 2012). Ils se traduisent par des taux de prévalence très élevés de troubles psychopathologiques ; 50 à 60% de dépressions et d'états de stress post-traumatique selon la littérature (Mazur & Chahraoui, 2015).

Nous insisterons dans ce texte sur la complexité et l'atypie des tableaux cliniques présentées par ces sujets, dans la mesure où ils rendent difficiles le diagnostic, la rencontre clinique et l'accompagnement thérapeutique. En effet, la clinique des traumas extrêmes comprend des psychopathologies multiples où se mêlent atteintes somatiques majeures, graves effondrements dépressifs, problématiques délirantes empreintes parfois de thématiques culturelles (sorcellerie, envoûtements.). Le clinicien est souvent désarmé par la singularité et « l'étrangeté » de ces manifestations qu'il renvoie souvent à des spécificités culturelles ou à des tableaux psychotiques, ce qui contribue à favoriser une certaine errance thérapeutique chez ces patients.

Afin de mieux comprendre et accompagner ces sujets, une bonne connaissance des effets psychiques des traumatismes extrêmes est nécessaire ; il s'agira de reconnaître les expériences dissociatives et les effractions identitaires en lien avec les traumatismes intentionnels vécus. Sur le plan thérapeutique, il s'agira aussi de reconnaître derrière l'expression de thématiques culturelles atypiques, souvent assimilées par le clinicien à des modes de fonctionnements psychotiques ou bien à des spécificités culturelles originales, de véritables tentatives de réorganisation et d'appel à la rencontre intersubjective pour tenter de donner un sens à la brutalité et à l'inhumanité des traumas vécus.

Ce dernier point est au cœur du propos de cet ouvrage puisque l'objectif est ici de dépasser une vision clinique encore trop souvent négative et pathogène du symptôme, héritée de la médecine du 19e siècle, pour s'intéresser au signe clinique comme porteur de sens et de significations multiples. L'objectif est ainsi de concevoir ces crises traumatiques dans leurs potentialités réorganisatrices et comme comportant intrinsèquement les logiques mêmes de la guérison, en effet de nombreux symptômes comportent dans leur expression un codage spécifique que le clinicien devra déchiffrer.

Cette vision proche d'une clinique phénoménologique attentive davantage au vécu et à l'expérience du sujet, plutôt qu'aux formes nosographiques (même si par ailleurs celles-ci représentent des enjeux diagnostiques majeurs), met l'accent sur les possibilités réorganisatrices du sujet et sur la nécessité de décoder le symptôme comme une forme de langage, de discours pré-narratif exigeant lecture et traduction par le clinicien. Les travaux de l'anthropologie française (Zempleni, 1985) et de l'ethnopsychiatrie clinique (Devereux, 1956 ; Nathan, 1985) ont depuis longtemps insisté sur ces dimensions centrales, en montrant en particulier que tout symptôme comporte dans sa structure les éléments de codage qui permettent sa reconnaissance par le milieu culturel et social dans lequel il s'exprime. Ceci conduit nécessairement à permettre au sujet de sortir de l'isolement dans lequel il se trouve et à créer une véritable obligation d'interactions et de liens avec les mondes et univers du sujet (groupe familial, social, mondes sacrés, visibles et invisibles…).

Nous tenterons ainsi de montrer à travers le suivi clinique de Suzanne combien cette approche permet la co-construction d'une véritable narrativité pour apaiser et soigner les graves blessures psychiques de ces patients et l'ouverture vers un espace imaginaire protecteur face aux réalités traumatiques.

Traumatismes extrêmes chez les demandeurs d'asile et difficultés de la rencontre clinique

Nous ne pouvons comprendre l'impact des traumatismes extrêmes (tortures, viols, massacres) sans intégrer la notion de « traumatisme intentionnel ». F Sironi (2004) a longuement travaillé sur ce sujet, elle les définit comme des actes intentionnels délibérément provoqués par un humain ou un système sur un sujet donné, ou sur un groupe d'individus. Ce type de traumas se caractérise par des « *processus spécifiques* » induits par des systèmes persécuteurs (tortionnaires, totalitaires, concentrationnaires, esclavagisants...), dans le but de provoquer des destructions psychologiques et des déculturations. La connaissance de ces processus, de leurs circonstances, structures et mécanismes est centrale dans le traitement thérapeutique pour pouvoir déconstruire leurs effets délétères. Les symptômes présentés par les sujets victimes seraient ainsi organisés de manière logique selon l'intentionnalité des persécuteurs. Les actes de torture, par exemple s'inscrivent dans une interaction paradoxale de type « double lien » qui contraint d'abord au

dévoilement (*« parle, sinon on continue… »* et ensuite au silence (*«si tu parles, on recommence…* ») (Sironi, 2004). C'est sans doute cette double injonction paradoxale qui empêche toute projection temporelle et crée une clinique de l'aliénation très spécifique dépassant les tableaux classiques des états de stress post-traumatique (Bessoles, 2005).
Les traumatismes intentionnels (tortures, viols.) participent à une déstructuration de l'identité du sujet et ont pour conséquences de profondes atteintes et effractions du corps et de la psyché. Les viols ont, par ailleurs, constitué de tout temps de véritables armes de guerre utilisées de manière systématique dans les conflits armés pour détruire physiquement et psychiquement non seulement la victime, mais aussi des communautés tout entières et leurs valeurs (Goguikian, 2010).
Ce sont ainsi les liens de filiations et d'affiliation, le passé, l'histoire, les racines, les valeurs et la solidarité communautaire qui sont détruits par ces traumatismes (Mouchenik, Baubet & Moro, 2012) ; c'est une véritable clinique de la dépersonnalisation et/ou de l'altération de la personnalité qu'il faut envisager. Celle-ci se traduit par des vécus spécifiques évoquant notamment des éléments psychotiques : moments de déréalisation, états confusionnels et délirants, mais aussi par de véritables effondrements psychiques, de sidération de l'activité de pensée et de processus de déliaison psychique (Delage, 2003) où seul l'effroi est présent avec son cortège de répétitions ainsi que l'effacement du passé, de l'histoire et de la singularité du sujet.

Pour résumer, c'est la notion même d'humanité qui est en jeu dans ces traumas majeurs et impensables. Pour exemple, ce patient que nous recevons pour la première fois dans notre consultation groupale. Les co-thérapeutes présents ne parvenaient pas à entrer en contact avec lui et ne considéraient que le tableau psychotique (état de désorganisation de la pensée, hébétude, désorientation temporelle et spatiale), signe d'une grande étrangeté pour eux. Cet homme était en France depuis à peine trois mois, il avait réussi à fuir son pays après avoir été emprisonné et torturé pendant plusieurs mois, laissant toute sa famille sur place (femme et enfants). Il avait tout perdu ; un métier considéré et se retrouvait dans le dénuement le plus total ne comprenant pas ce qui lui arrivait. C'est bien ce pouvoir désorganisateur de l'événement, qu'il faut apercevoir derrière cette pathologie dissociative manifeste, qui cache le système persécuteur des agresseurs et des bourreaux. Après le récit décousu de son histoire, ce patient me posera une seule question en fin de séance : *« dites-moi si je suis encore un homme ? »* Cette question avait une double signification ; était-il encore un homme après, on peut le supposer, l'existence de violences sexuelles (nous apprendrons en effet plus tard, qu'il souffrait d'impuissance sexuelle en lien avec les tortures subies). Sa question pouvait aussi se comprendre comme *« est-ce que j'appartiens toujours à la communauté des hommes* ? », quand on a traversé l'innommable, la perversion des actes et la bestialité. Pour ces femmes et ces hommes, la torture les a déshumanisés et ils ne trouvent pas les mots pour exprimer ce qu'ils ont vécu « *même les animaux ne sont pas traités ainsi* » disent-ils.

Si les effets de ces traumas sont majeurs, l'objectif thérapeutique n'est toutefois pas d'imposer le récit de ces tortures et de ces violences, il ne faut pas en attendre d'effet cathartique, bien au contraire, le risque est d'amplifier le vécu traumatique. Il s'agit tout d'abord d'intégrer une dimension humaine et solidaire pour contrer les effets destructeurs du traumatisme et du système tortionnaire, de ramener ces sujets à la vie et de les penser en tant que sujet en rétablissant la confiance dans l'autre et dans le lien intersubjectif. Cette première approche permet de soutenir le sujet dans la construction et la co-construction d'une narrativité où la création d'un espace imaginaire devient protectrice face aux réalités traumatiques.

Il faut souligner que la véritable difficulté avec ces patients n'est pas tant dans la compréhension de la complexité des tableaux cliniques et psychopathologiques, mais dans la rencontre clinique et dans notre capacité à les penser et à penser l'altérité. La dimension du contre-transfert est ici fondamentale, car le clinicien face à ces patients est souvent envahi par d'intenses réactions contre-transférentielles qui l'empêchent de construire un véritable lien thérapeutique. La narration de ces vécus traumatiques a toujours des effets émotionnels et cognitifs profonds sur le thérapeute. Elle peut engendrer des réactions d'évitement ou de peur face à ces patients ou à l'inverse une compassion excessive, non adaptée qui favorise l'épuisement, parfois celle-ci peut être le reflet d'un désir de domination sur l'autre. La sidération psychique du thérapeute est fréquente, elle est vécue en miroir de celle du patient, elle s'accompagne d'un vécu d'impuissance et de culpabilité face à tant de dénuements et face à l'inhumanité de ces situations traumatiques. Le sentiment d'étrangeté, la difficulté à penser l'altérité viennent encore complexifier la rencontre quand il s'agit de patients dont la culture semble lointaine, et les stéréotypes culturels sont fréquents (Mouchenik Y, Baubet T & Moro MR, 2012).
Pourtant, l'enjeu est de considérer le sujet comme un véritable partenaire et ces patients exilés qui ont affronté tant d'épreuves ont des qualités de survivance et de résilience remarquables qui forcent l'admiration du thérapeute, devant tant de pugnacité à vouloir vivre malgré le chaos, les pertes et les ruptures. L'analyse du contre-transfert est ainsi essentielle pour comprendre les effets du traumatisme sur le thérapeute et sur le processus thérapeutique.

Cas clinique

Présentation

Suzanne est une patiente de 30 ans, mariée avec 2 enfants, en situation de demande d'asile. Elle a fui son pays (situé dans une région du littoral ouest-africain), après un séjour en prison lié à l'engagement de son mari dans l'opposition politique. Elle a connu des violences physiques en détention alors qu'elle était enceinte et dans leur fuite précipitée, le couple a dû laisser leur fils âgé de 7 ans. Après avoir trouvé refuge dans des pays limitrophes, ils doivent se déplacer à plusieurs reprises en raison des nombreux conflits armés présents dans la région. Suzanne accouche entre-temps d'une petite fille et ils se dirigent vers le nord de l'Afrique pour traverser la méditerranée à bord de petites embarcations surchargées. Au cours d'une nuit interminable, Suzanne assiste, impuissante, aux noyades d'enfants et de femmes ; elle se souvient qu'elle tenait son enfant serré contre elle, terrorisée et priant toute la nuit. À leur point d'arrivée, la famille est placée dans un centre de détention provisoire, et c'est le drame pour Suzanne qui est agressée sexuellement par un des gardiens. Ils parviennent à nouveau à fuir vers la France.

A leur arrivée en France, Suzanne est hospitalisée plusieurs fois aux urgences de l'hôpital et c'est dans ce contexte que nous la recevons, les psychiatres nous l'adressent pour « des troubles du comportement avec mutisme et syndrome délirant à type de persécution avec hallucinations auditives et visuelles et désorientation spatiale et temporelle ». Suzanne s'imagine en effet toujours retenue en milieu pénitentiaire et entend des gardiens postés derrière la porte qui la persécutent. Elle présente également des comportements auto-agressifs et suicidaires ; elle a fait plusieurs tentatives de défenestration pour échapper, selon ses dires, à ses agresseurs. Enfin, elle souffre d'importants troubles somatiques : violentes céphalées, asthénie majeure, anémie, vertiges, douleurs thoraciques limitant l'inspiration, douleurs dorsales et abdominales diffuses et sus-pubiennes. Le symptôme somatique majeur est constitué par d'importantes et de continues métrorragies liées à des lésions de l'endomètre et à un kyste hémorragique.

Première rencontre

Lors de notre première rencontre, nous la recevons avec son mari qui décrit quelques éléments de leur parcours et de leur situation actuelle. Suzanne se présente comme totalement mutique et prend place au fond du bureau, recroquevillée sur elle-même, semblant terrorisée.

Puis en l'absence de son mari, nous continuons la consultation en nous approchant d'elle et en lui tenant les mains de façon à la rassurer. Suzanne décrit une première scène, de façon furtive et discontinue puis adopte soudainement la langue anglaise pour décrire la scène traumatique. Elle était dans le centre de détention et attardée à prendre sa douche, un gardien la rejoint et a tenté de l'agresser … Après ces quelques mots, elle se tait subitement, scrute la pièce, puis dit en murmurant : « si *elle parle, les policiers sont là, la suivent, veulent lui faire du mal, elle ne peut pas parler…* ».

Alors que Suzanne était décrite comme mutique au cours des premières consultations psychiatriques, elle parvient lors de ce premier entretien à entrer en relation avec nous et à livrer des bribes de son histoire. À la fin de cette séance, nous l'assurons de notre soutien et l'adressons pour un suivi parallèle auprès des intervenants sociaux du service, en raison de sa situation de grand dénuement social.

Il nous faut insister dans un premier temps sur ce premier mode d'interaction avec Suzanne qui a permis que la confiance s'installe dans la durée. Il s'agit avec ces patients d'accepter de modifier les éléments du cadre technique et thérapeutique habituel pour saisir l'ajustement le plus adapté à leur problématique. C'est sans doute une question centrale pour les cliniciens, souvent réticents à déplacer les lignes de leurs référentiels (théoriques, cliniques ou techniques). L'objectif ici n'est pas d'adopter une attitude « classique » de neutralité ou de distance pour permettre l'associativité chez le patient, mais d'être disponible dans l'ici et maintenant, dans une relation où le corps du thérapeute devient aussi contenant dans sa proximité rassurante pour le patient, ici cela se traduit par le jeu des modulations de la voix, ou du toucher, geste inhabituel en psychothérapie, mais pourtant nécessaire, dans cette situation très spécifique, face à l'urgence de cette clinique ; l'objectif étant de permettre l'ébauche d'une relation de confiance, à la base de toute activité narrative.

Alternance entre somatisations et délires

Au cours des premières séances, Suzanne va un peu mieux, prend confiance, elle s'exprime davantage, en particulier sur ses difficultés à pleurer. Elle nous apprend que ses problèmes somatiques (métrorragies) ont débuté après sa dernière détention. Sa santé physique est inquiétante, elle souffre d'un intense épuisement et de vertiges avec des chutes fréquentes et se plaint également de violentes douleurs abdominales. Nous l'orientons rapidement vers une prise en charge médicale adaptée.

Après cette première phase d'expression somatique intense ; son état psychique se détériore après quelques semaines ; son mari raconte qu'elle se sent persécutée et poursuivie par des policiers et elle a eu des gestes hétéro-agressifs avec des passants. Suzanne se recroqueville à nouveau sur elle-même, mutique et terrorisée, scrutant la pièce du bureau, et expliquant que des policiers la suivent, mais son mari ne veut pas la croire. Nous apprenons au cours de cet entretien que leur situation administrative est délicate ; la préfecture souhaite les expulser vers le pays où ils résidèrent au cours de leur dernière détention (lieu où Suzanne a été agressée). Nous comprenons que

Suzanne se sent à nouveau en danger et elle adopte à nouveau la langue anglaise[33] dans un état quelque peu dissocié.
Après quelques séances, l'activité délirante s'apaise à nouveau, mais les problèmes somatiques connaissent une recrudescence importante et Suzanne est hospitalisée dans un service de soins somatiques pour ses problèmes de métrorragies et son anémie.
Puis après une interruption du suivi lié aux congés d'été, la psychothérapie connaît un tournant important, avec l'expression pour la première fois de réactions transférentielles intenses ; Suzanne exprime en particulier la peur qu'elle a eue de ne plus nous revoir. La construction de cette alliance thérapeutique forte permet enfin d'aborder l'histoire familiale à laquelle nous n'avions pas eu accès jusqu'à présent.

Du délire aux contenants culturels

C'est l'occasion de demander à Suzanne de nous parler de sa famille restée au pays. Elle répond : « *ils ne sont pas là, donc je ne peux pas parler d'eux. Mais je vous ai vous...* ». Elle nous apprend toutefois que son père avait refusé son mariage en raison de l'engagement politique de son mari, mais elle n'avait pas suivi son choix. Puis nous discutons avec le mari de Suzanne ; plus confiant, il s'exprime davantage et nous informe que les parents de Suzanne sont décédés, ils ont appris la mort de son père alors qu'ils étaient en détention provisoire. Suzanne, à cette annonce, était devenue complètement folle selon lui. Puis il continue d'évoquer la famille et pour la première fois son enfant, resté au pays et gardé par une de ses sœurs. Au cours de cette narration, Suzanne s'exprime soudain de façon parallèle, dans un état dissocié, proche du rêve : « *je veux que tu m'emmènes au bord de la mer... Je veux nager... je veux aller à la fête ; je n'ai plus de vêtements, achète-moi des vêtements pour aller à la fête...je veux y aller, emmène-moi...* ».
Nous percevons dans cette séquence surprenante, l'appel et la référence implicite à un rituel traditionnel et nous discutons alors avec le mari de Suzanne de cette grande cérémonie réalisée au bord de l'eau qui semble renvoyer au culte du *Ngondo*. Celui-ci fait référence à une fête traditionnelle des peuples *Sawa* se tenant sur le littoral chaque fin d'année et composée de festivités magico-religieuses et culturelles auxquelles une grande part de la population participe, les femmes y sont vêtues de tenues traditionnelles et de grandes robes colorées (kabas) (E. Elamé, 2006). Plus spécifiquement, le Ngondo tient lieu de cérémonie rituelle pour communiquer avec les ancêtres et les génies de l'eau, les *Jengu* pour demander leur protection, ce qui se traduit par le rituel de la « *messe des eaux* » qui représente un moment fort de

[33] La langue anglaise a une signification particulière dans l'histoire de Suzanne, elle est à la fois la langue de l'agresseur et la langue des opposants dans son pays d'origine.

communion entre les peuples Sawa et leurs divinités[34] dans une dimension à la fois spirituelle et thérapeutique (E. Elamé, 2006).

La référence à ce rituel traditionnel semble opérer comme un véritable levier thérapeutique pour Suzanne. En effet, aux séances suivantes, elle a davantage accès à ses affects dépressifs, elle pleure pour la première fois et exprime sa douleur de l'exil : « *on ne vit pas, on survit... il vaut mieux mourir que de vivre ainsi...* ». Cette expression amorce le travail de deuil et elle est l'occasion d'aborder également, les ressources que Suzanne tente de mettre en place pour faire face à sa situation d'exil ; ses croyances religieuses et ses prières pour garder l'espoir en une vie meilleure.

À une autre séance, Suzanne exprime une autre forme de délire, elle pense être accompagnée continuellement par un jeune enfant à qui elle s'adresse régulièrement. Il l'attendrait à la sortie de la consultation. Nous évoquons alors pour la première fois avec elle son enfant resté au pays et Suzanne exprime sa détresse « *quand des enfants sont arrachés à leur mère, la mère peut devenir folle...* » et elle pleure. Elle commence enfin à évoquer son histoire et à rétablir le sentiment de continuité existentielle entre le passé et le présent.

À la suite de ces différentes séances, l'état somatique de Suzanne s'améliore ; elle évoque sa confiance et sa gratitude vis-à-vis du corps médical. Elle continue de narrer son histoire familiale et l'histoire de son parcours, en particulier la traversée traumatique au cours de laquelle elle a vu des enfants et leurs mères se noyer, c'est un moment très intense, où elle pleure ces morts et prie parce qu'elle est encore vivante. Elle évoque enfin après plusieurs mois de psychothérapie son traumatisme majeur en répétant plusieurs fois : « *...j'ai vécu des choses abominables en prison...j'ai été salie... je suis sale...* ». Elle pleure à gros sanglots et conclut à la chance qu'elle a eue de trouver des personnes pour l'aider.

Dernière séquence et dénouement

Alors que l'état de Suzanne s'était considérablement amélioré, elle présente à nouveau un dernier état de désorganisation et de mutisme ; recroquevillée sur elle-même puis agitée avec les yeux hagards ; son mari semble dépassé par la situation. Nous tentons de la sécuriser et lui formulons : « *les voix sont encore revenues...* » ; elle acquiesce et exprime qu'elle doit se rendre à « *la fête de l'eau* » pour guérir. Nous discutons avec son mari pour savoir s'il est en contact avec la famille restée au pays qui peut « faire quelque chose » pour la protéger de ces voix... », *« je pense que je dois faire un sacrifice*[35] *au pays... je vais contacter ma famille* » nous dit-il.

La semaine suivante, nous apprenons que le médecin de garde a fait hospitaliser Suzanne en Psychiatrie en raison de son état d'agitation et d'agressivité. Nous lui rendons visite, elle semble très détendue : « *les voix sont parties avec le médicament (Risperdal)...* » nous dit-elle et elle raconte avec distance et critique son épisode d'agitation en évoquant la présence de démons.
Pour la toute première fois elle rapporte des rêves[36], des rêves de lutte puis un songe important avec sa mère : « *elle la voit sur le haut d'une colline qui descend vers elle en lui tendant un bébé dans les bras et en lui disant : sauve-toi et bats-toi...* ». Nous évoquons avec elle le contenu de ce rêve et la protection de sa mère, elle est très touchée. Puis elle explique qu'elle n'a pas pu faire de sacrifice au pays car la famille n'a pas d'argent à envoyer, alors elle a demandé à s'entretenir avec un prêtre dans le service (demande que nous avons fortement soutenue) et a souhaité prier et se recueillir à l'église.

Après cette hospitalisation et pendant plusieurs semaines, l'état somatique et psychique de Suzanne s'est constamment amélioré, elle a continué à venir régulièrement à ses séances de psychothérapie en montrant une grande richesse, sensibilité et élaboration dans son activité narrative. De manière parallèle, elle a poursuivi ses entretiens réguliers avec l'Aumônier et son suivi médical. Sa psychothérapie a duré 2 années et demie et elle a pu se projeter dans l'avenir grâce à la reconnaissance de son statut de réfugiée.

Discussion

Le cas de Suzanne est exemplaire des effets des traumas extrêmes et il met en évidence les processus psychiques spécifiques qui sont en œuvre dans les modalités d'élaboration et de non-élaboration du trauma psychique en particulier à travers les alternances entre les mouvements de somatisation et de délire. Son cas est également illustratif des modalités de suivi thérapeutique de ces patients avec la nécessité de construire une alliance thérapeutique forte où le corps est investi au début comme espace et/ou objet de médiation pour permettre le déclenchement de l'activité narrative. Puis dans un second temps, vient la place des représentations culturelles qui permettent de réinvestir les

[35] Il est question ici du sacrifice d'un animal, réalisée par la famille restée au pays pour le compte de Suzanne, afin d'obtenir la protection des ancêtres et des divinités.
[36] Dans les suivis thérapeutiques avec les patients souffrant de traumatismes, l'apparition de rêves significatifs est souvent en lien avec une élaboration et une résolution du traumatisme psychique.

liens familiaux, de rétablir la chronologie existentielle et enfin de donner un sens à l'inhumanité et à l'insensé des traumas intentionnels.

L'alternance entre somatisation et délire, un rapport spécifique au trauma
Chez Suzanne, l'importance des mouvements de somatisation apparaît liée au vécu de l'agression sexuelle et elle fait elle-même l'association temporelle entre le début de ses troubles et ce traumatisme. On ne peut que noter son silence premier et massif au sujet de cette agression sexuelle, et seul son corps semble s'exprimer à travers les saignements continuels (métrorragies), qui constituent les seuls marque et vestige du traumatisme. Ce n'est qu'après une année et demie de psychothérapie qu'elle évoque enfin les affects extrêmes et destructeurs associés à cet évènement : « la *honte, le sentiment d'avoir été souillée, d'avoir été réduite au rang d'animal et déshumanisée* ». On connaît le potentiel destructeur de ces affects au niveau identitaire, il a été longuement développé et décrit par plusieurs auteurs (Ciccone, 2009, Goguikian Ratcliff B. &Strasser, 2010).
Au-delà de ce que l'on peut percevoir ici comme une forme d'effraction traumatique et l'impossibilité à refermer cette blessure, à l'élaborer et à se représenter le traumatisme, ce qui doit être souligné est le mouvement d'intériorisation de la destructivité de l'agresseur. En effet, l'intentionnalité destructrice de celui-ci continue d'agir, sans que le sujet ne puisse contrôler ce mouvement, dont on peut penser qu'il est en lien avec des processus de clivage du Moi consécutifs à l'agression traumatique. Chez Suzanne, c'est aussi l'identification à l'agresseur qui est perceptible à travers l'utilisation de la langue de l'agresseur quand elle s'exprime en anglais pour décrire l'événement traumatique marquant ainsi une fusion complète avec la scène traumatisante et l'impossibilité à s'en détacher. Il s'agit d'une sorte d'internalisation de l'agresseur, de son acte et de son intention. Suzanne est comme figée dans la scène traumatique avec une fusion et une « fascination » au sens de la sidération, pour ce moment extrême. Pour S. Ferenczi, ces mécanismes, qu'il avait déjà notés chez les enfants victimes d'abus sexuels, visent à protéger le sujet face à la destruction psychique et à reprendre le contrôle de manière active sur le trauma.

Au-delà de la compréhension des processus psychiques en jeu dans la somatisation, il s'agira aussi de replacer le corps dans sa dimension relationnelle. Ainsi ces mouvements de somatisation apparaissent-ils comme une forme de langage possible, de signe ou de pré-langage à partir desquels une activité narrative peut se développer. Le sens du symptôme est ici clair pour le clinicien qui perçoit la marque d'un trauma majeur et l'appel à l'aide du patient à travers son symptôme. On conçoit ici combien l'appel à l'autre est important dans sa fonction contenante, telle que l'avait décrit Bion à propos de la fonction Alpha. Ainsi l'expérience chaotique du sujet nécessite un contenant pour accueillir et transformer cette expérience. Nous assimilons ces modalités de prises en charge à ce que Bion développait au sujet du début de la vie psychique et de l'importance d'un environnement disponible (*fonction alpha*) qui permet de transformer les éléments bruts en éléments disponibles pour la pensée, en activité de symbolisation pour identifier et nommer les terreurs. Ce travail nécessite un mouvement d'empathie important du thérapeute pour se situer au plus près de cette expérience interne chaotique du sujet afin de pouvoir la transformer, l'anticiper et cela implique ne pas en être effrayé soi-même. C'est pour cette raison que la connaissance fine des effets et des processus traumatiques est nécessaire pour le thérapeute, cela lui donne un outil de compréhension et d'action sur le plan thérapeutique.

L'alternance entre somatisation et délire est un élément central de la problématique clinique de Suzanne ; elle peut être comprise sur le plan des processus psychiques en jeu comme le marqueur d'un clivage important entre le psychique et le somatique. Le délire chez Suzanne évoque également la violence du psychotraumatisme, l'éclatement des représentations et des contenants psychiques avec une confusion dedans-dehors, marquant une véritable fusion avec la scène traumatique et l'impossibilité de prendre de la distance et traduisant ainsi une terreur omniprésente.

Toutefois, au-delà de ces processus pathogènes, le délire marque davantage chez Suzanne un effort de représentation de la scène traumatique avec un possible accès au langage contrairement au silence induit par la somatisation. Cette fonction du délire comme tentative d'explication et de reliaison avec la réalité avait déjà été soulignée par Freud. Il apparaît ainsi comme une pièce essentielle dans la possibilité de reconstruire un puzzle là où existe une faille dans la relation entre le Moi et la réalité (Flémal, 2013)

Dans cette même vision du délire comme tentative de reconstruction et de représentation d'un traumatisme majeur, Flémal (2013) décrit trois fonctions propres au délire : 1) celle de la contenance qui permet de mettre en forme et de transformer l'expérience traumatique, 2) celle de la fonction localisante qui permet de situer à l'extérieur le débordement émotionnel et protège ainsi le sujet de l'excès d'excitations traumatiques, 3) celle de la fonction identifiante qui permet une identification de la souffrance et donne ainsi un sens à l'insensé.

Si l'on poursuit cette analyse, on pourrait concevoir l'émergence des manifestations délirantes après un traumatisme majeur, comme une défense adaptée par rapport à un environnement devenu « fou » ou psychotique » », un environnement insensé qui a perdu de sa fiabilité. C'est chez WR Bion (1962) que l'on retrouve cette idée selon laquelle les défenses archaïques de la personnalité comme le clivage, la dépersonnalisation, l'abandon de soi peuvent être comprises comme des réponses adaptées à une situation insupportable qui risque de faire imploser le psychisme. Il s'agit ainsi d'éviter l'auto-déchirure et l'hallucinose dans ce cadre est conçue sa fonction curative et curatrice (Waintreter, 2014)

Du délire à la culture

Il est intéressant de noter que ce sont les manifestations délirantes qui sont à l'origine de l'appel aux représentations culturelles chez Suzanne. Les voix qu'elle entend sont assimilées à des démons, ce qui nécessite un traitement spécifique dans une logique culturelle faisant appel ici comme nous l'avons vu aux rites traditionnels du *Ngondo* et plus spécifiquement à la *« messe des eaux »*. Cette évocation en psychothérapie de l'appel aux rites traditionnels constitue un moment important du suivi et du processus de narrativité. En effet, il donne sens aux troubles avec la référence à ce culte des ancêtres et des divinités de l'eau. Chez Suzanne, apparaît clairement une dimension de transgression à travers son refus d'obéir à son père, elle a choisi de suivre son mari opposant parce qu'elle l'aimait, contrairement à la volonté paternelle. Quand elle apprend la nouvelle du décès de son père alors qu'elle est en centre de détention et qu'elle est agressée sexuellement, c'est bien la représentation des conséquences de la transgression qui est en filigrane. La faute exige alors réparation et rétablissement de l'ordre, c'est pourquoi Suzanne « « rêve » de ce rituel de réconciliation avec les ancêtres et divinités pour obtenir à nouveau leur protection.

Nous percevons ici toute la richesse et la subtilité de ces représentations culturelles qui permettent d'offrir des cadres contenants et des narrations « prêts-à-porter » permettant d'appréhender les bouleversements du monde et de donner un sens au malheur en rétablissant une chaîne de significations pour le sujet qui a l'intérêt de le réaffilier à son groupe alors qu'il était en rupture.

Si dans le cas de Suzanne, la référence aux étiologies traditionnelles semble constituer un levier thérapeutique pour exprimer la souffrance intérieure, rétablir les liens avec son groupe familial, restituer la continuité et la temporalité psychique brisées par les différents traumas, en revanche, elle marque aussi la rupture et la perte de ces référents culturels. En effet pour de nombreux migrants et réfugiés, ce monde qui assurait la réalité consensuelle, semble perdu, lointain et inaccessible. C'est un point qui nous semble central dans l'appréhension et le traitement des représentations culturelles des sujets migrants, qui ne doit pas être négligé. Dans les contextes d'exil, de migration ou d'acculturation, la référence à ces logiques traditionnelles n'échoue pas à donner du sens, car elles continuent de créer de la narrativité, en revanche elles ne sont plus efficientes dans leur capacité à résoudre la crise, car le groupe et l'environnement porteurs de ces traditions sont inaccessibles.

Pour Suzanne, si l'appel à la « *messe de l'eau* » produit de la narrativité et du sens, en revanche, il existe une impossibilité totale de partage et de portage par le groupe et il est intéressant de constater que c'est au moment où Suzanne en prend conscience qu'on observe une recrudescence du délire comme si elle cherchait d'autres modes de résolution de la crise. Elle trouvera cette résolution dans le cadre de l'hospitalisation et le changement de traitement avec « *son médicament* » le « *risperdal* » qui a des effets bénéfiques sur son délire. En même temps, il y a de manière parallèle un recours au discours religieux comme secours spirituel et comme référence permettant l'apaisement.

Le développement de la référence religieuse chez de nombreux réfugiés marque ce désir de donner un sens à la guerre, aux événements violents et aux différentes ruptures et bouleversements du monde qu'ils connaissent. Ces discours religieux n'ont sans doute pas d'effets thérapeutiques au sens propre, car ceux-ci nécessitent un discours sur soi qui implique des éléments de narration personnelle. Mais ils permettent de resituer le sujet dans un collectif et de donner un sens aux parcours de vie en même temps qu'ils assurent cette notion de secours spirituel face au sentiment d'abandon vécu par ces sujets. En effet, les traumas de guerre ont cette spécificité d'entraîner ce sentiment profond que l'on doit considérer comme un traumatisme second ; se sentir abandonné par les siens, par sa communauté a des effets de majoration du trauma. Par ailleurs, ces sentiments peuvent réactiver d'autres abandons dans l'histoire personnelle créant ainsi un effet de redondance, source de détresse supplémentaire.

Conclusion

Pour conclure, les enjeux cliniques et thérapeutiques liés aux traumas extrêmes restent nombreux, de la connaissance des processus psychopathologiques en jeu à la mise en place de suivis thérapeutiques adaptés impliquant un travail de co-construction du sens où les représentations culturelles peuvent fournir une trame pour la narrativité permettant d'échapper à la sidération traumatique. Enfin, ce type d'intervention pose aussi la question d'une nécessaire complémentarité avec les différents niveaux d'intervention médicaux, sociaux, psychologiques et spirituels qui sont apparus comme essentiels ici pour soutenir cette patiente dans la reconstruction de son parcours de vie.

Bibliographie

Bessoles P (2005) « Barbarie et traumatisme. », *Champ psychosomatique* 2, 38, p. 31-49).

Bion, W.R. (1962). *Aux sources de l'expérience*, Paris, PUF, 1979.

Chahraoui K (2014), 15 cas cliniques en psychopathologie du traumatisme. Vulnérabilités et sens du trauma psychique, Dunod, Psychosup, Paris.

Ciccone & Ferrant (2009) Honte*, culpabilité et traumatisme*, Paris, Dunod.

Delage M. (2003) réflexions préliminaires à une intervention thérapeutique auprès des familles confrontées au traumatisme psychique, thérapie familiale, Genève, vol. 24, no 4, pp. 417-43).
Devereux G (1956) : *Essais d'ethnopsychiatrie générale*. Paris: Gallimard, « Tell », 3e éd., 1977.
Esoh Elamé (2006), La prise en compte du magico-religieux dans les problématiques de développement durable : le cas du Ngondo chez les peuples Sawa du Cameroun, VertigO – La revue en sciences de l'environnement, Vol7no3, décembre 2006
Ferenczi S. (1933) Confusions de langue entre les adultes et l'enfant. Le langage de la tendresse et de la passion, in : *Œuvres Complètes, T. IV*. Paris, Payot, 1982.
Flémal S. Un autre regard sur le délire : enjeux et implications cliniques, Psychologie Clinique, 2013/2 (N° 36), Pages 173 – 183
Goguikian Ratcliff B., Strasser (2010), *Clinique de l'exil, chroniques d'une pratique engagée*, Broché.
Mazur V, Chahraoui K, Bissler L (2013) Psychopathologie des demandeurs d'asile et fonctionnement défensif, *L'Encéphale, 10.1016/j.encep.2013.11.001*
Mouchenik Y, Baubet T, Moro MR. Manuel des psychotraumatismes. Cliniques et recherches contemporaines. Grenoble : La Pensée sauvage ; 2012.
Nathan T. (1986), *la folie des autres*, Paris, Dunod.
Sironi F. (2004) Vers une théorie générale du traumatisme intentionnel, Pratiques psychologiques 10, 319–333.
Waintreter R. Bion et la guerre, Le Coq-héron 2014/1 - n° 216 pages 51 à 61)
Zempleni A. (1985) La "Maladie" et ses "causes" : introduction, *Ethnographie*, 1985, LXXXI, n° 96-97, pp. 13-44.

Corps et traumatismes : quels dispositifs de soins pour l'enfant victime de la guerre ?

Pr Myrna Gannagé

Que vit l'enfant confronté à une situation de crise comme la guerre ? Peut-il s'adapter au stress ? Qu'est-ce qui le protège ? Qu'est-ce qui le rend vulnérable ? La violence de la guerre peut-elle être symbolisée ? Quels dispositifs de soin peut-on proposer à l'enfant victime d'événements traumatiques comme la guerre ? Je tenterai de répondre à ces questions en m'appuyant essentiellement sur mon expérience clinique. J'évoquerai dans un premier temps rapidement les résultats d'une recherche que j'ai menée au Liban, concernant les enfants de la guerre (Gannagé,1999). Dans un deuxième temps, je relaterai l'activité du « Centre médico-psychologique d'accueil de l'enfant de la guerre et de sa famille » en exposant des vignettes cliniques.

Résultats d'une recherche menée au Liban

Une étude comparative comprenant trois échantillons d'enfants, des enfants libanais nés et vivants au Liban, des enfants libanais nés en France de parents libanais migrants et des enfants français m'a permis de montrer que les effets pathologiques de l'événement ne résident pas dans les seules caractéristiques de celui-ci. L'événement traumatique provoque une perturbation chez l'enfant, lorsque les parents ne peuvent plus assurer les fonctions de soutien qui leur reviennent.

Il existe dans le groupe d'enfants nés et vivants au Liban des différences importantes. Certains présentent une organisation anaclitique, d'autres souffrent de troubles dépressifs, alors que d'autres encore se portent bien. Ces différences ne sont pas dues uniquement au niveau d'exposition au stress, mais relèvent surtout de la qualité des soins maternels au cours de la première enfance. Il est intéressant de noter que les événements réels survenus lors de la première enfance, tels le changement de milieu de vie, la dépression de la mère, la dépression du père sont plus importants et plus pesants chez les enfants perturbés sur le plan psychique que chez les autres enfants. Les enfants déprimés ainsi que ceux qui présentent une organisation anaclitique, ont eu lors de la première enfance, pour certains une mère trop présente, hyperprotectrice, pour d'autres une mère trop absente ne pouvant investir son enfant. Ces mères (hyperprotectrices ou absentes) ne pouvaient maîtriser leurs angoisses face au stress. Faute d'une interaction suffisamment bonne, la situation idéale permettant le développement de l'enfant ne s'est pas organisée.

Par contre, j'ai constaté que les parents des enfants résilients appartiennent pour la plupart à la classe sociale favorisée. Ils se sont décrits lors des entretiens comme ayant pu maîtriser leurs réactions d'angoisse face au stress. Ils ont toujours pensé, même au cours des périodes intenses de bombardement, qu'ils étaient en mesure d'affronter le stress. Ainsi, le fait que les individus estiment qu'ils ont des ressources pour faire face au stress est plus déterminant au niveau des effets du stress sur la santé mentale que la fréquence et la sévérité des épisodes de stress (Lazarus, 1974). Contrairement aux familles des enfants perturbés, ces parents peuvent évoquer la réalité douloureuse qu'ils ont vécue avec leurs enfants. Ils peuvent échanger des idées, des images et des sentiments qui touchent à cette réalité. Ils sont en mesure de se remémorer les événements et de les articuler avec l'histoire familiale.

La création du « Centre médico-psychologique d'accueil de l'enfant de la Guerre et de sa famille »

Ce travail de recherche m'a permis de mieux cerner les difficultés des enfants perturbés que j'ai été amenée à prendre en charge dans le cadre de ma pratique. A la suite du bombardement de Cana (Avril 1996, Sud Liban) qui a coûté la vie à 104 personnes dont 39 enfants et 24 femmes, des centres de consultations médico-psychologiques pour les enfants victimes de guerre et leur famille ont été créés à Beyrouth et au Sud Liban (Tyr, Nabatieh). Ces centres ont été conçus sur le principe des centres de consultations médico-psychologiques fonctionnant en France. Les enfants et les adolescents y sont traités par consultations ambulatoires avec soutien psychothérapique. Une équipe pluridisciplinaire composée de psychiatres, psychologues et assistantes sociales prend en charge les enfants qui consultent dans les centres.
Un cas clinique, le cas de Nora illustre les situations rencontrées dans le cadre de ma pratique.

Nora

Nora a 8 ans et demi lorsque je la rencontre à Tyr pour la première fois. Elle est la benjamine d'une fratrie de douze enfants. Comme beaucoup d'enfants du Sud, Nora a vécu une tragédie : « le massacre de Cana ». Elle a perdu son père et sa sœur à laquelle elle était très attachée. Ses frères et sœurs ont tous été visés durant le bombardement du village de Cana. Elle-même a été gravement atteinte au cerveau. Hospitalisée à Saïda dans un état comateux et avec une hémiplégie droite, elle est opérée dans des conditions difficiles. On arrive toutefois à lui extraire une partie des éclats d'obus qui se trouvaient dans le lobe temporal gauche du cerveau. Si des progrès sont notés après l'opération, une aphasie persiste néanmoins.
Nora a fait seule un séjour d'un mois à l'hôpital de Saïda. Pendant ce temps, ses frères et sœurs étaient hospitalisés à Tyr. Deux mois après la tragédie, une association humanitaire prend la décision de l'envoyer à Londres sans sa

famille pour la soigner. La famille estime qu'elle ne pourra pas supporter cette séparation. On lui dit donc qu'elle va prendre l'avion pour vingt-quatre heures. Mais la réalité sera bien différente. Nora va passer six mois à Londres sans un membre de sa famille à ses côtés. Elle communique toutefois par téléphone avec sa mère et ses frères et sœurs chaque quelques jours. A son retour de Londres, elle ramène avec elle un sac plein de poupées pour sa sœur décédée qu'elle pensait toujours vivante. La famille ne voulant pas lui annoncer le décès de son père et de sa sœur lui dit qu'ils se font soigner à Beyrouth. Nora réagit en demandant pourquoi leurs photos sont accrochées au mur. Elle apprend alors ici la vérité douloureuse qu'on ne peut plus lui cacher.
Nora nous a été adressée pour évaluer son fonctionnement intellectuel. Elle n'a jamais été scolarisée. Je la rencontre pour la première fois, deux ans après le massacre de Cana. Elle a été vue par le psychiatre de l'équipe et suivie par la psychologue scolaire. Mais quelque chose en moi a fait que j'ai eu envie d'aller vers elle. Voilà ce qui m'a frappée durant les huit séances de thérapie que nous avons eues ensemble.

Nora est une jolie petite fille qui semble venir d'un autre monde. Elle établit difficilement un contact avec l'interlocuteur. Lors de la première séance, elle joue avec la poupée. La poupée ouvre et ferme les yeux plusieurs fois. Nora materne la poupée, l'enlace, la sert très fort contre elle. Ensuite, elle l'habille et la déshabille plusieurs fois en lui changeant de robes. Elle lui parle "*Tu as vu comme c'est joli... Tout est pour toi... Ce sont tes habits. Demain, je t'apporterai autre chose...*". Pendant ce temps, il est indispensable que je sois assise deux ou trois mètres plus loin. Dès que j'essaie de m'approcher d'elle pour mieux comprendre ce qui se passe, elle se met en colère contre moi, et me dit : "*Tu vas me donner la poupée aujourd'hui*". Suit une séquence dans le jeu où la poupée va mourir. Il ne faut surtout pas demander à Nora ni comment ni pourquoi. Toute question dirigée dans ce sens se heurte aux résistances de l'enfant. Dans un troisième temps, la poupée se transforme en fantôme, un fantôme sans mains ni pieds. Le fantôme habite une maison abandonnée.
Au cours des séances suivantes, le même scénario se reproduit avec quelques modifications : Nora contemple durant plusieurs minutes la poupée, l'approche d'elle et l'éloigne. Quand on la sollicite, elle est présente, mais il y a perpétuellement une sorte d'écran entre elle-même et l'interlocuteur. Toute accélération dans le rythme de la communication, toute attitude intrusive accentue ce rideau, rendu toutefois supportable par le maintien d'un sourire. Mais ici il sera beaucoup plus rapidement question de fantômes habitant comme auparavant des maisons abandonnées. Ces machins qui n'ont ni pieds ni mains vont mourir puis revenir de la mort. C'est seulement après avoir évoqué durant plusieurs séances les fantômes que Nora peut, lors de la huitième séance, aménager un autre espace de jeu beaucoup plus proche de la réalité qu'elle a connue. Nora aligne des soldats. Les soldats jouent avec le fusil. À côté des soldats, elle place des animaux : le chien, la chèvre et les

oies..., puis un peu plus loin une poupée tenant à la main un couteau. La poupée dans le jeu me frappe avec le couteau. Mais je ne suis pas morte. Elle frappe très fort aussi une poupée homme qui va perdre son pied. La scène de jeu comprend deux espaces isolés qui ne communiquent pas entre eux : d'un côté l'espace des poupées, de l'autre l'espace des soldats et des animaux.

À la fin de la huitième séance, Nora évoque le décès de son père et de sa sœur avec beaucoup d'émotion. Elle parle également de son séjour à Londres en faisant allusion aux différents médecins qui l'ont soignée.

Dans le cadre de ces différentes séances, le jeu permet de créer une aire qui adoucit la rupture. Dans cette aire intermédiaire de jeu, entre la réalité intérieure et la réalité extérieure, entre la réalité de la vie et celle de la mort se situe le fantôme. Le fantôme est un personnage central des productions de Nora. C'est un mort, mais un mort bien particulier. Il tente d'habiter un espace, un lieu : il s'agit d'une maison abandonnée, lieu privilégié de la rencontre de la vie et de la mort. Le fantôme contribue ainsi à créer un espace qui dépasse les catégories du réel et de l'irréel, du vrai et du faux. Chaque fois que par maladresse, j'ai posé à Nora la question de savoir si le fantôme existait ou pas, j'ai senti que ma question embarrassait l'enfant et ne lui permettait pas de trouver une réponse...

La place qu'occupe le fantôme durant les séances nous amène à adopter l'hypothèse suivante de Ferrari : "*le fantôme serait une sorte d'objet transitionnel mortel utilisé par l'enfant dans sa relation à la mort*" (Ferrari, 1979, p.182). En lui décernant ce titre, Ferrari estime que l'on pourrait, paraphrasant Winnicott, dire que le fantôme précéderait l'épreuve de la réalité de la mort dont le travail n'est jamais achevé, l'acceptation de la réalité de la mort étant une tâche sans fin, nul être vivant ne parvenant à se libérer complètement de la tension suscitée par la mise en relation de la réalité du vivant et de celle du mort. Cette tension peut toutefois être soulagée par cette aire intermédiaire du jeu. Dans le cas de Nora, grâce au détour par le fantasmatique infantile, l'aire du jeu a induit une atténuation de l'horreur en tragédie, du réel en imaginaire. Elle a permis que le travail de l'histoire advienne, que la réalité puisse être nommée.

Nora a connu une situation traumatique. Ce vécu traumatique ne pouvait s'inscrire dans une chaîne de sens. Il a laissé chez la fillette des traces qui se sont manifestées sur le plan psychique par un retrait. Il nous faut préciser ici que si nous avons tendance à considérer ces traces dans un premier temps comme des symptômes fragilisants, on ne tarde pas à se rendre compte qu'il s'agit de manifestations adaptatives et régulatrices, que l'enfant a été amenée à développer à la suite de la situation traumatique. Elles me paraissent constituer des dispositifs de protection avant qu'un suivi thérapeutique se mette en place.

La prise en charge de Nora a relancé le potentiel transmissif à travers le jeu (Winnicott, 1971). Le jeu lui a permis d'avoir recours à des prédispositions signifiantes dont le traumatisé est en défaut : en défaut de signifiant et en défaut de représentation. Relancer le potentiel transmissif, c'est faire en sorte que fonctionnent de nouveau les instances de transformation et de médiation qui pourraient rétablir les liens de pensée entre le dedans et le dehors. C'est aussi permettre au sujet traumatisé d'avoir recours au travail de l'histoire.

Pour Kaës le travail de l'histoire est un travail sur "*la rupture dans le cours des événements, sur la lacune*" (Kaës, Puget et coll. ,1989, p.190). C'est un travail de construction et de reconstitution qui opère une mise en mots, une mise en ordre, une mise en sens pour soi-même et pour un tiers. Ce travail requiert qu'un jeu soit possible avec les souvenirs, que la remémoration des souvenirs puisse être partagée et communiquée entre l'enfant et l'adulte. Nous voudrions préciser avec Crocq que le recours à l'historicité ne permet pas "*de retrouver l'expérience vécue qui a accompagné chaque événement de la vie. Cette expérience a été ouverte sur une infinité de devenirs possibles que la suite de l'existence confirme ou infirme et modifie sans cesse. Tout au contraire, c'est l'avenir qui ne cesse de remodeler cet événement et son sens, de le faire vivre à nouveau, de l'apparenter, de le dénier, de le travestir" (Crocq, 1985, p.117-118).*

Toutefois, tous les enfants ne peuvent pas avoir recours aux mêmes stratégies pour élaborer le trauma. Dans certaines situations, le recours à d'autres médiations comme le groupe favorisera la symbolisation de l'expérience traumatique, en souffrance d'intégration dans la psyché. Un cas clinique, le cas de Fadia illustre ces propos.

Fadia

Fadia a perdu lors des événements de Cana sa mère, deux grandes sœurs (Hiam 22 ans, Fatmé 14 ans) et deux petits frères (Fahd 7 ans et Ahmad 5 ans). Elle souffre elle-même de brûlures assez graves aux jambes et aux bras. Lorsque je la vois seule en entretien, deux mois après la tragédie, Fadia qui est âgée de 6 ans ne peut pas parler de son vécu. Lorsqu'elle s'exprime, on comprend très difficilement ce qu'elle veut dire. Elle reproduit souvent une maison avec des arbres et des fleurs.

L'inhibition de Fadia lors des entretiens m'amène à penser qu'elle bénéficierait d'une activité en groupe. Il est important de noter ici que c'est seulement un an après le bombardement de Cana que l'équipe et moi-même

avons pris la décision de mettre en place dans les écoles des groupes à visée thérapeutique animés conjointement par un psychologue et une assistante sociale. Dans le cadre des groupes, nous avons préconisé une méthode permettant aux enfants de s'exprimer librement. Ils ont la possibilité d'imaginer des jeux ou d'improviser des scènes en se servant du matériel mis à leur disposition. Aucune interprétation n'est donnée aux sujets. Dans ce contexte, Fadia et ses camarades ont choisi de dessiner. Dans un premier temps, Fadia dessine souvent une maison avec des arbres et des fleurs. Elle représente l'automne. *« Il y a »* dit-elle « *des nuages et il pleut* ». Ensuite elle représente un mariage dans le cadre d'une séance. On note ici pour la première fois la présence de personnages ce qu'elle ne faisait pas auparavant.
Quatre mois après le début des séances, Fadia dessine ce qu'elle a connu durant le massacre : « *Les avions bombardent Cana. Un garçon a eu la tête coupée, un autre a perdu son bras. Il hurle. Il s'agit des personnages à l'intérieur de la maison. À l'extérieur de la maison, la femme portait son fils et l'allaitait. Le fils est mort. La femme a perdu sa tête* ». Après avoir commenté le dessin, Fadia devant ses camarades raconte son histoire : elle a perdu sa mère, deux petits frères et deux grandes sœurs. À la suite de cette séance, ses amis et elle décident d'abandonner le dessin pour jouer au LEGO.

Les séances qui vont suivre seront très difficiles à gérer. Les enfants, dans un climat de grande excitation, construisent des châteaux avec des murs d'enceinte très élevés. Le cheminement du groupe amène sur le devant de la scène une thématique d'agressions, de guerre, de pertes et de blessures. Le jeu chez ces enfants se transforme en quelque chose d'effrayant. Les enfants font des tombes à côté des maisons et chaque enfant enterre l'autre et lui détruit sa maison. Dire les choses, pour ces enfants, équivaut à faire : certains mots resurgis dans le discours ont valeur d'acte. Ce passage par l'acte va permettre par la suite aux enfants d'élaborer le trauma. Plusieurs d'entre eux dont Fadia demanderont à revoir leur thérapeute en séance individuelle.
Les thématiques d'agression et de perte omniprésentes dans le jeu n'ont pas empêché Fadia et ses amis d'aménager des moments de plaisir. Ce sont ces moments de plaisir qui ont permis aux enfants de se remémorer les choses difficiles, d'investir libidinalement les traces mnésiques pour qu'elles puissent être représentables et donc susceptibles de revenir à la mémoire.

Dès la première consultation, il était impossible d'observer Fadia sans penser que ses symptômes avaient un rapport avec cette histoire violente, mais toute interprétation dirigée dans ce sens se serait heurtée aux résistances de l'enfant. La situation de groupe a permis d'aborder l'impensable. Comme le précise Lecourt : *« Dans ces contextes, l'objectif n'est pas le groupe, son bon fonctionnement, mais le travail psychique qui peut s'y accomplir... Le groupe est un dispositif doublement paradoxal : il crée de la violence et peut constituer un outil pour traiter la violence »* (Lecourt, 2007, p.84).

L'élaboration de la violence de la guerre nécessite ainsi de développer des espaces de transformation qui puissent permettre l'accès à la mentalisation. Fonagy insiste sur le fait que l'accès à la mentalisation se fera d'autant plus facilement que l'enfant a pu bénéficier d'un attachement précoce sécurisant (Fonagy, 2008).

Caractéristiques de la prise en charge des enfants de la guerre

Dans nos différents centres, la clinique de la violence et du traumatisme se donne à voir dans sa richesse et sa diversité. Le psychologue est souvent confronté non seulement aux conséquences de la violence de la guerre, mais aussi à la violence des parents à l'égard des enfants et de la société à l'égard des patients. Violence et symbolisation nourrissent donc la réflexion des thérapeutes de l'équipe.

Le chemin que j'ai parcouru avec mes patients m'amène à m'interroger sur les spécificités de la prise en charge psychologique dans notre association. Comme dans tout suivi psychologique, la rencontre avec le patient est singulière. Chaque intervenant se présente comme un élément d'étayage possible prêt à se laisser utiliser comme objet contenant pour tout ce qui est difficile à supporter pour l'enfant et sa famille. Dans ces situations, comme le précise Winnicott, le thérapeute doit être un « *témoin compréhensif de la détresse de l'enfant* ». Sa reconnaissance non angoissée de la période difficile dans laquelle se trouve l'enfant-ce que Winnicott appelle « *la compréhension favorable* » est en soi-même une intervention (Winnicott, 1957, p.109). En faisant sentir au patient que son récit est compris et partagé, le thérapeute tentera de saisir périodiquement les émotions qui sous-tendent son récit. Le partage d'affects augmente la tolérance de l'enfant aux affects extrêmes qui l'envahissent et permet un apprivoisement de ceux-ci.

La prise en charge nécessite que le dispositif offert renforce les structures et les processus qui sont à l'interface entre le psychique et le social et qui aident à l'autoconservation aussi bien qu'à l'adaptation, renforce l'aire transitionnelle de Winnicott. Il s'agit donc d'une relation qui laisse la place à la créativité dans laquelle le psychologue a souvent recours aux dispositifs à médiation.

Roussillon (2011) affirme que la caractéristique des thérapies à médiation est la proposition de l'utilisation d'un ou de plusieurs objets pour mettre en forme ce qui ne peut pas l'être dans la relation directe avec le clinicien. Il décrit « *la terreur du patient d'utiliser les humains-soignants pour leur faire subir cette chose innommable d'eux-mêmes, pour traiter l'objet comme un abject avec le cortège de honte et de culpabilité* » (Roussillon, 2011, p. 29). Il ajoute que de telles conditions nécessitent une attitude particulière du clinicien. « *Il ne fait pas d'interprétations de contenu. Ses interventions sont destinées à optimiser l'utilisation du dispositif et du médium. Elles sont centrées sur la survivance et le maintien de l'activité de symbolisation* » (ibid., p.33).

De la nécessité d'impliquer l'environnement des patients

Mais souvent lorsque le patient est en danger le thérapeute ne pourra se contenter d'avoir recours aux dispositifs à médiations. Il faudra nécessairement impliquer l'environnement des patients et concevoir des actions pour transformer les environnements. C'est ici que notre travail devient difficile. Je pense essentiellement aux enfants carencés affectivement à cause des pertes subies durant la guerre et placés dans les institutions. Pour permettre à ces sujets traumatisés de se reconstruire, les pratiques d'accompagnement comprennent nécessairement un travail de co-pensée avec tous les professionnels qui prennent soin de l'enfant. Il faut donc solliciter les différents acteurs qui entourent l'enfant et leur faire prendre conscience de l'importance d'un itinéraire de résilience.

Pourtois, Humbeeck et Desmets (2011), Professeurs à l'Université de Mons fixent les critères qui permettent de distinguer les institutions de résilience : l'autorisation de la créativité, le respect de la temporalité du sujet, et le questionnement des procédures que l'institution produit. Il est important que les procédures ne fassent jamais l'objet d'une application routinière comme c'est le cas dans les structures sociales d'aide traditionnelles. Dans celles-ci la force des habitudes et la contrainte des normes laissent peu de place à l'initiative personnelle du sujet.

Ce travail de co-pensée s'est révélé fructueux dans notre partenariat avec certaines institutions où les professionnels ont saisi l'importance pour les patients d'établir un lien positif avec leur environnement proche et d'être accompagnées dans un développement résilient si celui-ci est possible.

Toutefois le bât blesse lorsque le lien social n'est plus possible, lorsque comme le souligne Green le rôle structurant et organisateur de l'autre se perd (Green, 1995). C'est le cas de beaucoup de nos patients n'ayant connu que des situations traumatisantes, suivis dans notre association pour la plupart depuis 15 ans, en situation de grande souffrance parce que vivant dans un contexte qui les disqualifie socialement. Il règne chez ces sujets une impression profonde d'inaccomplissement au sein de la communauté humaine et la conviction continue de ne plus pouvoir s'intégrer au sein de la société. La haine à l'égard de la culture envahit le champ psychique.

Se pose ici tout le problème de la déliaison sociale. Comment fortifier le moi de ces sujets lorsque l'étayage par et dans le socius est impossible ? Comment promouvoir la résilience de ces patients, leur permettre de tisser un lien identificatoire à l'ensemble humain lorsque les tuteurs de résilience et les réseaux de soutien sont absents ?

Conclusion

La clinique du traumatisme interroge la question de la responsabilité du thérapeute de façon très aiguë. Elle confronte le soignant à des affects violents de colère, de honte et de culpabilité et l'amène à re-questionner sans cesse, son histoire et sa pensée.

La vie de tout être humain en 2015 est mouvementée. Si les événements traumatiques constituaient une exception pouvant survenir dans la vie d'un individu, actuellement le fait de n'y avoir pas été confronté est hors de l'ordinaire. Les générations d'aujourd'hui seront donc amenées à vivre avec les événements traumatiques, à en produire une interprétation, à retisser des liens entre ce qu'elles étaient avant et ce qu'elles sont devenues après.

L'histoire n'est pas un destin. La souffrance contraint au changement. Il faut espérer que chaque sujet qui a vécu des événements traumatiques trouve la possibilité de remanier la représentation de son trauma par la parole, l'art ou l'action. L'aide aux victimes doit surtout permettre leur dévictimisation et la restitution de leur statut d'être responsable. Le travail de dévictimisation vise à rendre à la victime, les outils et les codes qui lui permettront d'être autonomes, de communiquer à égalité avec les autres, et surtout d'être dans la dette commune, la réciproque.

Mais parfois, malgré le travail thérapeutique, la violence du destin continuera à agir à l'intérieur de soi en ne trouvant aucune transformation, aucune transaction, aucun déplacement possible. La réalité externe avec son effet de discontinuité nocif dominera la scène. L'entourage de la victime ne pourra pas jouer le rôle de pare-excitations. Seule ici le développement de la résilience communautaire sera décisif pour la continuité de la vie psychique.

Bibliographie

Crocq L. (1985), « Evénement et personnalité dans les névroses traumatiques de guerre », *in Evénement et psychopathologie*, Guyotat J. et Fédida P., Villeurbane, Simep, pp.111-120.

Ferrari, P. (1979), « L'enfant et la mort », *Neuropsychiatrie de l'Enfance et de l'Adolescence*, 27, (4-5), 177-186.

Fonagy P. (2008), «The Mentalization-Focused Approach to Social Development» *in Mentalization, Thoretical Considerations, Research Findings, and Clinical Implications*, New York, Frederic N. Busch (ed.), pp.3-56.

Gannagé M. (1999), *L'enfant, les parents et la guerre, une étude clinique au Liban*, Paris, ESF.

Green A. (1995), *La causalité psychique : entre nature et culture*, Paris, Odile Jacob.

Kaës, R., Puget, J. et coll. (1989), *Violence d'Etat et Psychanalyse*, Paris, Dunod.

Lazarus R. (1974), « Psychological Stress and Coping in Adaptation and Illness», The *International Journal of Psychiatry in Medicine*, 5, 4, 321-333.
Lecourt E. (2007), « Le dispositif groupal : une proposition paradoxale » *in Transformer la violence ? Traumatisme et symbolisation*, Marty F. *et coll.*, Paris, In Press, pp. 73-86.
Pourtois JP., Humbeeck B. et Desmet H. (2011), « Résistance et résilience assistées : contribution au soutien éducatif et psychosocial », *in Traité de résilience assistée*, Ionescu S., Paris, PUF, pp.39-43.
Roussillon R. (2011), « Propositions pour une théorie des dispositifs thérapeutiques », *in Les médiations thérapeutiques*, Brun A. *et coll.*, Paris, Erès, pp. 23-35.
Winnicott D.W. (1957), *Le bébé et sa mère*, trad.fr., Paris, Payot, 1992. Cité par Adam Philips *in Winnicott ou le choix de la solitude*, Paris, Editions de l'Olivier, 2008.
Winnicott D W. (1971), *Jeu et Réalité,* trad.fr., Paris, Gallimard, nouv. Ed. 1981.

Corps, traumatismes et résilience en Haïti : à propos d'un cas : Pr Daniel Derivois, Jude-Mary Cenat

« Nous sommes venus d'une scène où nous n'étions pas.
L'homme est celui à qui une image manque ».
P. Quignard, 1994.

« Les esclaves se heurtèrent à ces barbelés.
Quelques-uns les enjambèrent.
Ceux qui avaient soif de Lumières.
Il y avait les Marrons de la Liberté.
Il y eut les Marrons du Syllabaire.
Leur histoire n'a pas encore été écrite. »
J. Fouchard, 1988

Les problématiques liées au corps, aux traumatismes et à la résilience sont transversales à toute l'Histoire d'Haïti. Ce pays a connu des traumatismes historiques (esclavage, colonisation, occupation), politiques (dictatures) et des traumatismes de la terre (séismes, inondations) où la mise à l'épreuve du corps a occupé une place centrale. Cette Histoire met en effet en évidence des corps en souffrance, enchainés, maltraités, torturés, mais aussi des corps heureux, libérés, victorieux, des corps résistants, résilients – pourrait-on dire – si l'on se réfère à la victoire de l'Armée indigène sur les troupes de Napoléon, qui a conduit à l'Indépendance d'Haïti le 1er janvier 1804. Le tableau de ces corps suspendus entre traumatismes et résiliences constitue un héritage culturel, un arrière-fond historique sur lequel des problématiques singulières vont pouvoir se déployer sur plusieurs générations.

L'Histoire d'Haïti met en scène un corps déshumanisé, un traumatisme hyper-complexe et une résilience paradoxale. La déshumanisation du corps se repère notamment dans la traite négrière, la colonisation et l'esclavage. En effet, le *corps haïtien* – métaphore pour parler des transformations du corps des Afriques aux Amériques – a été arraché à la terre africaine, transplanté sur une nouvelle terre, enchaîné et *greffé* sur d'autres corps si on ajoute la décimation des « Taïnos » - premiers habitants de l'île. Ce corps a également été amputé. L'amputation faisait partie de la définition même de l'esclavage et de ses pratiques. Une amputation de l'humanité (Derivois, 2012), mais aussi une amputation réelle du corps affligée aux esclaves. D'après l'article 38 du Code Noir de Colbert (1685) : « L'esclave fugitif qui aura été en fuite pendant un mois, à compter du jour que son maître l'aura dénoncé en justice, aura les oreilles coupées, et sera marqué d'une fleur de lys sur une épaule ; s'il récidive, un autre mois, à compter pareillement du jour de la dénonciation, il aura le jarret coupé, et il sera marqué d'une fleur de lys, sur l'autre épaule ; et la troisième fois, il sera puni de mort. »

Sur les habitations coloniales, certains esclaves allaient jusqu'à intérioriser la déshumanisation au nom de leur survie. Ils s'automutilaient pour échapper à l'esclavage. Ils se coupaient eux-mêmes à leur tour de leur humanité pour rester en vie. D'un traumatisme à source externe ils sont passés à une source intériorisée du traumatisme, un traumatisme de l'intérieur, signant à la fois un traumatisme hyper-complexe et une résilience paradoxale, voire pathologique (Derivois, 2012).

Selon Devereux (1967) un individu tombe malade de la manière dont la culture, la société dans laquelle il vit lui demande de tomber malade. Autrement dit, dans l'expression de ses symptômes, mais aussi dans la construction du sens qu'il va leur donner, le sujet singulier fait appel à une mémoire collective inconsciente qui va colorer son récit subjectif. Dès lors un certain nombre de questions de fond se posent : comment lier événements singuliers et processus de « longue durée » ? Comment composer avec l'héritage collectif traumatique et résilient dans la compréhension de ce qui se joue pour un sujet singulier, à un moment donné de son histoire ? Que peut le clinicien face à l'histoire traumatique de tout un peuple, en résonnance avec la souffrance d'un sujet singulier ? Comment écouter le récit singulier sur fond de récit collectif ? Comment écouter le collectif dans la singularité d'une relation ?

Ces questions se sont imposées à nous dans le cadre d'une recherche[37] élaborée suite au séisme du 12 janvier 2010 en Haïti qui a causé plus de 300,000 morts, 222,000 blessés, 600,000 déplacés, 1,3 million de sans-abri et entre 4000 et 7000 amputés, mettant ainsi le peuple et l'Etat haïtiens face à un tableau traumatique sans précédent. Il faut ajouter les 10,000 ONGs (Organisations Non Gouvernementales) qui interviennent dans une cacophonie générale sans aucune directive réelle ou autorisation de la part de l'État ce qui accroît la défaillance de l'étayage humanitaire et le potentiel traumatique. Des ONG qui, souvent, amputent l'Etat de son devoir et des moyens de sa politique.

Dans ce chapitre, nous souhaitons montrer l'intérêt de l'histoire globale dans la mise en sens de l'histoire subjective et d'apprécier comment le processus narratif permet de faire advenir processus traumatique et processus résilient dans le même mouvement. Nous donnerons la parole à un adolescent de 15 ans dont le récit singulier reflète des récits collectifs. Des éléments d'analyse et de discussion nous permettront de mettre en évidence la complexité des

---

[37] ANR- RECREAHVI

liens historiques entre corps, traumatisme et résilience et d'esquisser certaines postures cliniques face aux traumatismes collectifs de tout un peuple en résonance dans une psyché singulière.

Vignette clinique : Kervens, 15 ans

Né à Port-au-Prince, Kervens était âgé de 15 ans au moment de notre rencontre en juillet 2012. Il est fils unique d'une mère qui l'a eu tardivement à l'âge de 46 ans. Son père est mort alors qu'il n'avait que 8 ans. Il a de bons souvenirs de ce père qu'il ne voyait que tard le soir. Admis en classe de seconde au moment de notre rencontre, Kervens a toujours été un très bon élève et depuis le tremblement de terre, il est devenu le meilleur élève de sa classe et même de son école au point de recevoir les honneurs de la direction. Kervens vit seul avec sa mère qui est infirmière et travaille en milieu hospitalier. Elle possède aussi une petite pharmacie et emploie une personne qui y travaille toute la journée. Kervens est de religion protestante (baptiste) et est très concerné par les activités de l'église. Il fait partie, déjà à son âge, des leaders de jeunesse de son église. Après le séisme, Kervens est sorti des décombres de sa résidence, amputé de la jambe gauche et de la main droite. Quelques jours après, il fut amputé de l'avant-bras gauche dans une grande ambiguïté par des médecins étrangers venus aider pour l'occasion. Il est ainsi à la fois un amputé du béton et un amputé humanitaire.

Il accepte de nous rencontrer (JMC) dans le cadre de la recherche, mais pose d'emblée le cadre de la relation : « *J'accepte de vous parler à une condition : je ne veux pas de votre pitié...* ». Le chercheur psychologue est ici perçu comme venant de France, avec toutes les représentations paternalistes et condescendantes de l'aide humanitaire qui ont marqué le début de la relation, à l'image du contexte socio-politique dans lequel la recherche a été réalisée. Voici quelques extraits des six entretiens cliniques réalisés avec lui et qui témoignent de la co-construction d'un récit à la fois post-traumatique et résilient :

Récit traumatique

Extrait 1 : Le psychologue interroge Kervens sur l'avant-bras amputé. Il répond : « *Ça, ça, c'est deux semaines après le séisme. Malgré les pansements de ma mère, le bras me faisait encore mal. Ma mère m'a dit qu'elle croyait que c'était à cause des muscles. Comme j'avais encore très mal et que je m'en plaignais, elle m'a emmené voir des médecins français qui étaient venus aider et qui avaient leur tente tout près de Claircine (un quartier de Port-au-Prince). Ils ont dit qu'ils allaient m'ausculter dans l'après-midi, ma maman m'a laissé avec une de ses cousines et est partie chercher quelque chose. C'est à ce moment que les médecins français sont venus me chercher. Ils m'ont pris, ils m'ont emmené dans une salle et ils m'ont fait une injection et j'ai perdu connaissance. Quand je me suis réveillé, j'ai été amené dans la salle où j'étais avant et où il y avait toutes les personnes blessées. Ma maman m'attendait là et elle s'est mise à pleurer. Elle a demandé aux médecins pourquoi ils m'ont coupé l'avant-bras. Ils ont tout simplement dit que c'était ça qui était possible en ce moment. Et quand ma mère a insisté, le médecin en chef est sorti et a dit à ma maman que mon bras prendrait trop de temps pour être réparé et qu'ils n'étaient pas là pour tout ce temps dans le pays et qu'ils n'avaient pas le matériel nécessaire.*

« Quand ma mère a dit qu'elle était infirmière et qu'elle pouvait prendre soin de mon bras, il a dit qu'ils ne le savaient pas et est retourné dans la salle d'opération. Ma mère a été scandalisée de voir ce qu'ils m'ont fait. Mais ce qui est fait est fait. Je suis sorti de cet hôpital le même jour. Un médecin qui est un très bon ami de ma mère est venu me voir et a dit à ma mère que c'est à cause d'elle que mon bras a été coupé et qu'elle aurait dû m'emmener voir un médecin haïtien au lieu d'un médecin étranger. Ma mère se sent coupable depuis cela, mais je ne la veux (je ne lui en veux pas) pas du tout. Elle a juste voulu me donner ce qu'il y a de meilleur et s'est trompée comme beaucoup de gens qui se sont fait tromper par ces Blancs, ces faux médecins qui ne faisaient que couper les bras et les pieds des gens. Le jour où je serai président de la République, je les mettrai à la porte un par un. Voilà comment mon avant-bras a été coupé. Ce n'est pas une histoire réjouissante. Mais c'est la mienne, je vis avec ».

Extrait 2 : « *Je ne pourrai plus compter sur ma mère. Je ne compte plus sur elle d'ailleurs. Elle se fait du mal. Malgré nos nombreuses discussions, elle continue de se faire du mal pour rien. Depuis le 12 janvier (2010), elle ne cesse pas de maigrir. Chaque jour, elle maigrit un peu plus. Ma maman est vraiment un autre handicap pour moi* ». À la troisième séance, Kervens dit vouloir parler de ses relations avec sa mère *: « C'est important qu'on parle d'elle. Elle ne veut pas comprendre. Elle se sent coupable de m'avoir donné naissance. Elle me dit souvent que si elle ne s'était pas obstinée à avoir un enfant, je n'aurais pas été dans la situation dans laquelle je suis aujourd'hui. Il y a eu beaucoup de personnes mortes pendant le séisme, des gens de tout âge, de toute culture, de toute classe sociale. Elle aurait pu bien avoir des enfants très tôt et les perdre tous au tremblement de terre. Combien de mères et de pères ont perdu tous leurs enfants, tout ce qu'ils avaient ? Ma mère ne comprend pas ça. Quand elle me parle, c'est comme si elle aurait préféré ma mort et même sa propre mort ».*

Récit résilient

Extrait 3 : « *L'école est ma seule chance. C'est la seule que j'ai vraiment. Si j'ai de très bonnes moyennes, il y a des choses que les gens ne pourront pas me refuser. Je les connais, au contraire, ils seront admiratifs. Ils chercheront même à me donner en exemple à d'autres jeunes de mon âge. Je fais beaucoup d'efforts pour que cela arrive un jour* ». Un peu plus loin dans la même séance, il dit : « *Depuis le jour où j'ai vraiment réalisé que tout ne sera jamais comme avant, j'ai compris que l'école est la seule chance que j'ai et que je ne dois plus me reposer sur mes lauriers, mais qu'au contraire, je dois travailler d'arrache-pied pour mettre toutes les chances de mon côté. J'étudie maintenant, ce que je ne faisais pas avant le tremblement de terre, je n'en avais pas besoin pour réussir de toutes les manières ; je lis les leçons, j'essaie de les comprendre avant même d'aller en classe* ».

Extrait 4 : « *C'est pour cela que je me réfugie dans les livres. Je lis beaucoup. (...) L'année dernière, j'ai rencontré une dame, une Française dans un programme animé par l'institut français, on a discuté et elle m'a apporté en avril dernier une collection de Balzac. Quand tu lis le père Goriot par exemple, tu sens ton âme exaltée parce que c'est encore d'actualité aujourd'hui. C'est le faire-semblant, c'est l'argent, c'est la recherche du luxe, de la reconnaissance par les riches et les nantis, c'est aussi des histoires d'amour qui ne tiennent pas la route. C'est vraiment une description de la société à travers le temps* ». Intéressé, le psychologue demande à Kervens ce qu'il lit d'autre comme ouvrages. Il répond : « *Tout, vraiment tout. Cette semaine, j'ai lu un ouvrage sur l'astronomie. C'est tout aussi fascinant. Comment certains hommes peuvent croire qu'ils sont les seuls êtres vivants dans l'univers ? La Voie lactée seulement est tellement immense, mais devant l'ensemble de l'univers, il ne représente rien. Je lis tout. Dès que cela m'intéresse* ». Le psychologue demande ensuite à Kervens en quoi il pense que cela l'aide. Il répond : « *Cela ne me donne pas le temps pour penser à mon corps. Quand tu as un corps aussi bizarre que le mien, tu dois te trouver d'autres vertus, d'autres préoccupations. C'est ce que je fais, c'est ce que j'essaie de faire. Cela m'aide vraiment même si pour le moment, je m'en fiche pas mal de mon corps. À part cette cicatrice que j'ai là (au visage vers le temporal), j'ai un beau visage. Mais au niveau moteur, je ne suis pas la meilleure personne. Voilà pourquoi les livres sont pour moi un refuge sûr. C'est ainsi que je m'en sortirai* ». Quant à son orientation professionnelle : « *Normalement, j'aimerais bien être ingénieur ou architecte. Mais cela ne va pas être facile. Je n'ai aucune main. Je réfléchis encore. Je pense à la psychologie, à la sociologie, mais ces choses-là ne donnent pas assez d'argent en Haïti. Je dois encore réfléchir pour savoir quoi faire. J'aimerais faire quelque chose qui me donnera le temps d'écrire aussi. Je dois écrire aussi. Je pourrai devenir président de la République aussi. Qui sait ?* ».

« *Tout est une question de disponibilité d'esprit. J'ai décidé de concentrer mon esprit ailleurs. Avant je n'étudiais pas, je n'en avais pas besoin pour réussir. Depuis le séisme, depuis mon handicap, j'ai décidé d'aller vers les livres. Je me concentre sur ma spiritualité* ».

« *Aujourd'hui, je n'ai plus de corps, il est mutilé mon corps, il n'est plus entier, il n'est plus un corps. Donc, je dois trouver ailleurs un refuge pour pouvoir me battre. Ma mère m'aime, elle a beaucoup d'amour pour moi, mais elle ne peut pas m'aider, c'est à moi de l'aider, elle se sent coupable, elle est dans la pitié, dans l'agonie. Je dois m'en sortir seul et l'aider à s'en sortir.*

Pour cela, je me réfugie dans mon esprit, dans cette forme de spiritualité. Il n'y a que les choses de l'esprit qui pourront m'aider à m'en sortir ».
Au moment de la séparation d'avec le psychologue à la dernière séance, Kervens revient sur sa spiritualité et lui dit : « *Beaucoup pensent que c'est aller à l'église, prier, piaffer, c'est ça la spiritualité. Ce n'est nullement ça. Moi, je la vis différemment chaque jour. Cette façon de voir les choses m'entretient. Ma spiritualité est quelque chose de précieux parce que mon esprit est mon arme pour faire face à tout ce que j'aurai à vivre et faire en sorte de les utiliser à mon avantage* ».

Éléments d'analyse

Le déploiement du récit en présence d'un « témoin » clinicien

Cette rencontre clinique a été l'occasion de mettre en récit, en sens et par la même occasion de revivre et de reconstruire son histoire face au psychologue. Un clinicien témoin : surface de projection du manque, de ce qui manque, mais aussi de ce qui advient, de ce qui est en train d'advenir. L'histoire racontée de l'amputation, le refus de pitié, le positionnement vis-à-vis de son entourage et son investissement de la lecture et des savoirs, montrent l'engagement dans de nouveaux processus identitaires.
En retraçant son histoire avec des mots adressés à un autre, clinicien, Kervens se raconte au clinicien et à lui-même, il se présente, se reconnaît et se redécouvre à travers son propre discours. Il écrit une histoire qui n'avait pas encore été écrite, celle de sa naissance voire de sa re-naissance. Le récit permet une prise de conscience de l'impact traumatique, mais aussi une prise de conscience de ses ressources. Se raconter c'est aussi intégrer les changements, les états émotionnels et les résistances qu'il suscite.
Cette rencontre a permis d'être à l'écoute de Kervens l'amputé, mais surtout à la rencontre de Kervens, l'adolescent ayant vécu des traumatismes intenses, et qui tente de les élaborer dans un processus de construction progressive d'une mutation identitaire.

Qu'est-ce qui a fait traumatisme pour Kervens?

Le processus pubertaire ? L'amputation du béton ? L'amputation chirurgicale ? La défaillance de l'environnement sanitaire ? La qualité du regard porté sur lui ? Tout à la fois, pourrait-on dire. Kervens fait face à une complexité traumatique où « le tout est dans la partie qui est dans le tout » (Morin, 2005). L'histoire de son amputation est marquée par une effraction des enveloppes culturelles. Il n'a pas pu être soigné par des professionnels qui connaissent ses croyances culturelles et cela a été vécu comme une effraction au-delà même de l'acte de soin ou de chirurgie.
L'amputation se vit au niveau corporel et se dédouble au niveau psychique avec une image de soi elle-même amputée, vécue dans le regard sur soi, et le regard de l'autre sur soi. Comme si le regard de l'autre (ici le psychologue) en

le voyant comme amputé risquait de l'amputer à nouveau de son humanité. C'est ce contre quoi Kervens lutte (« je ne veux pas de votre pitié ») en mettant en avant son amputation pour tenir face à ce qu'il perçoit du regard des autres. Il se vit aussi comme amputé dans son identité d'adolescent. Le traumatisme est ici inscrit dans sa chair, indélébile, à la fois individuel et solitaire, mais aussi partageable malgré lui. Le récit traumatique autour de l'amputation permet de percevoir d'autres niveaux de traumatisme. D'abord celui en résonnance avec le vécu traumatique de sa mère. Car Kervens entend également dans les résonnances traumatiques de son amputation, le doute sur le bien-fondé de son existence, l'idée de sa propre mort, voire de non-naissance. Le choc traumatique ébranle visiblement Kervens et sa mère au point de douter de la légitimité même d'être (encore) en vie.
La perte de l'appui de la mère, qui se sent coupable de sa situation est même présentée comme « un autre handicap ». Une relation en miroir axée sur le handicap entrave l'appui sur elle comme figure d'étayage. On assiste donc à un traumatisme actuel sur fond de traumatisme ancien actualisé. Le traumatisme de Kervens semble alors mieux se repérer dans le paradoxe soins/défaillances qu'illustrent sa mère, les médecins et le corps médical humanitaire en général.

Des tuteurs de résilience paradoxaux : des soignants défaillants

Les tuteurs de résilience sont des personnes ou des environnements qui représentent des repères sur lesquels un individu peut s'appuyer pour rebondir. Les tuteurs de résilience de Kervens le renvoient à son handicap. La mère infirmière est à la fois soignante en tant que mère et en tant que professionnelle. Malgré son apport, elle s'est révélée défaillante dans cette double fonction de soin. Elle est un appui pour lui, mais représente à la fois leurs difficultés communes. Elle est devenue un « autre handicap ».
Cette même figure paradoxale de la résilience est incarnée par le corps médical représentant aussi le corps humanitaire. Le soignant défaillant est par exemple le médecin qui l'a pris en charge. Mais ce même « médecin », « Français », « Blanc » est rejeté parce qu'il a réalisé l'amputation. Tel est le cas pour le signifiant « étranger » en général. Kervens rêve de « virer les soignants blancs » quand il sera Président de la République. En même temps la personne qui l'a encouragé à investir la lecture et avec qui la rencontre a été déterminante pour son mieux-être, est une « dame Française ». Il existerait un clivage voire une intrication entre bon et mauvais dans ces mêmes tuteurs de résilience. Et ce clivage semble permettre la coexistence du vécu traumatique intense et de la résilience.
On voit ici comment ce que vit Kervens résonne avec le vécu collectif et des traumatismes anciens du peuple haïtien. Kervens a été amputé par un médecin étranger, ce qui a été reproché à sa mère. La douleur et la perte irréversible sont attribuées à la façon dont les ONG, les médecins étrangers ont géré les blessés. Cette désignation d'une réalité actuelle désigne également au niveau

collectif, un passé (colonial, esclavagiste) traumatique. Le « blanc » - qui désigne « étranger » dans le vocabulaire haïtien – qui prend en charge, le « blanc » qui intéresse à la lecture, le « blanc » qui ampute, le « blanc » toujours en double posture et en qui la confiance ne peut être totale. Cette attitude paradoxale relève des retours d'un passé traumatique commun au peuple haïtien fait d'expériences douloureuses et d'amputations antérieures depuis l'arrachement de l'Afrique ancestrale jusqu'à l'esclavage inhumain, chosifiant, traumatique d'un passé pas si lointain, toujours présent dans l'esprit haïtien. Ici, Kervens exprime le paradoxe de tout un peuple qui l'inscrit dans un collectif peut être plus étayant.

La résilience de l'esprit chez Kervens
Face à la complexité de la situation Kervens va trouver un autre tuteur de résilience : lui-même. Il va s'appuyer sur les livres, la culture, la spiritualité pour retrouver en lui non seulement de quoi tenir, mais aussi la force pour servir de tuteur de résilience à son étayage défaillant que représente sa mère. Il devient tuteur pour sa mère et pour lui-même. Être un appui pour quelqu'un, être utile ou rassurant, développe chez Kervens un sentiment de responsabilité et d'assurance. Un retournement de situation est observé. Kervens se positionne dans une posture de parent vis-à-vis de sa propre mère et vis-à-vis de lui-même. Le cas de Kervens indique comment la famille peut se constituer en environnement-ressource pour le sujet. Une famille externe, mais aussi et surtout une famille interne (ses ressources internes) qui a pris le dessus et qui cherche à se renforcer sur d'autres supports externes comme l'école.

En effet, l'école représente aussi un tuteur de résilience important pour Kervens. Depuis son handicap, elle est un lieu qui le confronte chaque jour à ses difficultés, sa différence, mais aussi le lieu qu'il investit et qui lui permet de prendre plaisir à se réaliser et à se reconstruire. La douleur du corps amputé, mutilé amène Kervens à le désinvestir, voir à s'en détacher pour investir la sphère intellectuelle. Se couper du corps revient à mettre de côté sa douleur et ce qui désormais lui manquera toujours : un corps entier. En investissant les choses de l'esprit, il tente de combler le manque : le manque à être, et le manque dans l'être. L'école est un tuteur de résilience pour Kervens en ce sens où le partage, l'humour, l'empathie, la bienveillance, la créativité, la solidarité et l'altruisme qu'elle dégage dans le contexte haïtien constituent les mailles d'une seule chaîne qui redonne foi à Kervens dans une humanité étayante.
La recherche du plaisir de penser montre que Kervens s'inscrit dans un processus résilient. Il cherche à vivre, à comprendre et à trouver du sens. A l'image des esclaves qui ont investi le Syllabaire pour se libérer, Kervens a choisi le livre pour se libérer. L'investissement des livres, de la sphère littéraire et culturelle est un mouvement d'autonomisation et de lutte contre la dépendance que son état physique peut engendrer.

Discussion : héritage, transmission et patrimoine

Selon Altounian (2000), le traumatisme psychique collectif peut être défini comme le tissage de l'histoire collective comme toile de fond de la souffrance psychique individuelle et collective d'une communauté ou d'un peuple. Ce qui rend le traumatisme collectif est le fait qu'un ensemble d'individus ayant en commun la culture, la langue et d'autres liens symboliques et sociaux sont touchés en même temps par un événement qui vient faire effraction dans les psychés individuelles et collectives. Ainsi, la blessure psychique et l'effondrement qu'il occasionne ne concernent pas seulement un sujet-singulier, mais aussi, et surtout un sujet-peuple. La psyché collective perd alors ses moyens et ne peut ni contenir ni intégrer l'événement, car il y a rupture dans l'appareil psychique collectif – rupture du temps et de la temporalité – rupture des liens symboliques – rupture de la fonction structurante –, mais aussi rupture de lieu (Kaës, 2000).

Les travaux d'Altounian (2000, 2005, 2008) sur le génocide arménien ont montré le caractère collectif du traumatisme causé, comment il fait trace dans la mémoire d'un peuple et comment le traumatisme souffre de transmission – et dans la transmission. L'une des caractéristiques importantes du traumatisme collectif est justement l'héritage que les générations futures doivent assumer. Aux États Unis, les travaux de Eyerman (2001, 2008) sur l'identité des Américains-Africains ont montré l'importance de l'héritage traumatique de l'esclavage inscrit dans leur mémoire collective. Toutes ces études ont surtout mis en évidence que les traces traumatiques durent dans un temps long. La transmission est généralement faite dans le silence, car l'héritage est trop violent pour être transmis dans le verbe. Dans les cas de traumatismes à grande échelle, c'est-à-dire touchant le collectif, les parents souvent se taisent dans la réalité, car ils craignent d'introduire le douloureux héritage chez leurs enfants. Pourtant ces traumatismes non élaborés, non parlés rattrapent toujours l'histoire des familles et des peuples et ressurgissent. Car comme le souligne Kaës (1993), les vécus traumatiques individuels et surtout collectifs s'inscrivent dans une longue durée dans le psychisme collectif. Même dans le mutisme le plus total, il y a transmission par les alliances inconscientes qui structurent les liens intersubjectifs et transsubjectifs (Kaës, 2007, 2009). Chaque sujet-singulier est alors lié à l'ensemble ou au sujet-collectif auquel il appartient par le *pacte dénégatif*. Il constitue les liens transsubjectifs et permet la mise en commun et le partage de l'héritage en souffrance (Kaës, 2007). Ce passage de l'héritage traumatique inter/transgénérationnel échappe aux sujets dans les dynamiques intersubjectives groupales.

Cette mémoire collective souvent inconsciente se transforme alors en « *patrimoine traumatique collectif* » immatériel, mais présent (Auzas & Jewsiewicki, 2008). Dans le cas de l'esclavage en Haïti et ailleurs, Byron (2008) affirme qu'il n'y a qu'une patrimonialisation partielle de l'esclavage, causée par un certain oubli de ce traumatisme collectif transnational. Sauf qu'il n'a pas tenu compte du fait qu'un traumatisme non transmis, car non élaboré n'est pas oublié, mais refoulé – en attente de représentation. Ainsi, dans la mémoire collective haïtienne, il y a bien une réelle patrimonialisation du traumatisme de l'esclavage, de l'arrachement de l'Afrique et du séisme. Comme l'individu, le collectif a été menacé de mort et a fait l'expérience du non-sens, du vide et de la néantisation. Le collectif, lui aussi atteint, perd alors sa fonction étayante pour le sujet singulier et ne permet pas la mise en sens de ce qui s'est passé (Bacqué, 2006b). Sa non-élaboration ne le relègue pas pour autant dans l'oubli. Dans le cas des traumatismes reçus comme patrimoine, plus qu'une mise au travail du traumatisme, il y a nécessité d'une mise en histoire du passé pour comprendre le présent et construire un avenir autre que traumatique.

Conclusion : que peut le clinicien ?

Un aspect important des catastrophes naturelles est ce que Bacqué (2003a, 2006b) appelle le deuil post-traumatique. Les survivants des catastrophes naturelles ont non seulement failli eux-mêmes mourir, ils ont eu à voir et à vivre la mort tragique et violente de personnes connues ou inconnues, d'êtres chers, de parents, d'enfants, d'amis, etc. Outre la souffrance des personnes vivant avec ces deuils post-traumatiques, ils influent aussi sur les générations à venir par les alliances inconscientes intergénérationnelles et la transmission psychique. Dans de pareils cas, « la psychothérapie individuelle semble insuffisante... La reconnaissance nationale facilite le lien social, renoue les émotions aux représentations, donne le sentiment d'appartenir à un corps social » (Bacqué, 2006a, p. 363). Que peut alors le clinicien ?

Le clinicien doit être à l'écoute de l'histoire collective dans l'histoire singulière. Dans la rencontre clinique, il est important d'être à l'écoute de l'histoire singulière du récit collectif. Le clinicien témoin, à la fois réceptacle de ces récits, et ayant une fonction de moi auxiliaire, contribue à leur donner forme, les transformer, leur reconnaître du sens. Cela suppose à la fois une posture d'altérité et une disposition à faire partie du collectif.

Il est également important de travailler dans un méta-cadre global pour penser *l'ici et maintenant* de la relation clinique afin d'attirer et d'entendre l'actualisation de l'ailleurs et du lointain. La prise en compte de l'Histoire globale permet d'amener le « sujet singulier » à se déconstruire dans le Récit traumatique de l'autre, à développer sa propre narrativité, sa propre créativité sur un fond collectif. Co-construire avec lui et l'accompagner à prendre conscience de sa capacité à se construire avec d'autres, à se raconter et à se co-raconter. Il s'agit de co-tisser, à partir de l'histoire collective, une histoire singulière qui se désinscrit du non-sens, de la rencontre du réel de la mort, pour s'inscrire dans une communauté de sens où la résilience individuelle se ressource dans une histoire commune.

Le traumatisme, collectif et/ou individuel, est toujours une affaire d'après-coup. Nous sommes venus d'une scène où nous n'étions pas. Une image manque toujours dont l'histoire n'a pas encore été écrite.

Bibliographie

Altounian, J. (2000). *La survivance : Traduire le trauma collectif.* France, Paris : Dunod.

Altounian, J. (2005). *L'intraduisible : Deuil, mémoire, transmission.* France, Paris : Dunod.

Altounian, J. (2008). De l'élaboration d'un héritage traumatique. *Cliniques méditerranéennes*, 78, 7-22.

Auzas, V. & Jewsiewicki, B. (2008). *Traumatisme collectif pour patrimoine : Regards sur un mouvement transnationa*l. Québec, Laval : Les Presses de l'Université Laval.

Bacqué M-F (2006a). Deuils et traumatismes. *Annales Médico Psychologiques* 164, 357–363

Bacqué M-F (2006b). Du cadavre traumatogène au corps mort symboligène. *Etudes sur la mort*, 129, 59-68.

Bacqué M-F (2003a). Deuil post-traumatique et catastrophes naturelles. *Etudes sur la mort,* 123, 111-130.

Bacqué, M-F. (2003b). Abord et psychothérapie individuelle d'adultes et d'enfants présentant un deuil post-traumatique. *Etudes sur la mort*, 123, 131-141.

Bacqué M.-F., Haegel C. & Silvestre N. (2000), Résilience de l'enfant endeuillé, *Pratiques psychologiques*, 1, 23-33.

Byron, J. P. (2008). Le nationalisme haïtien et la mémoire de l'esclavage. In V. Auzas & B. Jewsiewicki. (Eds). *Traumatisme collectif pour patrimoine : Regards sur un mouvement transnationa*l (pp.187-198). Québec, Laval : Les Presses de l'Université Laval.

Cantin, L. (2013). Que peut la psychanalyse pour la gestion d'un traumatisme collectif ? *Revue haïtienne de santé mentale*, 3, 69-74.

Cyrulnik, B. (2004). *Parler d'amour au bord du gouffre*. Paris : Odile Jacob.

Cyrulnik B. (1999), *Un merveilleux malheur*, Paris, Odile Jacob.

Derivois D. (2012). L'hypothèse d'une résilience de l'Esprit et des esprits en Haïti. *Sciences croisées* #11 http://sciences-croisees.com/N11/Derivois.pdf

Devereux, G. (1972). *Ethnopsychanalyse complémentariste.* France, Paris : Flammarion

Devereux G (1967) *De l'angoisse à la méthode dans les sciences du comportemen*t, Trad. fr., Flammarion, Paris, 1980.

Devereux, G. (1970). *Essai d'ethnopsychiatrie générale.* France, Paris : Gallimard

Eyerman, R. (2008). *Assassination of Theo van Gogh: From Social Drama to Cultural Trauma*. NC, Durahm : Duke University Press.

Eyerman, R. (2001). *Cultural Trauma: Slavery and the Formation of African-American Identity*. UK, Cambridge: Cambridge University Press.
Flor, H. (2002). Phantom-limb pain: characteristics, causes, and treatment. *Neurology*, 1, 182-189.
Fouchard, J. (1988). *Les Marrons du Syllabaire*, Ed. Henri Deschamps.
Gunnestad, A. & Thwala, S. (2011). Resilience and religion in children and youth in Southern Africa. *International Journal of Children's Spirituality*, 16, 169-185.
Gunnestad, A. (2006). Resilience in a Cross-Cultural Perspective: How resilience is generated in different cultures. *Journal of Intercultural Communication,* 11. Retrieved from
http://www.immi.se/intercultural/nr11/gunnestad.htm
Ionescu, S. (Ed.) (2011). *Traité de résilience assistée*. France, Paris : PUF.
Ionescu, S. (2010). *Psychopathologie de l'adulte. Fondements et perspectives.* France, Paris : Belin.
Ionescu, S., Rutembesa, E. & Boucon, V. (2010). La résilience : perspective culturelle. *Bulletin de psychologie*, 510, 463-468.
Kaës, R. (2000). Traduire les restes, écrire l'héritage. In J. Altounian (Ed.). *La survivance : traduire le trauma collectif* (pp. 181-188). France, Paris : Dunod
Kaës, R. (2007). *Le singulier pluriel.* France, Paris : Dunod.
Kaës, R. (2009). *Les alliances inconscientes*. France, Paris : Dunod.
Kaës, R. (1993). *Le groupe et le sujet du groupe*. France, Paris : Dunod.
Kaës, R. (2010). *L'appareil psychique groupal*. France, Paris : Dunod.
Melzak, R., (1989). Phantom limbs, the self and the brain. *Canadian Psychology*, 30, 1- 16.
Métraux, J. C. (2004). *Deuils collectifs et création sociale*. France, Paris : La dispute.
Morin, E. (2005). *Introduction à la pensée complexe*. Seuil.
Moro, M. R., de la Noë, Q. & Mouchenik, Y. (2006). *Manuel de psychiatrie transculturelle : Travail clinique, travail social.* France : Grenoble, La Pensée Sauvage.
Moro, M. R. (2012). Trauma et cultures : De l'intime au collectif. In Y. Mouchenik, M. R. Moro & T. Baubet (Eds). *Les psychotraumatismes Cliniques et recherches contemporaines* (pp. 11-17). France, Grenoble : La Pensée Sauvage.
Quignard, P. (1994). *Le sexe et l'effroi*, Gallimard, 1994.
Tousignant, M. (2012). La culture comme source de résilience. In B. Cyrulnik & G. Jorland (Eds.). *Résilience : Connaissances de base* (pp. 137-151). France, Paris: Odile Jacob
Ungar, M. (2008). Resilience across Cultures. *British Journal of Social Work*, 38, 218- 235.
Ungar, M. (2011a). Community resilience for youth and families: Facilitative physical and social capital in contexts of adversity. *Children and Youth Social Services Review*, 33, 1742–1748.

Ungar, M. (2011b). The social ecology of resilience. Addressing contextual and cultural ambiguity of a nascent construct. *American Journal of Orthopsychiatry*, 81, 1-17.
Ungar, M. & Liebenberg, L. (2011). Assessing Resilience Across Cultures Using Mixed Methods: Construction of the Child and Youth Resilience Measure. *Journal of mixed methods research*, 5, 126-149. doi: 10.1177/1558689811400607
Utsey, S. O., Bolden, M. A., Lanier, Y. & Williams III, O. (2007). Examining the Role of Culture-Specific Coping as a Predictor of Resilient Outcomes in African Americans From High-Risk Urban Communities. *Journal of Black Psychology*, 33, 75- 93.

Partie 4
Corps, identités et changements

Le nécessaire retour vers des *formes affectivo-sensorielles* à partager et leurs transformations symbolisantes et subjectivantes[38] : Christelle Viodé

Introduction

Cette situation[39] dont nous ferons, ici, le récit illustre à quel point dans nos pratiques et dans nos rencontres avec les enfants, entre autres, il est indispensable d'observer ce qui se joue sur la scène de leur corps, observation que nous avons choisi de nommer *« observation sensorielle et enactante »* du côté de l'analyste en référence aux travaux de Serge Lebovici (1994) et aussi d'Esther Bick (1964). Dans notre dernier article (Viodé, 2016), nous avons souhaité rappeler nos expériences de recherches et thérapeutiques auprès d'enfants et de bébés atteints précocement, car elles nous apprennent que l'implication émotionnelle et corporelle de l'observateur est incontournable et indéniable. L'observation du bébé, l'observation de l'enfant, et l'observation de tout sujet finalement ne peut se faire sans la prise en compte de son *« contre-transfert corporel »* (Viodé-Bénony, 2007) bien sûr autrement mobilisé avec des sujets qui n'ont pas encore accès au langage ou qui se trouvent en difficulté de symbolisation. Nos pratiques plurielles et nos réflexions sur les débuts de la vie psychique ont maintenu et confirmé notre conviction sans cesse grandissante d'une part, de l'importance des formes sensorielles, sensorimotrices, sensorisonores, proprioceptives affectivement partagées dans l'avènement du processus symbolisant et du langage, d'autre part de l'existence de formes pré-narratives présentes très précocement comme nous le montre depuis fort longtemps l'observation des bébés malades ou non malades pour peu que nous soyons assez attentifs à leurs mouvements tant tonico-posturo-gestuels qu'affectifs partagés et éprouvés dans la relation, sur la scène du corps, des corps en relation.

Aussi, à travers le récit de notre rencontre avec Jim, nous voulons aussi démontrer et illustrer combien cette observation *« sensorielle et enactante »* est de fait, sollicitée, par les figurations corporelles qu'exprime cet enfant aux prises avec ses traumatismes et ses traumas.

---

[38] Texte remanié, paru dans Psychiatrie de l'Enfant (2017, 2, vol.61)

[39] Cette présentation est issue d'une élaboration clinico-théorique présentée lors de la première journée de travail du CEP[39] de Dijon sur le thème *« Traumatisme, Symbolisation, Narration »* organisée autour du Professeur Bernard Golse.

Le détour par des figurations sensorielles et corporelles

En accueillant Jim, 6 ans adopté à l'âge de 3 ans, nous sommes déjà impressionnés, séduits certainement par ce joli petit garçon, à l'allure élégante, droite, fière et imposante, au langage élaboré, précis, il se montre très courtois, avec cette exigence de *« bien se présenter »*. Il se déplace assez lentement pour marquer ses premiers pas dans la pièce prenant le temps discrètement d'observer les objets environnants et masquant certainement sa crainte. Dès cette entrée *« solennelle »,* il se dégage d'ores et déjà quelque chose : *« une certaine ambiance »* difficile à qualifier et à nommer d'emblée. Sans pouvoir nous le dire sur le moment, quelque chose de *« grave »* chez cet enfant est présent, *« de dramatique »* qu'il apporte avec lui et qu'il contient dans ce corps *« compact ».*

Intriguée par l'utilisation de ce mot qui semblait lui *« coller à la peau »* nous sommes revenus sur sa définition stricte pour lire dans le dictionnaire, *« dense » « absence d'espace »* tout en ressentant fort bien que cette séance ne serait déjà pas ordinaire nous demandant alors quelles qualités du médium malléable Jim allait choisir, utiliser, manipuler et comment nous pourrons *« créer du jeu pour et dans son corps »* ? Telles étaient entre autres nos propres préoccupations voire inquiétudes fondées aussi sur le récit qui avait motivé cette consultation où Jim avait mis à mal plusieurs adultes lors d'une crise clastique déclenchée par une remarque qu'il avait accueillie telle une offense narcissique déclenchant ses angoisses, ses terreurs et sa fureur *« inapaisables »*

Lors de cette première séance avec notre jeune patient plutôt bien musclé et véloce, notre *« préoccupation maternelle primaire »* (Winnicott, 1958) sera fortement sollicitée nous amenant à des interventions, à agir par notre corps de manière peu habituelle après 25 ans d'une pratique clinique riche et plurielle.

Pendant que Madame évoque le récit de vie de son fils, celui-ci est calme avec une présence silencieuse *« qui en impose »* et nous sommes captés par sa manière d'être *« dans et avec son corps ».* Il est assis par terre en face de nous près des jambes de Madame, il nous laisse imaginer qu'il fait l'expérience heureuse de sa sensorialité voire de sa sensualité, d'un autoérotisme nouveau peut-être ou qu'il cherche à réactiver et qu'il donne à voir, qu'il exprime sur cette scène corporelle. Il s'émerveille, il semble intrigué par ce corps dont il prend soin là, qu'il rencontre et avec lequel il se remémore tant de choses et rejoue peut-être des histoires corporelles avec d'autres, à l'orphelinat. Il prend plaisir à découvrir, à provoquer ses sensations et nous sommes bien sûr curieux et captivés par ce dialogue interne, sensorimoteur, subjectif en lien avec ses propres objets intériorisés… et il s'en raconte. Nous observons sa capacité d'être et de rester seul en notre présence et d'expérimenter, de créer et de découvrir. Tout se passe comme si le corps de ce garçon était un compagnon de jeu à lui-même et par cette *« chorégraphie corporelle »*, il s'offre ainsi la possibilité de découvrir quelques mystères auxquels il pourra accéder avec un accompagnement bien prudent et à son rythme au fur et à mesure des reviviscences sensorielles et perceptives que lui délivrera son corps.

Il est complètement centré sur son corps, absorbé par ce qu'il observe, un corps avec lequel il semble entrer en communication et s'approprier doucement. Lentement et prudemment, il expérimente certains gestes, il regarde ses mains jouer ensemble, il serre les poings, les dénoue, les met sur ses épaules, s'accroche, se balance, se berce. A d'autres instants avec des mouvements précis, il vérifie sa dureté, sa solidité, se tapote un peu, marquant une pause pour découvrir ce que cela va avoir comme effet. Ses mimiques sont touchantes, il ne masque pas ses surprises liées à ce corps qui lui répond, il est à l'affût de ses moindres sensations, et s'en amuse parfois, s'étonne comme l'indiquent ses haussements de sourcils. Il expérimente sa souplesse, sa mobilité, ses espaces de liberté aussi peut-être se tournant dans un sens puis dans l'autre, il étire ses bras, les rétracte. Ce dialogue corporel est rythmé par le discours maternel, mais il a aussi son propre rythme *« ses moments à lui, avec lui et avec son corps »* et nous sommes amenés à observer ces deux discours l'un maternel verbal, corporel avec son lot d'émotions et l'autre corporel, sensoriel *« sans son »*, chez cet enfant qui n'a pas envie d'investir d'autres objets que son corps et les mots présents dans cet espace produits par deux adultes qui le bercent, l'enveloppent et le contiennent peut-être.

Par ses figurations corporelles, nous réalisons avec étonnement que nous l'observons comme un bébé qui explore son corps, notre posture psychique est semblable à celle de nos observations de bébés, *« il nous a embarqués »*, notre attention est belle et bien flottante et *« quelque chose d'indicible à nous-mêmes »* a déjà touché. Embarqués et fascinés face à ce corps qui semble vouloir raconter ses traumatismes, s'en débarrasser, du moins nous le souhaitons, avec une chorégraphie qui se crée, se « *co-crée* » et se déroule au fil de nos rencontres. Dans un premier temps, Jim choisit de se raconter avec son corps uniquement et non de discourir même s'il manie subtilement et avec aisance les mots laissant d'ailleurs apparaître une qualité d'expression et un niveau de langage très avancé pour son âge, maniant très aisément les liens syntaxiques complexes. Quand il s'exprime verbalement il va à l'essentiel, *« avec des mots forts », « avec des mots qui sonnent juste », « avec des mots qui touchent », « qui percutent ».*

À cet instant de sa courte vie, il lui en est effectivement déjà arrivé beaucoup, une vie déjà avec son lot d'expériences traumatiques, parfois dévastatrices pour la vie psychique d'un enfant comme nous l'ont montré les travaux de

Guex (1973) et de Bowlby (1962). Il nous semble d'ailleurs important, ici, de rappeler leurs travaux sur les carences affectives car si les notions de traumas, de traumatismes sont désormais fréquemment utilisées et à juste titre, il n'en demeure pas moins que la notion de carences affectives doit rester aussi vivace dans nos pensées, dans nos travaux et dans nos observations. Les carences ne concernent pas seulement un temps lointain, de nos jours nous observons et travaillons avec de nombreux jeunes patients extrêmement carencés et leur impact sur la vie psychique démontre à quel point il est important de ne pas les éluder dans nos pratiques actuelles. Il est également essentiel de ne pas oublier, ni de minimiser dans ces situations d'adoption combien sont répétées déjà, avant l'accueil dans et par les familles adoptives, ces expériences de ruptures avec des figures d'investissement à un âge où ne devrait figurer qu'une continuité *« d'être ensemble »* ou de *« being with »* comme aimait à nous l'apprendre Daniel Stern (1989). Des épisodes de ruptures qui se mêlent à des histoires de vie terribles, violentes, *« chaotiques »* et bien sûr *« énigmatiques »* pour ces enfants qui se présentent aussi à leurs parents adoptifs avec toute cette part de vécu intense et de mystère.

Au moment où nous le rencontrons, nous faisons le constat que Jim a passé autant de temps avec sa maman qu'ailleurs…un ailleurs sans elle, mais avec d'autres, aux prises avec d'autres histoires, d'autres récits inscrits déjà bien précocement et dans son corps, dans leurs corps, individuel et groupal, et c'est peut-être ce que son corps raconte et dont il est à l'écoute dans cette observation minutieuse de son corps. Un récit sensoriel, sensitif, avec des mots qui ne se diront peut-être jamais et comme d'autres enfants, adoptés ou non, il devra faire avec ses pages sur lesquelles certaines lettres peuvent ne pas s'inscrire et entraver tout processus de symbolisation, de narration.

Des sensations partagées à leurs transformations symbolisantes et subjectivantes

Sans prévenir et d'un bond, il se retrouve sur le canapé. Satisfait de nous avoir surpris et fait peur, il se laisse tomber et il se met à ramper, *« comme le serpent »* dit-il, laissant penser aussi qu'il veuille ressentir chaque parcelle de son corps en contact avec cette nouvelle surface qu'il vient explorer, et dans une insistance de maintien d'une continuité entre ces deux surfaces. Il n'y a pas d'excitation, ce n'est pas sa quête, il cherche de nouvelles expériences, de nouvelles sensations, il fait connaissance en utilisant tout son corps pour *« sentir », « ressentir », « éprouver »*, découvrir *« corporellement »* ... seul avec cette surface en présence de l'autre qui le regarde. Il s'enroule dans la couverture, et se cache complètement, un jeu s'amorce, il réapparaît, se cache... une vingtaine de fois me demandant si nous le voyons. Au-delà du célèbre jeu du *« Fort-da »* de Freud (1920) qu'il met en scène, nous pensons à toutes les disparitions répétées, cumulées qu'il a subi et combien il a dû se sentir lui-même disparaître très précocement. Ces figurations corporelles surgissent au moment même où sa mère fait le récit de son abandon lorsqu'il était âgé de 18 mois dans un orphelinat par sa famille biologique, puis les visites qu'elle a pu faire pendant 18 mois avant qu'ils ne rentrent ensemble chez eux, enfin. Enfin, car tous les voyages de Madame pour rendre visite à l'enfant qu'elle allait adopter sont autant de séparations, de disparations cumulées dans la courte vie de ce garçon, 18 mois pendant lesquels il l'a vu s'approcher, s'éloigner, disparaître, elle aussi vers un ailleurs qui le questionnera beaucoup ultérieurement. Comment pouvait-il l'investir sereinement si jeune avec une telle discontinuité dans leur relation et comment construire au mieux ses propres objets, sa sécurité interne en lien avec son fantasme de scène primitive qu'il exprimera à maintes reprises en intellectualisant.

Son jeu nous touche et nous inquiète par les émotions que nous ressentons, essentiellement de tristesse, une tristesse qui s'accentue au fur et à mesure de ses figurations corporelles. Ce n'est pas un jeu de cache-cache habituel : l'ambiance est lourde, pas en raison du silence imposé, mais du fait bien sûr des affects dans lesquels nous baignons. Son corps raconte ce qui s'est passé là-bas et qui l'anime encore, cette ambiance qui *« lui a collé à la peau »* cherche-t-il à s'en défaire comme le serpent en pleine mue, lui qui semble animé d'une intelligence émotionnelle et relationnelle indéniable et d'une grande sensibilité. L'ambiance est effectivement à ce moment-là, *« sensationnelle », « captivante »*, elle pourrait presque faire peur, mais elle n'est pas dangereuse, il mène bien sûr la danse, les regards sont portés sur lui avec une attention intense et authentique. Nous sommes à ce moment-là en deçà des mots et il ne faut pas qu'il en soit autrement, dans un partage non pas d'affects, mais de sensations, d'impressions que nous découvrons, qui se créent ; partage qui nous laissera des traces à la fois singulières et communément partagées et ressenties. Sur ce fond sensoriel pourront s'inscrire alors et s'élaborer ces formes symbolisantes à visée subjectivante (Brun, 2014).

Madame évoque les plaintes de son fils à propos du manque d'attention des intervenants de l'orphelinat tellement les enfants étaient nombreux ce qui amenait Jim à s'échapper. À cet instant, Jim se tend, s'agite, son insécurité surgit et il est très gêné par les affects qui lui parviennent, qui le débordent, un peu sidéré, mais il les contient dans un premier temps. Il ne s'agit pas à ce moment-là d'une remémoration du souvenir de la situation ou des situations traumatiques, mais *d'un réveil des traces* dû à l'échec de ses défenses mises en place dans un premier temps. Le travail thérapeutique doit permettre alors et entre autres de les mettre *« au dehors de soi »,* « de les *expulser* » pour que le jeu des identifications/projections puisse s'actualiser, se relancer et « *s'échoïser* » (Roussillon, 2008). Sécurisé, il se met à se mouvoir doucement, il commence à mettre du jeu, il se rapproche et glisse la tête la première vers le sol nous amenant à ressentir de la peur. Peur qu'il ne se cogne trop fort et qu'il ne se fasse mal au vu de sa vivacité et de sa tonicité, mais encore une fois, sa gestualité est précise, naturelle et sûre. Mais un *« petit choc »* se produit, il nous regarde, et après un silence qui cette fois nous met en tension, en attente, il énonce *« çà a cogné un peu... »* en voyant notre inquiétude et notre impatience en raison de sa tête en bas depuis un moment trop long pour nous. Puis, après un autre moment de silence peut-être pour ne pas nous brusquer, il énonce très clairement *« Tu sais, de toute façon c'est le monde à l'envers dans ma tête »* et avant que nous puissions lui livrer une réponse, il poursuit encore plus clairement telle une injonction sur notre future mission, ses attentes, et notre travail ensemble *: « Il faudrait d'ailleurs me la remettre à l'endroit ! ».*

Devant sa demande émouvante, surprenante, nous restons sans voix, son ton est grave, triste, et il est inquiet de ce qu'il vient de dire et *qui nous percute*, il n'est pas dupe de l'effet produit sur nous, du vertige qui s'empare déjà de nous et encore une fois de nos affects de tristesse. Nous imaginons le parcours traumatique de cet enfant qui lutte entre autres pour ne pas s'effondrer, mais dont les mécanismes de défense, mis en place précocement, sont bien mis à mal pour le soulager de ses angoisses, de ses frayeurs, de *sa toute-puissance ravageuse* qu'il imagine et qu'il contient de peur qu'elle ne détruise son entourage d'une rage aux prises aussi avec sa sexualité infantile et son fantasme de scène primitive en jeu très rapidement dans les séances.

L'utilisation *« d'objets malléables »* comme voie d'accès à l'intersubjectivité
Pour Roussillon l'objet primaire apparaît comme un objet *« à et pour symboliser »* et les mises en scène de Jim confirment bien que les possibilités de symbolisation et de subjectivation ne requièrent pas uniquement du « *soutien* », de « *l'étayage* » de l'environnement, mais qu'il existe bel et bien un caractère historiquement crucial de la fonction subjectivante de la reconnaissance par *un autre sujet* permettant alors une fonction réflexive des réponses de l'objet aux émois, détresses et pulsions du sujet.
Lorsque Jim arrive à sa seconde séance, il énonce clairement à sa maman qu'il veut être seul, en affirmant autoritairement : *« c'est ma séance »* et il nous offre une plume : « *c'est léger et c'est doux* » dit-il doucement. Il investira la pâte à modeler comme médiation et il nous demandera de faire des bâtons de tailles différentes en se dévalorisant : *« ça casse tout le temps avec moi ».* Ainsi, il scrute chacun de nos mouvements, et nous éprouvons une certaine tension, *« observés à ce point »* ressentant une inquiétude surprenante en lien avec nos mouvements contre-transférentiels certes psychiques, mais en lien avec notre corporéité, qui est celle de risquer de ne pas le satisfaire et de risquer de le décevoir. Mais il exprimera toute sa capacité à se laisser surprendre, à s'amuser quant à force d'actions sur le morceau de pâte à modeler celui-ci se *« casse »* et là où nous attendions et redoutions des

manifestations de mécontentement et aussi d'angoisse, nous entendons un grand éclat de rire. Surpris, nous le découvrons alors *autrement*, l'ambiance est joyeuse et légère comme il l'avait annoncé avec cette plume et nos mimiques liées à notre état de surprise de n'avoir pas prévu que ces deux morceaux de pâte à modeler se sépareraient le soulagent beaucoup. Son amusement fait plaisir à voir, il rit de bon cœur, et nous sommes là spontanés dans ce jeu loin de bien des drames, à partager nos affects de joie dans un plaisir authentiquement ressenti, à nous émerveiller ensemble devant ces morceaux de pâte à modeler qui peuvent se *rassembler*, *s'unifier* de nouveau, après s'être *désunis*, *coupés*. Il est certainement soulagé de se sentir, de se ressentir en un seul morceau sans angoisse à cet instant lui qui s'est peut-être coupé de lui-même pour tenir face à l'impact percutant de sa courte de vie. Dans ce travail de liaison psychique sur fond de médiation par la pâte à modeler, ses réalisations concrètes figurent notre lien et tous les enjeux de ses processus psychiques objectaux et narcissiques sont certes mis à mal, mais ils sont prêts à se transformer avec cet enfant, créatif, aux ressources psychiques disponibles et importantes. La réflexivité primaire s'installe et l'on voit bien comment elle passe par toute une série de communications, la plupart infraverbales et inconscientes visant à ajuster de manière transmodale les mimiques, les gestes et les postures et avec eux les sensations et les états affectifs réciproques des deux partenaires du ballet de la relation première (Lucas Navarro, 2008).

Lors des séances suivantes, il prendra le rôle de magicien, sans baguette magique, mais avec un chapeau qu'il amènera se glissant dans la peau d'un magicien *« impérial »* très soucieux de réussir ses tours et très attentif à ce que l'autre le regarde. Il sera alors de nouveau silencieux et nous devrons être cet objet passif devant ce spectacle même si à quelques reprises il nous confiera et révélera ses astuces lorsque nous l'assisterons. Dans ses tours de *« passe-passe »* comme il les appelle, il a besoin de se mettre en scène, il a besoin de fasciner. Il nous montre son pouvoir magique et fait disparaître et réapparaître inlassablement les objets de façon répétitive scrutant les moindres réactions de notre visage, avec une hypervigilance contraignante, mais aussi dans un plaisir ressenti et qui le déborde, le pénètre parfois, ce qui le surprend le dérange même. Toutefois, Jim a des ressources psychiques et il utilise ce mécanisme qu'est le retournement passif/actif comme levier thérapeutique pour permettre ce partage d'affects dans la situation transféro-contre-transférentielle. Il va donc faire vivre et faire subir par ce mécanisme d'identification projective à cet *objet malléable* que nous sommes ce qu'il a vécu et qu'il n'a pu supporter, endurer ou qu'il ne veut plus endurer seul et qu'il avait tenté désespérément de neutraliser en lui. Du jeu peut s'installer progressivement du fait de cette *« échoïsation »* à partir de laquelle nous lui renvoyons, reflétons ses propres états internes.

Après ses tours de *« passe-passe » symbolisants*, il peut jouer, s'approprier et progressivement se représenter sa propre disparition. En effet, il s'est construit une cabane, avec les coussins qu'il avait attaqué à la première séance lors de notre séparation de fin de séance. Cet espace est devenu un véritable ventre maternel dans lequel il se réfugie, se cache, se protège duquel il sort et rentre librement, surgissant, bondissant, le tout toujours dans le silence. Il symbolisera *« sa »* naissance et l'ambiance est de nouveau *« étrange »*, avec *« ces choses »* difficilement nommables, mais bien présentes qui surgissent *« de lui »*, *« en lui »* qu'il peut figurer convoquant ainsi nos propres sensations aussi inconnues de nous. Le retour vers ce monde silencieux lui est nécessaire et il nous fait approcher, éprouver et baigner dans cet *« unisson symbiotique »* comme l'appelait Racamier (1992), duquel il s'extraira progressivement dans la mesure où ce passage par l'indistinction primitive servira à la constitution de cette différenciation Moi/objet et à sa subjectivation.
Expérience et appropriation subjectives qui lui permettront cette proximité corporelle qu'il expérimente dans une juste mesure et une juste distance. En effet, progressivement les séances suivantes ont été ponctuées par un rapprochement corporel lorsqu'il nous demandait de lui lire des petits livres illustrés mettant en scène une histoire qu'il choisira lui-même celle d'un couple avec ses deux enfants, lui qui vit seul avec sa mère. Certains récits le rendaient triste lorsqu'étaient évoqués des thèmes qui lui *« faisaient mal »* comme il disait et dont il ne voulait pas parler, mais il pouvait alors après des moments de silence exprimer et supporter d'être triste et de pouvoir en faire désormais l'expérience. Capacité à être triste en présence de l'autre qui est fondamentale pour l'évolution psychique de tout sujet et dans l'élaboration de ses deuils, de ses traumas. Lors de ces lectures, il nous surveillait aussi, il guettait la moindre de nos erreurs pour savoir si nous lui lisions *« pour de vrai »* les mots écrits et donc la *« vraie »* histoire. Parfois, à voix basse, il exprimait furtivement, doucement, inquiet, triste : *« tu sais des fois, je pense à là-bas quand même »*. Ces instants étaient très émouvants, très doux, très tendres, il était beaucoup plus calme, il se mettait à côté de nous, et faisait tout une série d'expériences de contacts corporels, s'assurant parfois que son contact non seulement ne nous détruisait pas, ne nous faisait pas mal, mais qu'il pouvait être agréable, doux et tendre. *« Un peau à peau »* nécessaire loin de toute excitation loin de tout chaos, de toute explosion et loin de tout arrachage. Il s'étonnait lui-même de ce qu'il ressentait, ému, confus parfois aussi, nous demandant même si nous n'avions pas peur de lui. Il nous dira d'ailleurs à voix basse, dans ces moments rapprochés, avec douceur et tendresse comme pour nous prévenir que ce calme pouvait ne pas durer *« Tu sais bien que je suis dangereux des fois »*. En effet, parfois il bondissait encore, et s'éloignait alors de notre corps, se cachait sous notre bureau un certain temps dans un silence nécessaire avant de revenir, de nous approcher de nouveau, doucement et très prudemment.

Nous voudrions terminer en soulignant que tout au long de cette prise en charge, et ce à chaque séance, quand nous ouvrions la porte, Jim était absent, seule Madame était présente sur le seuil et elle acceptait ce jeu consenti et impulsé par son fils de figurer son absence et de nous la faire subir. Encore une fois, il n'était pas là, il était ailleurs, un ailleurs où il se cachait, et surgissait, là où nous devions aller le *« chercher »*, *« le rechercher »*, l'appeler avec une inquiétude feinte qui l'amusait. Jeu bien sûr qui augurait chacune de nos retrouvailles où la manifestation de notre désir de le rencontrer était essentielle. Au moins, cette rencontre il la maîtrisait.

Conclusion

Cette situation spécifique liée à une filiation adoptive entre autres amène à considérer le travail psychologique qu'il serait nécessaire d'effectuer en amont du côté de l'enfant avant qu'il ne rencontre sa famille adoptive, elle-même aux prises avec les aléas d'un parcours bien souvent douloureux, nécessitant aussi parfois un accompagnement psychologique, pour favoriser leur *rencontre* qui serait suffisamment dégagée de leurs traumas respectifs.
Par ses propres ressources psychiques, par sa créativité, cet enfant âgé seulement de 6 ans investit préférentiellement et intensément sa narrativité sensorielle, et différents registres d'expressivité non verbale, corporels, mimo-posturo-gestuels, pour faire reconnaître et laisser aller *« au dehors de soi »* ses affects et partager ses expériences subjectives traumatiques mettant bien à mal son narcissisme et son identité qu'il serait illusoire de réduire à la seule situation objective de l'adoption. Affects qu'il est nécessaire de mettre au partage dans la relation à l'autre, dans sa dimension transférentielle afin de les appréhender dans leur dimension subjectivante et dans une visée symbolisante pour le sujet aux prises avec ses traumatismes, ses chaos, comme nous l'a enseigné Bernard Chouvier (1998).

L'observation, les thérapies avec le bébé et ses parents nous amènent à ce travail du - et des corps en relation et à ne pas privilégier et considérer uniquement le contenu langagier échangé lors de l'accueil parents-enfants puis de l'enfant. Il nous semble essentiel dans les cures d'enfants plus grands d'être encore sensibles à leurs expressions corporelle et sensorielle comme nous pouvons l'être d'ailleurs auprès d'adultes en analyse lorsqu'ils s'animent avec leurs bras, leurs mains par exemple ou quand celles-ci exécutent une chorégraphie spécifique sous nos yeux, lorsqu'elles racontent une histoire, accompagnant celle que nous écoutons. Nous pouvons percevoir à quel point notre contre-transfert corporel est un outil précieux pour appréhender l'expression corporelle, affective du fonctionnement psychopathologique de nos patients, quel que soit leur âge, et ainsi favoriser au mieux cette rencontre propice à la mise en sens puis en récits des *messages énigmatiques* qui assaillent tout sujet.

Ces narrations sensorielles, corporelles illustrent les propositions de l'existence d'un après-coup précoce (Golse et Roussillon, 2010) et la nécessaire réflexion autour des dispositifs thérapeutiques favorisant une continuité d'existence de Soi subjectivante et l'accès à la symbolisation pour que d'autres situations apparentées ne réveillent pas ces situations premières traumatiques avec leur impact encore désorganisateur.

Bibliographie

Bénony-Viodé C. (2007), Clinique du contre-transfert dans l'observation d'un nourrisson atteint d'une affection neuropédiatrique grave. *Psychiatrie de l'Enfant, 1 (1),* 5-27.

Bick E. (1964), *« Notes on infant observation in psychoanalytic training ». International Journal of psycho-analysis, n°45, 558-566.*

Bowlby (1962), L'anxiété de la séparation, *La Psychiatrie de l'enfant*, 6, (1), 317-335.

Brun A. et coll. (2014), Les formes primaires de symbolisation. Edition Dunod, Paris.

Chouvier B. (1998), Matière à symbolisation. Art, création et psychanalyse. Edition : Delachaux et Niestlé.

Freud S. (1920), « *Au-delà du principe de plaisir* », Essais de psychanalyse, trad. fr. Laplanche J. et Pontalis J.B, Payot, Paris, 1981, 41-115.

Guex G., (1973), Le syndrome d'abandon. 2e éd. PUF, Paris.

Golse B., Roussillon R. (2010), La naissance de l'objet. Edition PUF, Paris.

Lebovici S. (1994), Empathie et *« enactement »* dans le travail de contre-transfert. Revue Française de Psychanalyse, 58, (5), 1151-1561.

Lucas Navarro S., Pellet J., Lang F. (2008), Le concept d'objet primaire en psychanalyse. Après les origines, la source. *L'évolution psychiatrique*, 73, 203-224.

Racamier P.C. (1992), Le génie des origines. Psychanalyse et psychoses. Payot, Paris.

Roussillon R. (1997), La fonction symbolisante de l'objet. *Revue Française de Psychanalyse*, 2, 399-413.

Roussillon R. (2004), La Pulsion et l'Intersubjectivité. *Adolescence, 50, 4, 735-753.*

Roussillon R. (2008), Le jeu et l'entre-je(u). P.U.F., Coll. *« Le fil rouge »*, Paris, 2008 (1re éd.).

Roussillon R. (2008), « La perte du potentiel. Perdre ce qui n'a eu lieu », *Le Carnet PSY,* 2008/8 n° 130, 35-39.

Stern D. (1989), Le monde interpersonnel du nourrisson – Une perspective psychanalytique et développementale. P.U.F., Coll. *« Le fil rouge »,* Paris, 1989 (1re éd.)

Viodé C. (2016), Pour une *« observation sensorielle »* des *« formes sensorisonores »* à partager dans des situations cliniques extrêmes. Psychiatrie de l'enfant. Sous Presse.
Winnicott D.W. (1958), De la pédiatrie à la psychanalyse. Trad. Fr., Payot, Paris, 1969.

Inceste, trauma et croyances culturelles : Yahyaoui Abdessalem

Introduction

Nous animons depuis de longues années des consultations thérapeutiques d'appui à la parentalité en situation d'interculturalité, des dispositifs d'écoute jeunes filles et femmes issues de l'immigration, des thérapies familiales et de couples. Notre cadre est souvent dépositaires de souffrances psychiques, d'expériences traumatiques dont les étiologies et les manifestations s'organisent autour de représentations culturelles ou de croyances magico-religieuses. C'est chez les jeunes filles et femmes issues de l'immigration que les expériences traumatiques sont les plus nombreuses et les plus dévastatrices. Il s'agit essentiellement d'attaques brutales ou continues de la sphère intime, de l'identité, de l'intégrité psychique et corporelle dans un contexte d'isolement, de solitude et de grande détresse psychique. Mariages coutumiers/arrangés/ forcés, viols organisés, abus sexuels, inceste par le père ou le frère, violences physiques, morales incessantes constituent souvent des éléments récurrents des récits cliniques de ces femmes. La religion, les croyances magico-religieuses constituent, également, un recours très fréquent chez la majorité de celles-ci. Le but de cette contribution est d'interroger, à travers un cas clinique d'inceste et d'abus sexuels répétés, le recours à une croyance culturelle, en l'occurrence la possession, dans un contexte de stress post-traumatique et de montrer certaines spécificités de la prise en charge dans ce genre de situation.

Apports théoriques

1-État de stress post-traumatique

L'état de stress post-traumatique tel qu'il est présenté par le DSM-V concerne l'ensemble des états séquellaires consécutifs à l'exposition brutale directe ou indirecte d'un sujet à un événement traumatique extrême.

Il se décline en 8 critères diagnostiques :

L'exposition à proprement parler à l'événement traumatique.

La présence d'un ou plusieurs symptômes envahissants associés à un ou plusieurs événements traumatiques.

L'évitement persistant des stimuli associés à un ou plusieurs événements traumatiques.

Altérations négatives des cognitions et de l'humeur (amnésie dissociative, manque de confiance en soi et en les autres, crainte, culpabilité, honte, détachement…).

Altérations marquées de l'éveil et de la réactivité (irritabilité, colère, comportement irréfléchi, hyper-vigilance, difficulté d'endormissement...)
La perturbation dure plus d'un mois.
La perturbation entraîne une souffrance cliniquement significative ou une altération du fonctionnement social, professionnel ou dans d'autres domaines importants.
La perturbation n'est pas imputable aux effets physiologiques d'une substance ou à une autre affection médicale.
Du point de vue psychopathologique et clinique, trois dimensions, à prendre en considération, reviennent souvent dans la littérature :
L'étiologie traumatique et son corollaire l'effraction psychique altérant négativement les cognitions et la régulation émotionnelle.
Les souvenirs récurrents, involontaires, envahissants, sous diverses formes, du ou des événements traumatiques.
L'altération de la personnalité, les troubles associés ainsi que les conséquences psychosociales du traumatisme.

2-Trauma et Inceste

Les effets nocifs de l'inceste père-fille sont très largement traités dans la littérature psychopathologique. Les études mettent l'accent sur les liens entre passages à l'acte sexuel et promiscuité, les difficultés relationnelles avec les hommes, les tentatives de suicide, la dépression, l'anxiété, la toxicomanie, les plaintes somatiques, le sentiment de culpabilité, le sentiment d'impuissance, la fuite/l'évitement, les rapports au corps (Adams-Tucker, C. 1982 ; Beitchman, J. H., & al. 1991 ; Conte, J. R., 1985 ; Cyssau, C., 2005 ; Fischer, M., 1983 ; Herman, J. L., 1981 ; Justice B. & Justice, R., 1979 ; James, K. L., 1977 ; Kendall-Tackett, K. A. & al.,1993 ; Meiselman, K.C., 1978 ; Paolucci, E. O., & al., 2001 ; Peters, J. J., 1976 ; Rouyer M.,1988 ; Summit, R., 1983 ;).
La particulière destructivité du trauma incestueux réside dans son attaque des figures d'attachement et de leurs fonctions contenantes, pare-excitatrices, structurantes. Ce qui amplifie l'angoisse éprouvée c'est le sentiment d'isolement qui donne la conviction que le sauvetage est impossible, qui ouvre la voie à l'envahissement du moi par la terreur et qui soumet ce dernier à l'emprise de ses agresseurs. Ceux qui sont censés protéger se détournent, accusent, menacent ou sont eux-mêmes la principale source d'agressions sexuelles, les agents traumatogènes (Le père, la mère, les sœurs, frères...).
Plusieurs recherches ont mis l'accent sur l'importance du soutien positif du parent non-abuseur face à l'expérience traumatique vécue par l'enfant incestué (Hooper, C. A. 1992 ; Hooper, C. A., & Humphrey, C. 1998...).
Par contre si cette figure parentale est également défaillante, elle amplifie certains symptômes, car elle renvoie au chaos (Briere, J., & Elliott, D. M. 1994 ; Cohen, J. A., & Mannarino, A. P. 2000 ; Cyrulnik B.,1993 ; 1997 ; 1999 ; De Becker E. 2009 ; Hooper, C. A. 1992 ; Hooper, C. A., & Humphrey, C. 1998 ; Morisson, N. C., & Clavenna-Valleroy, J. 1998 ;

Thériault C., Cyr M., John Wright J. 2003). De manière générale, le niveau de soutien des figures parentales, de l'environnement à l'enfant, leur sensibilité par rapport à ses besoins, leurs capacités à contenir ses états émotionnels ont toujours constitué un baromètre pour prédire l'état de sa santé psychique et mentale de ce dernier (Winnicott D.W.,1969 ; 1984 ; 1988 ; Bowlby J. 1978, vol.1-2-3 ; 1979…).

3-Trauma et croyances :

L'étude systématisée des liens entre traumas et croyances culturelles ou des fonctions des croyances culturelles et religieuses au niveau de l'économie psychique individuelle, familiale et du couple ne semble pas préoccuper les cliniciens francophones. Il faut se tourner vers la littérature psychologique anglo-saxonne pour découvrir un intérêt ancien et toujours d'actualité pour ces problématiques (Ben Hadj-Lakhdar-Yahyaoui D., Yahyaoui A. 2014). Pour approcher les liens entre traumas et croyances, il faut faire un détour par les études sur le paranormal ou les expériences exceptionnelles dont les phénomènes de possession.

Ainsi plusieurs travaux ont tenté de dégager des hypothèses concernant les origines plus profondes de ces expériences exceptionnelles. Ils ont abouti à la conclusion que les personnes qui rapportent des expériences exceptionnelles sont en majorité celles qui cumulent le plus grand nombre de traumas. Le facteur essentiel mis en évidence est le lien entre traumas et expériences exceptionnelles. L'idée-force est que des traumas dans l'enfance mèneraient à la tendance à l'imaginaire, qui conduirait, à son tour, aux croyances et aux expériences paranormales (Wilson T., Barber T., 1983 ; H.J. Irwin H.J., 1992 ; Lawrence T.R., Edwards C., Barraclough N., Church S., Hetherington F., 1995 ; Perkins S.L., R. Allen R., 2006).

Hormis ces liens, ces auteurs et bien d'autres (Watt C, Watson S., Wilson L. 2007) ont mis en évidence des liens forts entre traumas, expériences paranormales et besoins de contrôle interpersonnel qui serait associé à l'anxiété. Les croyances et les expériences paranormales donneraient l'impression de garder le contrôle suite à des situations traumatiques.

D'autres études montrent que l'attitude superstitieuse, relevant du besoin de faire face au sentiment de perte de contrôle sur la situation ou sur la source de menace, permet de diminuer le stress éprouvé (Case, Fitness, Cairns, Stevens, 2004 ; Hergovich, 2001 ; Irwin, 2000 ; Jahoda, 1969 ; Keinan, 1994, 2002 ; Shapiro, Schwartz, Astin, 1996). Elle permet de renforcer le contrôle perçu et de réduire l'angoisse découlant d'un sentiment d'impuissance (Askevis-Leherpeux, 1989 ; Randall, Desrosiers 1980 ; Rudski, 2004 ; Sosis, Strickland, Haley, 1980). Par le recours à différents rituels superstitieux, en apportant une réponse pragmatique et en fournissant une illusion de contrôle, elle permet de moduler la tendance à s'inquiéter au quotidien (Keinan, 2002). Les précurseurs de la clinique inter/transculturelle ont déjà donné un sens et des fonctions à l'usage des croyances culturelles dans un contexte de profonde détresse psychologique. Henri Collomb pense que la bouffée délirante est « lutte contre la solitude et l'isolement. Elle est recherche de contact : — quête de l'autre par une nouvelle façade, tentative pour le rejoindre en s'identifiant à lui ou par la médiation des systèmes de représentation ; — quête de l'ancêtre ou des ancêtres par-delà la filiation et la parenté des *rabs* (Lebou-Wolof) ou des *pangool* (Sereer). Elle est, dans l'immédiat, une solution provisoire à l'angoisse et protège contre une désorganisation plus profonde. Au niveau social, l'expérience délirante assure la cohésion, renforce la solidarité et, dans une certaine mesure — aussi paradoxal que cela puisse paraître — elle protège contre le désordre. Elle est d'ailleurs prévue, tolérée, proposée ! [...] Elle reste dialogue, dialogue voulu par le malade, reçu par le groupe » (Collomb H., 1965 p.233–234.)

De son côté Devereux G. (1970) considère que les désordres ethniques s'enracinent dans des traumatismes idiosyncrasiques. Quand ces derniers dépassent un certain seuil, la culture est obligée de fournir des défenses dont l'une serait l'élaboration de « symptômes modèles » (telle que la possession) qui permettent d'extérioriser les désordres sous une forme standardisée et de les rendre contrôlables. « L'individu traumatisé peut chercher à échapper à ses difficultés par un usage abusif de matériaux culturels non déformés <...> ou encore en isolant certains traits culturels irrationnels qui peuvent servir à des fins symptomatiques sans distorsion préalable » (Devereux G., 1970 p.13).

De la théorie à l'illustration clinique

Le bref rappel théorique montre que l'inceste par le père en l'absence d'une figure maternelle protectrice peut engendrer un grave effondrement intérieur et une profonde détresse psychique. Face à ces expériences traumatiques, certaines personnes vont recourir aux croyances paranormales ou culturelles comme ultimes défenses face à l'angoisse dévastatrice et au chaos intérieur. Ce recours est d'autant plus facile quand la culture elle-même offre la croyance comme « un symptôme modèle » pour contenir le désordre intérieur et le contrôler. À travers le cas d'une patiente que nous appellerons Justine, nous présenterons les différentes dimensions psychopathologiques d'un stress post-traumatique en lien avec un contexte d'inceste et d'abus sexuel à répétition. Nous articulerons cette expérience traumatique avec les phénomènes de possession vécus par Justine et proposerons, comme déjà annoncé, la spécificité de la prise en charge dans ce contexte.

Cas clinique : Justine et ses esprits violeurs

Première rencontre avec Justine : un désordre ethnique !

Justine est arrivée à la consultation amenée en urgence par le médecin et l'infirmière de l'entreprise où elle travaille. Justine rentre dans mon bureau dans un grand état d'agitation physique et mentale. Le visage pâle, la bouche sèche, le regard hagard, les cheveux en bataille, les vêtements arrachés, Justine

ne cesse de ruminer à voix basse et à désigner de l'index la grande baie vitrée située derrière moi. Elle se tord comme pour éviter ou repousser des corps qui cherchent à faire intrusion dans le sien.
Le médecin présente l'objet de la rencontre. Il raconte que Justine occupe un poste dans un travail à la chaîne au sein d'une entreprise qui fabrique des pâtes. Brusquement, elle se met à s'agiter, à crier/rire et à bousculer tout ce qui l'entoure, arrêtant la chaîne et mettant en danger tout le système de production. Elle devient incontrôlable et lâche des phrases inintelligibles. Son état panique tous ses collègues. Tous ces derniers ainsi que le médecin et l'infirmière n'arriveront pas à la contenir. Il lui administre alors un calmant qui la fait dormir un court moment. Au réveil, elle continue à s'agiter, mais beaucoup moins qu'auparavant. Elle semble parler à des personnages fictifs qu'elle tente de repousser désespérément. Ces épisodes semblent récurrents, mais peu importants. Justine à l'habitude de se ressaisir rapidement et à finir normalement sa journée de travail. C'est la première fois que la crise a autant d'ampleur. Le médecin et l'infirmière décrivent une femme très respectueuse, très réservée, très solitaire qui manque rarement à son travail. Ils font état également d'une santé fragile traversée par des infections vaginales à répétition et un corps qui présente des griffures parfois profondes que Justine n'explique pas. Parlant de son carnet de santé, le médecin évoque une ovariectomie bilatérale très ancienne. Justice n'est pas suivie par d'autres soignants que le médecin et l'infirmière de son usine. Elle ne semble pas livrer d'autres informations que ce que son corps donne à voir.
Pendant la présentation de sa situation par le médecin et l'infirmière, Justine continue à s'agiter entre position debout et posture assise. Sa voix devient au fur et à mesure audible et s'adresse directement à moi. « Ils sont derrière vous, là, là, là…Ils rigolent, ils viennent… » De nouveau elle se met à se tordre comme pour se défendre et repousser des êtres invisibles qui cherchent à l'envahir. « Regardez tous ces esprits, regardez ! Derrière vous ! Ils passent par la fenêtre ». Surpris par ses paroles, je me retourne vers la baie vitrée derrière mon dos et réalise vite qu'elle a réussi à m'entraîner dans ces visions. Je commets alors un geste qui, tout en maintenant le contact avec elle, me ramène à ma fonction de psychothérapeute. Je l'informe qu'il me sera difficile de me retourner à chaque fois et je lui tends un paquet de papiers blancs, des feutres et l'invite à dessiner tous les esprits qu'elle réussit à capter.
Justine se calme et s'applique à dessiner un premier esprit qu'elle me tend immédiatement. Tout de suite après elle s'engage avec la même application, le même sérieux et le même rituel à en dessiner un second, un troisième, un quatrième, un cinquième et un sixième. Un semblant de calme s'installe. Justine arrête de dessiner. Quand je l'interpelle à ce sujet, elle me répond qu'ils sont repartis par la fenêtre. Chacun des dessins que Justine me tend est enfermé tout de suite dans le tiroir de mon bureau. Il s'agit d'un grand bureau métallique dont le bruit de la clé résonne fortement chaque fois que j'ouvre ou je ferme un tiroir.

Le temps de la séance écoulé, Justine manifeste des difficultés à sortir du bureau. Un nouveau rendez-vous est fixé avec elle, le médecin et l'infirmière la semaine suivante.
Pourquoi le dessin : Sur le plan empathique et de résonance interpersonnelle intersubjective, l'attitude régressive de Justine m'a renvoyée à l'image de l'enfant qu'elle était. Elle m'a rappelé les attitudes d'un enfant de 8-10 ans pour qui le dessin est un bon support pour canaliser son agitation et faciliter l'accès à son monde intérieur. Je me suis surpris en train de lui tendre le paquet de papiers sans aucune hypothèse clinique préalable. Avec du recul, je suppose que ce qui a percuté en moi de la manière la plus brute/primaire, c'est son côté infantile immature, inconsolable en quête d'un contenant. À défaut de la consoler par une attitude re-maternante, je lui ai proposé le support graphique et un geste de soulagement : j'enfermais à clé les dessins dans mon tiroir et lui faisais entendre le bruit métallique de la clé qui tournait. Comme pour calmer un enfant, je lui signifiais implicitement que la source actuelle de la peur est maîtrisée voire qu'elle est partie. Il s'agissait également d'entrer en contact avec elle pour lui exprimer ma préoccupation pour elle, la rassurer, la mettre en confiance, l'apaiser.

Seconde séance. Les esprits violeurs ou le corps en pâture :
Justine arrive seule à la consultation. Sa silhouette s'est modifiée par rapport à la fois précédente. Bien habillée, bien coiffée, le visage apaisé, Justine ne manifeste aucune agitation motrice, aucune allusion à des esprits rôdant dans le bureau. Elle prend le temps pour s'installer. Je lui fais part de mon apaisement de la voir dans cet état et connote positivement ce changement même s'il est de façade. Je lui demande de m'en dire le secret. Elle me raconte que cet état d'apaisement est atteint grâce à moi. J'ai réussi à emprisonner 6 esprits parmi les 10 qui la persécutent. Les 4 qui restent deviennent, de ce fait, gérables. Elle continue à décrire tout ce que les esprits lui font subir toutes les nuits et parfois nuits et jours : viols à tour de rôle, coups violents, griffures jusqu'au sang. Ils lui triturent le corps, lui arrachent les cheveux, lui déchirent les vêtements, lui respirent fort sur la figure...Leurs respirations lui coupent le souffle, leurs gémissements de plaisir lui font éclater le tampon. Elle tente de les chasser en les arrosant avec l'eau bénite, en brandissant plusieurs croix. Certains résistent à ses objets sacrés et ceux qui s'enfuient reviennent de suite à l'assaut.
Je demande à Justine de situer dans le temps le début de la rencontre avec les esprits. Elle fait remonter la première rencontre à une douzaine de mois. Je l'invite à se rappeler de sa vie avant cet épisode. Elle décrit alors une vie professionnelle bien rangée, une vie sociale vide et une vie affective chaotique. N'ayant pas d'amis, elle s'est retrouvée dans un groupe d'hommes d'origine africaine qui ont abusé d'elle en se la passant de l'un à l'autre, en la violant malgré des infections vaginales à répétition. Elle subissait passivement leurs assauts. Justine fait le constat, mais n'évoque ni souffrance physique, ni

souffrance psychique, ni sentiment de colère, de révolte comme si elle a décollé de son corps, comme si son corps s'est anesthésié par rapport à la douleur ou au plaisir.
A la fin de la séance, dans un mouvement d'empathie, je reformule à Justine toute la douleur qu'elle a endurée. Je lui dis que je la trouve comme un enfant laissé seul pour faire face à un monde pour lequel il n'est pas préparé ou par rapport auquel il a été fragilisé. Je lui signale que malgré tout, elle réussit tant bien que mal à résister à l'effondrement, à déployer des moyens qui lui maintiennent la tête hors de l'eau. Je lui signale également que si une personne endure autant, qu'elle n'arrive pas à trouver un équilibre qui la libère de vieilles angoisses ou d'esprits violeurs c'est parce qu'elle n'a pas réussi à se mettre pleinement en contact avec les sources de ses angoisses et les ressources personnelles et environnementales qui lui permettent de s'en sortir. Je lui confie qu'ensemble nous pourrions y arriver.
Avant de se quitter, Justine fait remarquer qu'elle n'a pas dessiné d'esprit, car aucun ne s'est manifesté pendant la séance. Elle s'inquiète de son sort face aux quatre restants. Je lui propose de les emprisonner par la parole en séance, par l'écriture ou le dessin chez elle. Je lui donne un paquet de papier et l'invite à tenter d'écrire ce qu'elle vit, ce qu'elle voit en situation, sinon le dessiner.

3e séance : L'innommable ou l'effraction psychique
Justine arrive fatiguée. Elle dit qu'elle a passé une nuit un peu agitée. Une part de cette agitation revient aux esprits, l'autre est liée à une grande difficulté d'endormissement. Beaucoup de scénarios d'horreur lui traversaient la tête, l'angoissaient, l'obligeaient à se lever et à allumer la lumière.
Je l'invite à revisionner ces scénarios et à en raconter le contenu. Elle parle de morts, de sang, de personnes qui la poursuivent et qui cherchent à l'étouffer… Je focalise son attention sur les images de sang et de mort et l'invite à associer dessus. Elle remonte dans son histoire à l'âge de 14 ans où elle s'est trouvée sur un brancard à l'hôpital de son île d'origine. Elle parle d'opération suite à du sang qui coule de son organe sexuel. On l'aurait anesthésiée, elle s'est réveillée avec le ventre ouvert et recousu. Ce début d'associations a donné lieu à une série d'autres associations qui sont aussi horribles les unes que les autres. Justine a été initialement violée à 12 ans par son propre père, un homme alcoolique qui a l'habitude des viols intrafamiliaux. Elle a été ensuite violée par d'autres membres de sa famille. Elle a accumulé les infections vaginales, elle a parlé de fibrome. Transportée à l'hôpital à 14 ans pour une infection très grave qui nécessite une intervention d'urgence, elle s'est trouvée dans le bloc opératoire à subir une ovariectomie bilatérale. Sans trop le situer dans le temps, elle rapporte un viol commis par un infirmier au moment de son hospitalisation. À sa sortie de l'hôpital, elle est récupérée par une tante.
Je l'invite alors à parler des personnes ressources qui ont été là pour elle ou qui auraient pu l'aider. Ni son père ni sa mère ne pouvaient la protéger. Elle parle d'une sœur plus âgée qu'elle, aussi malmenée qu'elle sans en dire plus.

Elle évoque par contre beaucoup de promiscuité, une ambiance familiale malsaine où l'alcool règne en maître pour briser les frontières du licite et de l'interdit.
Trois années plus tard, à 17 ans, sa tante l'a amenée avec elle en France métropolitaine. Elle a vite perdu la trace de cette dernière et ce fut le début d'une nouvelle galère qui l'a renvoyée dans les bras des hommes jusqu'il y a un an. Il y a un an l'envahissement par des esprits violeurs l'a détournée des hommes, car elle n'avait pas la tête à cela. Pire encore les esprits devenaient encore plus cruels chaque fois qu'elle tenait la compagnie à un homme.
Je rappelle à Justine que son récit me ramène de nouveau à l'image que j'ai évoqué les séances précédentes, d'un enfant sans protection. Enfant qui se trouve sans figure secourable, car les personnes censées le protéger sont celles-là mêmes qui ont abusé de sa fragilité d'enfant et qui constituent la source de sa souffrance.
La fin de la séance fut plus longue que d'habitude. Justine m'apprend que depuis un an elle passe ces week-ends à la rencontre de guérisseurs, d'exorcistes afin de l'aider à se débarrasser de ses esprits. Elle dépense beaucoup d'argent pour payer les déplacements dans différentes régions de France, pour payer les potions magiques, les amulettes, les bouteilles d'eau bénites et autres objets protecteurs. Elle me dit que depuis qu'elle vient me voir, elle souffre moins, elle se déplace moins et exprime sa crainte que ce qui se passe soit de courte durée. Ses déclarations m'ont troublé, car je m'apprêtais à lui annoncer que désormais notre prochaine séance n'aura lieu que dans un mois. Les vacances de Pâques assorties d'un déplacement à l'étranger pour 15 jours reportaient le rendez-vous à la deuxième semaine de mai. Je finis par lui passer l'information et l'invite à suivre les recommandations/conseils de la fois précédente. Je lui propose de continuer à emprisonner les esprits qui restent par la parole en séance, par l'écriture ou le dessin chez elle. Je lui donne un paquet de papier et l'invite à tenter d'écrire ce qu'elle vit, ce qu'elle voit en situation, sinon le dessiner.
4e séance : Des souvenirs ravivent le temps suspendu
Justine commence la séance en me commentant les deux dessins qu'elle vient de me livrer. Il s'agit de 2 esprits qu'elle a captés le soir même de la troisième séance. Elle les a enfermés dans une boîte où elle a l'habitude de ranger ses objets d'exorcisme : bible, eau bénite, croix, amulettes... ses semaines sont plus tranquilles, car elle se trouve face à 2 esprits, dont un qu'elle réussit à faire fuir chaque fois grâce à ses objets sacrés. Quant au second, il semble que rien ne le repousse, mais il n'est pas méchant. Ces 2 esprits sont rusés. Ils ne se font pas capturer.
Je lui demande si elle a bien profité de tout ce temps tranquille pour penser à elle, sortir, se faire des amis, repenser à son histoire. Elle dit qu'elle a beaucoup pensé à chez elle en Guadeloupe et qu'elle a découvert qu'elle n'y a pas pensé depuis qu'elle l'a quitté soit 20 ans. Durant 20 ans beaucoup d'événements se sont passés : son père, sa mère, sa tante sont décédés. Elle

s'étonne qu'elle n'ait pas été attristée par leurs morts. Elle téléphone une fois par an à sa sœur qui lui donne quelques informations qu'elle écoute à moitié. Elle dit qu'elle a découvert qu'elle est déconnectée de ce monde affectivement et mentalement. Elle se rappelle des plages, des odeurs de plantes. Elle raconte que sa sœur a construit une paillote qu'elle a transformée en restaurant. Elle ressent une certaine nostalgie pour chez elle, pour sa sœur. Des souvenirs d'enfance revivent malgré l'adversité. Une douce mélancolie s'installe dans sa voix qui en dit long sur la privation à laquelle elle est soumise.
Je l'invite à se laisser bercer par ces images, ces parfums rassurants, à en dire plus sur ses relations avec sa sœur. Invitation à laquelle elle répond favorablement. Justine va jusqu'à évoquer les veillées avec les voisins, à parler d'une ambiance communautaire, de petits déjeuners pris avec ses voisins. Une chaleur de vie remonte de très loin et vient forcer les verrous de l'oubli, chaleur que j'ai connotée positivement en rappelant que la vie reste plus puissante que les amis de la mort et qu'il y a toujours des gens avec lesquels l'amitié, le plaisir de vivre sont possibles.

5e séance : l'esprit amoureux :

Justine arrive à la séance en me livrant son prisonnier. L'un des 2 esprits rusés a été capturé. L'autre résiste. Il ne craint ni l'eau bénite ni la bible.

Un seul esprit désormais hante ses nuits, qu'elle adopte, qui l'amuse et qui lui fait du bien. On dirait qu'elle ne veut plus s'en séparer. Il vient la chercher au lit tous les soirs pour lui faire l'amour. Justine prolonge ces scènes d'amour et de tendresse qu'elle décrit comme agréables. Elle ne semble plus effrayée par la présence de l'esprit qui se confond progressivement avec le rêve et s'évanouit au petit matin en laissant chez elle à la fois un sentiment de plaisir et une attente des retrouvailles. Elle donne à penser qu'elle est en train d'accomplir un voyage perlaboratif de la douleur, de la déception. Les images, les éprouvés retrouvés chaque soir perdent de plus en plus leur caractère compulsif, répétitif, et semblent davantage témoigner de tentatives de renouer avec son corps, avec sa sensualité. Elle semble de plus en plus du côté du changement que du côté de la répétition.
Sur un mode humoristique, je fais remarquer que son esprit ne peut être chrétien. Il est peut-être juif, musulman ou païen. Justine fait vite le lien avec l'esprit musulman en l'associant avec un bel homme sénégalais dont elle était amoureuse, mais qui n'était pas content de sa vie. Elle a eu le plaisir d'être dans ses bras une seule nuit. Il est parti au Sénégal en lui promettant de revenir vers elle dès son retour. Justine pense alors que c'est peut-être lui qui lui a envoyé tous ces esprits pour la punir ou peut-être pour l'obliger de changer de vie. « Peut-être pour me garder pour lui ! »
Je lui signale que ce qui est important aujourd'hui, c'est qu'une part de rêve, d'humour prend place dans sa vie.

6e séance : La vie prend le dessus

Deux semaines se sont écoulées entre la 5e et la 6èmeséance. Justine se familiarise de plus en plus avec son esprit. Elle raconte dans les détails leurs relations amoureuses qui se déroulent désormais exclusivement pendant le sommeil. Il lui arrive de le rechercher quand elle se réveille la nuit et se rendort. Elle le présente comme un être doux, fin connaisseur de son corps, qui lui procure de grandes jouissances. Elle dit qu'elle se réveille souvent toute en sueur. Ces ébats amoureux lui font du bien, la calment, mais en même temps l'épuisent. C'est ainsi qu'elle cherche tout de même à se débarrasser de son esprit ou à calmer son ardeur. Elle associe avec une dernière rencontre. Elle vient de faire la connaissance d'une femme marocaine qu'elle a adoptée comme une amie. Elle s'est confiée à elle. Elles préparent ensemble un départ au Maroc à la fin du mois. Cette femme connaît un puissant marabout capable de la libérer de son esprit. Il lui fera peut-être venir son homme sénégalais. Elle m'informe qu'elle projette de partir en Guadeloupe dès son retour du Maroc. Elle a téléphoné à sa sœur qui accepte qu'elle vienne travailler avec elle dans son restaurant. Elle pense demander un congé sans solde, ramener des fonds pour aider sa sœur à améliorer l'état de son commerce. Elle dit languir ce départ, mais elle a besoin de passer par cette expérience au Maroc.

7e séance : Epilogue :

Après son retour du Maroc Justine est venue pour me parler de son séjour chez son amie marocaine. Elle garde un souvenir agréable de l'accueil qui lui a été réservé. Elle a fait d'agréables rencontres sans évoquer un quelconque passage chez un marabout. Elle est venue également pour me montrer son billet pour un départ très proche pour la Guadeloupe. Elle nourrit beaucoup de projets à travers ce retour au pays. Elle n'a pas manqué de me remercier pour le soutien que je lui ai apporté et toute la patience avec laquelle j'ai accueilli ses difficultés.

Je lui ai exprimé mon plaisir de la voir pleine de rêves, de projets, de vie.

Discussion.

L'effraction

L'enfant a besoin de s'appuyer sur ses parents, sur son environnement familial pour se développer, construire son identité, son rapport à son propre corps, son rapport aux autres, son rapport au monde. Les conditions optimales de développement de Justine sont bafouées. Le père fait abstraction de sa fonction de cadre, de contenant pour ravir à sa fille la vie qu'il a participé à lui donner. Il cherche à fabriquer un objet à la merci de ses pulsions sexuelles. Il lui livre la mort au lieu de la préparer à prendre sa part à la vie. Il brouille les frontières du licite et de l'illicite. L'effraction est insoutenable et elle le devient davantage par le fait que celui qui est censé la protéger aggrave son état d'excitation intérieure. Au lieu de jouer la fonction de pare-excitation, il la renvoie à un flux d'excitation où s'entremêlent doute, honte, culpabilité et peur. L'alcool, le chaos familial, une mère meurtrie par l'alcool et la violence du père, des frères qui la violent, aggravent chez Justine le sentiment de solitude et la perception qu'il n'y a pas d'issue pour son calvaire. Ce sentiment d'isolement face à une expérience de profonde détresse psychique marque la rupture partielle ou totale du lien de Justine avec les autres voire la rupture entre le dedans et le dehors relationnel. Ce qui devient traumatique c'est cette surcharge d'excitation, cet excès de stimulation qui submergent l'appareil psychique, débordent ses défenses habituelles et l'empêche d'effectuer toute activité de liaison et de mise en sens. Les capacités de régulation émotionnelle, d'auto-organisation face à l'insupportable sont alors dévastées la rivant dans un état de stress post traumatique.

La répétition :

La répétition renoue inlassablement avec l'acte inaugural. Dans un premier temps la répétition se joue à travers l'exposition récurrente de Justine. Elle se déconnecte de son corps et l'offre en pâture aux hommes. Elle reproduit à chaque rencontre avec un homme la scène des viols qu'elle a subis. Elle subit passivement leurs assauts aux prix de quelques infections qu'elles traînent plusieurs jours sans pour autant cesser d'être en contact avec les hommes.
Dans un second temps c'est sur un mode hallucinatoire brut que les souvenirs envahissent et le corps et le monde psychique de Justine provoquant désorganisation, terreur et grande agitation mentale et motrice.

Souffrance psychique et altération du fonctionnement social :

Indéniablement les événements traumatiques subis par Justine ont entraîné chez elle une profonde souffrance psychologique par rapport à laquelle elle a tenté tant bien que mal à maintenir un équilibre minimal. Des symptômes anxieux-dépressifs, de l'hyperexcitation somatique (agitation, angoisse) sont très présents dans ses récits. Alors que sur le plan professionnel Justine ne semble pas poser problème, sur le plan social, amical sa vie paraît chaotique. Elle ne fait état d'aucun soutien amical voire d'aucune présence d'amis proches ou lointains. Elle vivait recluse sur elle-même, sur ses blessures muettes. Sur le plan intime, elle montre de difficiles relations avec les hommes, difficiles dialogues physiques avec eux, car tout passe par le filtre d'un corps blessé, déconnecté de sa sensualité, d'une sexualité violée à un âge d'une grande fragilité, à un âge où le corps sexué commence à s'édifier. Pour aimer, désirer, il est important de s'aimer soi-même. Justine a retourné l'agressivité contre elle, contre son propre corps en le soumettant à des épreuves douloureuses, en l'offrant en pâture à des hommes en quête d'exutoire pour leurs pulsions bestiales et à des esprits qui lui arrachent la peau. Elle leur présente un corps anesthésié, paralysé incapable de prendre du plaisir dans sa rencontre avec le corps de l'autre.

Les croyances :

En accord avec la littérature, nous constatons que des expériences traumatiques vécues pendant l'enfance et l'adolescence précèdent les phénomènes de possession chez Justine. Ces croyances semblent remplir des fonctions de contrôle et de survie. Bien que Justine semble déconnectée de son corps, anesthésiée, la mémoire du corps travaille pour sa survie. Devant l'incapacité à se défendre, à dire non, c'est souvent le corps qui dit non, qui refuse. Devant l'insoutenable violence, devant l'effondrement prévisible par l'amplification des infections, devant des douleurs répétitives, sourdes et indicibles, l'arrivée des esprits donne à penser que le corps cherche une sortie de l'impasse. Le saisissement par les esprits à la place d'hommes rustres et insensibles à l'effraction de ce corps, semble offrir des opportunités pour sortir de l'emmurement. Désormais grâce aux croyances Justine sort du repli et sa douleur tombe sous le regard de l'autre. Son symptôme devient un objet d'échange, un prélude pour le soin. C'est également grâce aux esprits que Justine s'engage dans d'incessants pèlerinages l'amenant à sortir, temporairement, de sa solitude. Grâce au déplacement de la souffrance sur des croyances culturelles, Justine cherche désespérément à donner un sens à celle-ci. Grâce à des outils culturels (eau bénite, amulettes...), elle tente de maîtriser son angoisse. La dimension du contrôle s'illustre également et de manière magistrale à travers l'activité de dessin.

Spécificité de la prise en charge

Justine arrive à la consultation dans un état de grand désordre physique et mental. Son trouble doit être à la hauteur de la détresse psychologique dans laquelle elle est plongée. Lorsque la détresse est aussi profonde, l'attente d'un secours ne peut être qu'immense. Mais comment aider lorsque la sidération, l'effraction psychique a court-circuité l'appareil à penser, empêchant tout travail de mentalisation et faisant perdre au sujet l'usage de la parole voire rendant cette parole impossible ? Comment faire émerger cette parole quand la souffrance se saisit de représentations culturelles qui risquent de brouiller les cartes en détournant l'attention par rapport à l'origine du dysfonctionnement ? Comment articuler alors la dimension idiosyncrasique avec la dimension ethnique du symptôme ?

La psychothérapie a vocation de rétablir le sens des mots et à offrir au patient la possibilité de donner du sens à son histoire, à la reécrire autrement et, ce, à travers la mise en marche d'une activité narrative. Dans le cas de Justine, accueillir l'indicible de la souffrance, mettre en mot et élaborer le trauma suppose la reconnaissance et l'acceptation du double cadre qu'elle nous amène : celui de son intériorité psychique ou idiosyncrasique et celui des croyances collectives. Depuis longtemps, nous savons qu'il existe des liens interactifs entre individu/groupe/culture et qu'une représentation idiosyncrasique ou intra/intersubjective n'arrive à être formulée que si elle s'étaye sur d'autres représentations groupales et culturelles (Yahyaoui A.,

1988, 2010). Avec Justine, nous avons co-créé un néo-cadre dans lequel les étiologies culturelles du désordre peuvent être parlées en toute souplesse. Ce néo-cadre devrait permettre de libérer la liaison psychique à ses différents niveaux d'organisation (des affects, des représentations...). Il devrait faire fonction de passeur entre les deux rives et leurs espaces symboliques afin qu'un travail d'élaboration harmonieux puisse prendre place au niveau intra/intersubjectif sans compromettre les affiliations et les appartenances. Le fait d'avoir partagé des émotions, des pensées articulant croyance et subjectivité a permis progressivement l'évanouissement jusqu'à la disparition des esprits de l'espace de la séance. Le fait de cibler la dimension subjective du conflit, sans posture omnipotente par rapport à la croyance, a rendu possible la mise en processus de la chaîne associative et du travail de liaison concernant les événements traumatiques à l'origine de l'effraction psychique de Justine. Le corps commence alors à être habité par le psychisme et retrouve progressivement sa sensualité. Une gamme d'émotions devient disponible au sein d'une *unité corps-psyché* (Winnicott DW. 1990).

La reconnaissance du discours sur l'autre démarche de soin auprès des exorcistes et guérisseurs de tout bord a permis de différencier les espaces de parole et de les légitimer sans les confondre. Cette reconnaissance lui a permis de terminer le travail par un nouveau pèlerinage chez un guérisseur marocain tout en pointant tous les bénéfices que notre cadre a pu lui offrir. Il était certainement important pour elle de terminer ainsi pour rester en cohérence avec ses affiliations et ses appartenances. D'ailleurs, toute tentative de notre part pour disqualifier sa double démarche de soin n'aurait rien changé dans le rapport de Justine avec ses tradi-thérapeutes, mais aurait des effets très négatifs sur l'alliance thérapeutique que nous cherchons à établir avec elle.

Conclusion

La psychologie clinique interculturelle est une psychologie du sujet dans ses liens interpersonnels, dans ses mouvements intra et intersubjectifs et ce, dans un contexte d'exil et d'interculturation. Cette subjectivité peut être complètement submergée par des vécus traumatiques antérieurs réveillés, amplifiés et orientés par de nouvelles formes de stress liées à la situation migratoire tel que le stress acculturatif. La souffrance psychique peut alors s'exprimer à travers des croyances culturelles qui envahissent le cadre thérapeutique et risquent d'empêcher le processus de changement. La modélisation clinique des croyances culturelles comme expression/manifestation et support de vulnérabilités psychiques, d'intensité variable, et comme marque d'affiliation et d'appartenance, s'avère pertinente et productive dans la prise en charge aussi bien de l'individu seul, de la famille que du couple. Elle pourrait protéger le clinicien de l'acharnement contre le matériel culturel. Elle pourrait également le préserver des risques de sidération face à un matériel culturel dense, étrange, face à des manifestations mentales et/ou comportementales intrusives qui s'expriment parfois dans l'espace de la séance.

De la tentation de culturaliser les symptômes,
Du bricolage thérapeutique en usant d'objets, de rituels, de prescriptions relevant des compétences de tradi-thérapeutes créant ainsi une confusion des espaces voire une confusion des langues.

Quelle que soit la posture (l'approche/la lecture) choisie par le clinicien : inter ou transculturelle, le challenge consiste à se mettre en contact avec cette subjectivité en deçà de ces différentes formes d'expression. Le cas de Justine, à l'instar de plusieurs autres rencontres cliniques, nous le montre.

Par ailleurs, le postulat du rapport gémellaire, interactif et circulaire entre psychisme et culture nous aide à avoir une conception dynamique de la culture. Parce qu'elle est portée par un être en évolution, un groupe familial mutant, aucun système culturel ne peut être statique. Face au travail de changement imposé par le contexte migratoire, la double démarche de soin apparaît, pour certains patients, comme le parcours incontournable pour assurer la nécessaire négociation entre les besoins de reconstruction individuelle/familiale et les contraintes d'appartenance. Le clinicien se doit de respecter cette démarche afin de faciliter le travail de transformation et d'accompagner le processus de changement.

Bibliographie

Adams-Tucker, C. (1982). Proximate effects of sexual abuse in childhood: A report on twenty-eight children. American Journal of psychiatry. 139. 1252-1 256.

Becker (de) E., (2009). Inceste et facteurs de résilience. *Annales médico-psychologiques*, 167, 597-603.

Ben Hadj Lakhdar D., Yahyaoui A. (2014). Croyances culturelles : Facteurs de protection et d'affiliation familiales. *Le Divan familial*, 1,32; pp.103-121.

Beitchman, J. H., Zucker, K. J., Hood, J. E., da Costa, G. A., & Akman, D. (1991). A review of the long-term effects of child sexual abuse. *Child Abuse & Neglect, 16,* 101–118. Briere, J., & Elliott, D. M. (1994). Immediate and long-term impacts of child sexual abuse. *The Future of Children, 4(2),* 54–69.

Bowlby J., (1978), *Attachement et perte. L'attachement,* vol. 1. Paris, PUF. 1984.

Bowlby J. (1978), *Attachement et perte : Séparation, colère et angoisse*, vol. 2. Paris, PUF. Bowlby J. (1978). *Attachement et perte : La perte*, vol. 3. Paris PUF.

Bowlby J. (1979). *Amour et rupture: Les destins du lien affectif* (Trad., The making and breaking of affectional bonds). Paris, Albin Michel, 2014.
Brunod R., Angèle C., Cazenave B., H. Raso H. (2002). Enquête catamnestique de 55 expertises médico-judiciaires après viols incestueux. *Neuropsychiatrie de l'enfance et de l'Adolescence*, 50 ; 41-48.
Chahraoui K. (2013). 15 cas cliniques en psychopathologie du traumatisme. Paris Dunod.
Cherifi Z. (2008). Du traumatisme au lien psychique. *Pratiques psychologiques*, 14 ; 471–480
Cyssau C. (2005). Quand le corps perd la mémoire. L'évolution psychiatrique, 70, 3 ; 535-543
Cohen, J. A., & Mannarino, A. P. (2000). Predictors of treatment outcome in sexually abused children. *Child Abuse & Neglect, 24(7),* 983–994.
Collomb H. (1965). Bouffées délirantes en psychiatrie africaine. *Psychopathologie africaine*, 1, pp. 167–239
Condamin C., (2009). Trauma, résilience et mémoire du corps. A propos d'un cas d'enfant sexuellement maltraité, approche projective et théorico-clinique. *Bulletin de Psychologie*;62(5/503):457–66.
Conte. J. R. (1985). The effects sexual abuse on children: A critique and suggestions for future research. *Victimology*, 10, 110-130.
Cyrulnik B. (1993). Les nourritures affectives. Paris : Odile Jacob ; 1993.
Cyrulnik B. (1997). L'ensorcellement du monde. Paris : Odile Jacob ; 1997.
Cyrulnik B. (1999). Un merveilleux malheur. Paris : Odile Jacob
Devereux G. (1970). Ethnopsychiatrie générale. Paris Gallimard.
Ferenczi S. (1933). Confusion de langues entre les adultes et l'enfant-Le langage de la tendresse et de la passion. In : *Psychanalyse IV* (1927-1933), p. 125-138.
Ferenczi S. (1934) Réflexions sur le traumatisme. In: Psychanalyse IV (1927-1933), p.139-147.
Fischer. M. (1983). Adolescent adjustment after incest. *School Psychology International*. 4, 2 17-222.
Gabel M, Lebovici S, Mazet P. (1995). Le traumatisme de l'inceste. Vendôme: PUF.
Haesevoets YH. (2007) Resilience, maltraitance et perspectives therapeutiques : revue et approche critique. Bull de l'Action Enfance Maltraitée; 68:1–23.
Herman, J. L. (1981). Father-daughter incest. Cambridge: Harvard University Press.
Hooper, C. A. (1992). *Mothers surviving child sexual abuse.* New York: Routledge.
Hooper, C. A., & Humphrey, C. (1998). Women whose children have been sexually abused: Reflections on a debate. *The British Journal of Social Work, 28,* 565–580.

Irwin H.J. (1992). Origins and functions of paranormal belief: the role of childhood trauma and interpersonal control. *J Am Soc Psych Res*, 86, pp. 199–208.
James. K. L. (1977). Incest: The teenagers' perspective. *Psychotherapy: Theory, Research and Practice*, 14, 146-155.
Justice. B. & Justice. R. (1979). The broken fuhoo. New York: Human Sciences.
Kendall-Tackett KA, William LM, Finkelhor D. (1993). Impact of sexual abuse on children: a review and synthesis of recent empirical studies. Psychological Bull; 113:164–80.
Lawrence T.R., Edwards C, Barraclough N., Church S., Hetherington H. 1995; Modelling childhood causes of paranormal belief and experience: childhood trauma and childhood fantasy. *Pers Ind Diff*, 19 (1995), pp. 209–215)
Meiselman, K.C. (1978). Incest: A psychological study of causes and effects with treatment recommendations. San Francisco: Jossey-Bass.
Morisson, N. C., & Clavenna-Valleroy, J. (1998). Perceptions of maternal support as related to self-concept and self-report of depression in sexually abused female adolescents. *Journal of Child Sexual Abuse, 7(1),* 23–40.
Paolucci, E. O., Genuis, M. L., & Violato, C. (2001). A meta-analysis of the published research on the effects of child sexual abuse. *The Journal of Psychology, 135(1),* 17–36.
Perkins S.L., R. Allen R., (2006) Childhood physical abuse and differential development of paranormal belief systems. *J Nerv Ment Dis,* 194, pp. 349–355. Peters, J. J. (1976). Children who are victims of sexual assault and the psychology of the offenders. *American Journal of Psychotherapy*, 30, 398-421.
Rabeyron T., Chouvier C., Le Maléfan P. (2010) Clinique des expériences exceptionnelles : du trauma à la solution paranormale. *L'Évolution Psychiatrique,* volume 75,4, pp.633-653
Rouyer M., (1988) Conséquences de l'abus sexuel à l'égard de l'enfant. *Perspectives psychiatriques* ;14(4) :256–8 27.
Summit, R. (1983). The child sexual abuse accommodation syndrome. *Child Abuse & Neglect.* 7. 177-193.
Thériault C., Cyr M., John Wright J. (2003). Facteurs contextuels associés aux symptômes d'adolescentes victimes d'agression sexuelle intrafamiliale. *Child Abuse & Neglect;* 27; 1291–1309.
Watt C., Watson S., Wilson L. (2007). Cognitive and psychological mediators of anxiety: evidence from a study of paranormal belief and perceived childhood control. *Pers Ind Diff,* 42, pp. 335–343
Wilson T., Barber T. (1983). The fantasy-prone personality: implications for understanding imagery, hypnosis, and parapsychological phenomena. Sheikh A.A. (Ed.), *Imagery: current theory, research, and application*, Wiley, New York, p. 340-390

Winnicott D.W. (1969). De la pédiatrie à la psychanalyse. Paris, Payot.
Winnicott D.W. (1984). *Déprivation et délinquance*. Paris, Payot 1994.
Winnicott D.W. (1988). *La nature humaine*. Paris, Gallimard, 1990.
Yahyaoui A. (1988), Consultation familiale ethnopsychanalytique et cadre intercul-turel : le discours à double voie (voix) ou le secret de Polichinelle, *Perspectives Psychiatriques,* 27e année, 13 / III ; 204-214.
Yahyaoui A. (1994). *Destins de femmes et réalité de l'exil.* Grenoble, La Pensée Sauvage.
Yahyaoui A., Ben Hadj-Lakhdar D., Dubrez H. (2006). Mariage arrangé et relation mère-fille : La honte en partage. In *Perspectives psychiatriques* vol.45, n°2, 142-150
Yahyaoui A. (2010), *Exil et déracinement, thérapie des familles migrantes,* Paris, Dunod.
Yahyaoui A., El Methni M., Ben Hadj-Lakhdar, Gaultier S. (2010). Vécu et représentation de la sexualité à l'adolescence. Etude comparative auprès de 134 adolescentes issues de cultures influencées par l'Islam et de cultures influencées par le christianisme. In *Neuropsychiatrie de l'enfance et de l'Adolescence,* volume 58,3,132-139.
Yahyaoui A., El Methni M., Ben Hadj-Lakhdar, Gaultier S. (2013). Acculturative processes and adolescent sexuality: A comparative study of 115 immigrant adolescents from cultures influenced by Islam and 115 French adolescents from cultures influenced by Christianity. *International Journal of intercultural Relations,* 37, 28-47.

Le père transsexuel, sa femme et leur enfant : Un corps se transforme pour donner naissance à un nouveau corps : Pr Ouriel Rosenblum

Introduction

Dans ce chapitre, nous allons introduire une situation paradigmatique empreinte de nouveauté : un premier corps se transforme pour aller à la rencontre de ce corps désormais autre, afin de fabriquer un nouveau corps. Ces pratiques de fabrication des corps, dans lesquelles s'engage le psychanalyste face à ces nouvelles familles, vient réinterroger nos conceptions, voire nos croyances, sur la construction de l'identité de genre, en lien avec l'accession à la parentalité. Tout d'abord, de qui parle-t-on, au sein de ce dispositif mis en place à la fois par le législateur, l'endocrinologie, la chirurgie, et la biologie de la reproduction ?
Une personne transsexuelle féminin vers masculin (Female to Male, FtM) est une personne qui, ayant un corps de femme, se sent une identité d'homme, et demande une réassignation de son sexe, par une transformation hormono-chirurgicale et un changement d'état civil. Ensuite, cette personne peut jouir de toutes les prérogatives liées à son nouveau sexe. Ainsi, la loi française lui reconnaît la possibilité de se marier avec une femme. Le couple étant stérile par absence de spermatozoïdes chez cet homme, ils ont le droit de demander une Aide Médicale à la Procréation pour infertilité, comme pour tout autre couple hétérosexuel. Au départ, les Centres d'Étude et de Conservation des Œufs et du Sperme (CECOS) ont été réticents à la leur accorder, craignant que l'homme transsexuel ne puisse être un père adéquat et que l'enfant n'ait pas un développement psychosexuel normal, en particulier, en ce qui concerne son identité sexuée. C'est dans ce contexte que le CECOS de Cochin Port-Royal, à Paris, a initié un programme d'insémination pour ces couples en 1999. La prise en charge comprend deux entretiens obligatoires, stipulés dans la loi, avec des psychanalystes, psychologue ou bien psychiatre formé à l'approche psychanalytique familiale et de couple. Ces rencontres sont un préalable qui permet au couple de situer le désir d'enfant au sein du parcours de ces hommes et femmes et de proposer un lieu où peut se déposer l'histoire de ces sujets, prélude à une transmission en tant que futurs parents.
Nous proposons, à partir de ces entretiens, d'analyser la dynamique du couple à la lumière de la transformation corporelle de genre, de tenter de définir la spécificité du choix d'objet amoureux et les caractéristiques de la transmission auprès de leurs futurs enfants. Pour des raisons évidentes de confidentialité, le nombre de couples étant très restreint, il nous est impossible de déployer toute la teneur d'un entretien, mais nous tenterons d'offrir une représentation

des problématiques rencontrées. Nous allons, tout d'abord, tenter d'éclaircir les différents termes, tels que l'adjectif sexué et l'identité sexuée, pour nous permettre de sortir de la confusion entre genre et sexe. Pour cela, nous nous référerons aux travaux de Colette Chiland, chercheur reconnu dans ce domaine.

Plaidoyer pour une terminologie

Pour cette auteure, l'adjectif « sexué » est réservé à la distinction entre les sexes, et l'adjectif « sexuel » à la conjonction des sexes. L'identité « sexuée » peut être considérée sur trois plans : biologique, psychologique et social, ce qui peut faire le partage entre l'illusion et la réalité dans le cadre du changement de sexe. Par ailleurs, les adjectifs qui correspondent au sexe sont : mâles et femelles, et les adjectifs qui correspondent au genre sont masculins et féminins.

Lors des processus de changement d'identité de genre chez les transsexuels, les transformations hormono-chirurgicales changent l'apparence corporelle et permettent d'authentifier légalement le nouveau genre social. Elles comportent l'ablation d'organes sains, constituant une mutilation au regard de la loi et ne peut être établie que par une nécessité médicale thérapeutique dûment certifiée. Les soins, que le transsexuel reçoit, doivent figurer dans une nomenclature médicale qui s'appuie étonnamment sur des classifications psychiatriques, pour être remboursés, dans la mesure où il n'existe pas de signes biologiques et physiologiques patents. Le DSM V propose le terme de gender incongruence, alors que la World Professional Association for Mental Health insiste sur la notion de « dysphorie de genre » signifiant une souffrance psychique. Mais pour les militants intersexes, il ne s'agit pas d'un trouble, récusant les termes de Disorders of Sex Development, mais une variante, avec le souhait d'éliminer la distinction de genre inscrit dans l'état civil.

Un transsexuel est un transgenre, en ce qu'il veut changer de genre social, mais il veut, en outre, une marque corporelle de ce changement de genre qui en fasse un changement de sexe, il demande, par conséquent, une transformation hormono-chirurgicale. Tenant compte de la nécessité d'une nomenclature pour être remboursé, C. Chiland (2011) propose comme dénomination : Problèmes de santé liés au genre, au sexe, à la procréation et nécessitant des soins médicaux.

Selon C. Chiland (1989), *le thème transsexuel*, c'est la déclaration du sujet d'avoir un corps du sexe qui lui a été assigné à la naissance, mais une âme de l'autre sexe prisonnière dans ce corps, de conserver le vivant inanimé, là où l'excès d'animation le mettrait en péril, en conséquence de quoi, il formule *le vœu transsexuel* qu'on mette son corps en harmonie avec son âme, par les hormones et la chirurgie.

Qu'en est-il de la possibilité pour un transsexuel reconnu par la loi, de légaliser une union dorénavant placée sous le sceau d'une hétérosexualité avec un enfant à la clé ?

Transsexualisme et possibilités légales de fonder une famille

Se marier est possible, mais avant d'envisager un mariage civil, le changement d'état civil est requis, avec la rectification de la carte d'identité, l'extrait de l'acte de naissance ne contenant pas la mention du jugement par le tribunal de grande instance. Par ailleurs, l'État français considère que seul le sexe mentionné sur l'acte de naissance, qu'il ait été rectifié ou non, compte. Par conséquent, un mariage hétérosexuel est tout à fait possible, le sexe de naissance ne sera pas mentionné ni aux témoins ni durant la cérémonie.
Après le changement de l'état civil, l'homme social et psychologique et sa compagne peuvent avoir recours à une insémination artificielle avec donneur anonyme (IAD) dans le cadre du Centre d'Etudes et de Conservation des Œufs et du Sperme humains (CECOS) du Centre de Biologie de la Reproduction de la maternité de Cochin Port-Royal à Paris. Les dons sont limités aux couples hétérosexuels, mariés ou vivant maritalement depuis au moins deux ans et étant en âge de procréer. Les délais sont d'un à deux ans en moyenne, mais toute la procédure est prise en charge intégralement par la Sécurité Sociale. Avoir recours au don de sperme respecte l'anonymat de tous, au nom de la reconnaissance de l'enfant à sa naissance. Par ailleurs la paillette qui sera choisie pour la fécondation, est sélectionnée de façon à posséder les caractéristiques physiques (taille, couleur des cheveux, des yeux) et biologiques (groupe sanguin) les plus proches du futur père.

Situation au CECOS de l'hôpital Cochin Port-Royal

Depuis 1999, ce CECOS a ouvert un programme pour l'insémination artificielle avec donneur de la compagne d'un homme d'origine transsexuelle (« transman ») qui a suscité des réticences, discutées dans un comité d'éthique, avec l'interrogation sur la santé mentale du transman, sa capacité à être père, sur la possibilité de la construction d'une identité sexuée chez l'enfant. Depuis 2000, une cinquantaine d'enfants sont nés, et ils sont suivis dans le cadre d'une recherche jusqu'à la fin de leur adolescence. Dans la mesure où ce travail est en cours d'élaboration, en collaboration, tout d'abord, avec le service de la psychiatrie de l'enfant de l'hôpital Necker-Enfants Malades, puis avec le service de psychiatrie de l'enfant et de l'adolescent de l'hôpital de la Pitié-Salpêtrière, et n'a fait l'objet que d'une publication préalable (C. Chiland *et coll.*,2013), nous nous attarderons davantage sur les conditions d'accueil de ces couples dans le cadre du CECOS, au sein de la consultation proposée par l'un des deux psychanalystes du service de la biologie de la reproduction de l'hôpital Cochin-Port-Royal à Paris.

Le protocole du CECOS prévoit de recevoir ces couples dans les mêmes conditions que tous les autres couples en demande d'IAD, avec deux particularités supplémentaires : à l'entretien psychologique est ajouté un deuxième entretien avec un psychiatre psychanalyste, coutumier de cette situation, et il est proposé aux futurs parents un suivi prospectif des enfants à naître, sans que cela prenne un caractère obligatoire, dans le but d'offrir des possibilités d'ouverture aux mêmes prestations dans tous les 22 CECOS régionaux en France. Les bons résultats de ces premières études viennent réinterroger les a priori légitimes et la compréhension de la construction de l'identité sexuée.

Au cours de ces entretiens médico-psychologiques préalables, une attention particulière est accordée sur les informations que les futurs parents accorderont à leurs enfants à la fois sur les modalités de conception et l'histoire du père. En effet, du fait du parcours du père, l'entourage familial de celui-ci est habituellement informé de sa transformation et témoin de son passé de petite et jeune fille.

Existe-t-il une particularité de ces couples ?

Les hommes que nous avons rencontrés se sentent attirés par les femmes, de leur point de vue, ils se considèrent comme des hommes hétérosexuels, leur sexualité est par conséquent gynécophile, selon les suggestions de Diamond (1999).

Leurs compagnes pouvaient se considérer, quelquefois, comme un garçon manqué, se chercher en tant que femme vis-à-vis d'un partenaire, mais elles reconnaissent pleinement leurs compagnons comme des hommes qu'elles ont souvent accompagnés lors de leur parcours de transformation. Peux t-on, comme le remarque Chiland, affirmer qu'il ne s'agit pas d'une sexualité de type lesbien ? Notre opinion est loin d'être faite et nous pouvons, pour l'instant, formuler quelques remarques qui ne doivent pas être le prétexte de quelque généralisation que ce soit. Souvent les compagnes nous disent qu'elles se sont construites en tant que femmes accomplies, avec l'étayage de la construction corporelle de leur compagnon. Celui-ci prend valeur de modèle aux yeux de sa compagne qui va s'appuyer sur le caractère visible, à la fois, de la perte des attributs extérieurs de la féminité et les gains des signes de virilité obtenus par l'hormonothérapie. Ces hommes ont l'allure d'un homme viril et portent souvent barbe et moustache, attributs masculins par excellence qui signent indiscutablement la marque visible de leur transformation achevée, perçue immédiatement par le commun des mortels, le doute n'étant plus permis.

Les termes les plus souvent entendus, concernant le caractère de leur compagnon, sont la gentillesse, l'attention portée à l'autre et la compréhension allant jusqu'à la fusion. L'état antérieur de jeune fille éprouvé par son compagnon venant justifier, chez sa compagne, le fait de pouvoir se sentir

particulièrement comprise de lui. La sexualité étant jugée satisfaisante en raison, essentiellement, de cette entente à la fois psychique et physique partagée par les deux partenaires.
Selon Chiland et notre propre expérience, ces hommes ne rejettent pas la distinction de genre et veulent simplement être reconnus comme appartenant au genre et au sexe masculin. La revendication concernant leur parcours et le désir de reconnaissance vis-à-vis de leur état ne nous sont pas apparus comme un élément prégnant de leur discours.

L'accession à la paternité

Les futurs pères et les pères en exercice rencontrés s'identifient volontiers aux valeurs conférées à la paternité traditionnelle, mâtinées d'une appétence à s'occuper de leur très jeune enfant, tout en demeurant proches des préoccupations liées au partage des tâches ménagères. Un père idéal en somme, l'accès à la paternité venant couronner le parcours de ce changement d'identité, mais également authentifier socialement sa position, en prenant une place symbolique, se situant dans une posture affiliative de transmetteur de son masculin patiemment construit. Mais on peut également présumer que ce futur père, dans l'échange avec son enfant, qu'il soit fille ou garçon, sera attentif à l'enfant qu'il était jadis, pris dans un malaise indicible alors. On peut noter que les futurs pères désirent avoir des filles aussi bien que des garçons et qu'ils considèrent comme leur responsabilité d'homme de se prendre en charge, ainsi que leur famille.

Quelle fiction peut être transmise ?

Lorsque l'on pose la question aux couples d'une éventuelle transmission au futur enfant de l'histoire de ses deux futurs parents, la plupart d'entre eux ne trouvent pas les mots adéquats pour le dire, confrontés au malaise sans vocable de l'enfance des futurs pères. Ceux-ci veulent gommer leur passé d'enfant, où ils étaient perçus comme une fille, et valoriser, telle une nouvelle naissance, peut-on parler ici d'auto-engendrement ? : leur fonction paternelle, aboutissement d'une nouvelle filiation double, la leur et celle de l'enfant futur. Souvent, ils ont détruit les traces physiques et symboliques tels que les photos, souvenirs et documents les représentant en tant que fille. Ils préfèrent s'en remettre à l'énoncé d'une fable médicale dans laquelle, une erreur de la nature aurait été corrigée par la médecine par deux fois, la première, en le pourvoyant en attributs mâles, la deuxième en proposant des graines que le futur papa n'avait pas. Nous percevons ici, le rôle que ces couples font jouer à la médecine, figure mythique contemporaine à partir de laquelle on peut puiser les récits à partir des fantasmes originaires. À partir de ces observations, nous éprouvons la nécessité d'élaborer quelques considérations d'ordre psychodynamique, afin de s'extraire de l'éternelle question du normal et du pathologique qui, selon notre expérience, n'offre pas des éléments de compréhension suffisants, de nature à appréhender la complexité de la construction de l'identité sexuée et ses avatars.

Problématiques

Selon Chiland (2011), les êtres humains soumis au principe de non-contradiction de leur inconscient et au primat d'un sexe unique sous le sceau du phallique, sont embarrassés par la distinction entre les sexes et déclarent que ce qu'ils manipulent n'est pas une réalité biologique, mais un artéfact social. Quand il s'agit de procréer, doit-on privilégier la réalité biologique, alors qu'elle est niée pour la constitution de l'identité sexuée ?
Selon Nahon (2003), ce thème transsexuel constitue peut-être une tentative d'auto-guérison, entreprise radicale d'un individu qui, se découvrant dans l'incapacité d'assumer le sexe assigné à la naissance, et l'identité sexuelle qui en est le corollaire, cherche à se protéger de cette catastrophe intérieure dont il doit se prémunir. Celle-ci se manifeste fréquemment sous la forme d'un vécu dépressif, d'angoisses massives accompagnées parfois de pensées suicidaires à l'adolescence au moment de l'apparition des règles tant redoutées. Le sujet va, alors, forger un acte décisif, à partir de la transformation corporelle de la post-adolescence, permettant à sa parole d'advenir. Comme si l'action sur le corps constituait le prologue indispensable au déploiement du fantasme, la chair devait se substituer à la psyché pour lui restituer un pouvoir animique, non plus limité à la seule demande de transformation. Cette posture découle de la théorie sexuelle infantile qui affirmerait que la différence des sexes se réduirait à la présence/absence d'un seul et même appendice, seules la soustraction ou l'addition d'organes permettent le passage d'un sexe à l'autre. Ici, la chair se substitue à la psyché pour mieux l'animer, son corps ne ferait que suivre ce que son rêve, depuis l'enfance, lui dessinait.
Dans une surenchère spéculaire, c'est souvent aux stéréotypes sociaux liés à la répartition la plus traditionnelle des rôles féminins et masculins, que nos futurs pères transsexuels aspirent. Craignant l'imposture, ils prétendent devenir père au décours de leur transformation, le vocable « père » se doublant d'une physionomie masculine, affirmant que l'ordre sexuel est soumis à l'apparence, que la filiation et la généalogie s'ordonnent selon le désir du sujet. On perçoit, ici, que la paternité exerce ici une figure assomptive et achevée du devenir homme. La femme, radicalement autre, est le témoin, dans la rencontre amoureuse, de la transformation corporelle d'un corps désirant pour elle. La construction du couple faisant écho à l'édification d'un corps à la fois sexué et gendré.
L'enfant à venir, provenant d'un organe mâle et viril en état de marche d'un autre homme, auquel le futur père peut puiser une imago identificatoire, atteste d'une tentative de transmission fictive par l'entremise d'une famille idéalisée sous le sceau du narcissique phallique.

Ouvertures

La problématique transsexuelle introduit au basculement des catégories en vigueur dans le champ psychanalytique, déstabilisant les représentations acquises et contraignant à cette théorisation sexuelle qui transcende les différences, une valeur d'opérateur de pensée. Pour nous, thérapeutes de couple et de famille dans une perspective psychanalytique, il nous apparaît fondamental d'accompagner ces sujets désireux de fonder une famille, dans un souci leur permettant d'être des acteurs à part entière des processus de transmission. Dans une perspective de causalité psychique, on pourra toujours retrouver une explication à l'origine du mal-être de l'assignation de sexe et s'offusquer du changement de sexe dans sa réalité, en affublant le sujet transsexuel du sobriquet de déni de la réalité, en confondant la structure psychique avec la stratégie mise en place par la fille aux prises de son envie de pénis. De même, il est aisé de faire porter à la médecine le poids de la responsabilité de cette transformation avec, en prime, la possibilité de devenir père. Mais il est nécessaire de garder à l'esprit que ces familles sont surtout désireuses d'accéder à une normativité et s'affilier en tant que parents, figures identificatoires pour leurs futurs enfants. Peut-être qu'une des perspectives de recherche clinique offertes par cette situation, concernerait davantage la façon dont une femme tombe amoureuse d'un homme en construction, reprenant ici le l'éternelle question « que veut une femme ? ». Nous pourrions alors, une fois encore, être enseignés sur l'alchimie des rapports qui régissent, au sein de la rencontre amoureuse, les corps des adolescents transformés par la puberté.

Bibliographie

Chiland C. (1989), Homosexualité et transssexualisme, *Adolescence,* 7, 1, 133-146.

Chiland C. (2011), *Changer de sexe, illusion et réalité,* Paris, Odile Jacob.

Chiland C. (2011), Troubles liés au genre, les mots et les réalités, *L'information psychiatrique*, 87, 4,

Chiland C., Cordier B. (2000), Transsexualisme, *E.M.C., Psychiatrie, 37-299-D-20,* 11p.

Chiland C., Clouet A.-M., Guinot M., Golse B., Jouannet P., Revidi P. (2013), Pères d'un nouveau genre, Psychiatrie de l'enfant, 56,1, 97-125.

Diamond M. (1999), Pediatric management of ambiguous and traumatized genitalia, *The Journal of Urology,* 162, 1021-1028.

Nahon C. (2003), Les transsexuels : d'une certaine vision de la différence, *Cahiers de psychologie clinique*, 1, 20, 217-230.

Un regard transculturel sur l'hypnose francophone contemporaine : Pr Antoine Bioy

Introduction : un contexte multi-déterminé

Nous proposons dans ce chapitre un regard sur l'hypnose contemporaine sous l'angle transculturel, entendu comme une interrogation de ses particularités en fonction d'un environnement socio-culturel donné, celui de la culture francophone dans ce premier quart du 21e siècle. Dans ce contexte, l'hypnose est comprise comme une pratique médiée par le corps. Qu'entendons-nous par là ?

Pour parler de médiation, quatre aspects nous semblent nécessaires :

- Un espace de jeu qui est aussi un espace de co-création. La dimension du jeu est en effet fondamentale, car elle marque une fluidité suffisante pour jouer entre réel et imaginaire, processus internes et externes, etc. À notre sens d'ailleurs, tout travail psychothérapeutique a pour fonction de redonner une capacité de jeu au patient[40]. Ceux qui sont dans cette capacité de jeu, ou la retrouvent, sont dans le changement. Lorsque cette capacité n'est pas évidente pour celui en souffrance, elle demande à être suscitée et accompagnée avec un thérapeute qui installe le cadre pour se faire et co-construit avec le patient.

- L'installation d'un continuum entre le corps du patient et ce qui est travaillé[41]. La médiation installe une prolongation de soi au-delà de soi : une peinture, de la pâte à modeler, etc. Même dans le cas où nous parlons de médiation corporelle, c'est-à-dire d'un travail autour de la corporalité du patient et par ce dernier, ce corps doit passer un temps par une extériorité avant de revenir vers soi et de s'y fondre. Ainsi dans l'hypnose, ce sont les perceptions sensorielles qui permettent l'entrée en état de conscience modifiée (fixer son attention sur les bruits alentours, les points de contact entre le corps et le siège, un élément visuel et pourquoi pas en mouvement tel le désuet pendule, etc.) ; état qui resitue le corps du sujet au centre d'un jeu perceptif qu'il finit par intérioriser de façon si intense que plus aucune limite ne sera perceptible entre sa corporalité et l'environnement.

---

[40] Difficile de résister au bon mot de dire que le travail autour du « jeu » permet celui avec le « je »

[41] Cette idée rejoint la notion de medium malléable au sens de Marion Milner

- Un état de transse favorisant la créativité. La fonction centrale de l'état de conscience modifiée que nous venons de citer n'est pas de créer du thérapeutique, mais de faciliter le processus dont on attend des effets thérapeutiques. L'état de transe est ce moment où le sujet se laisse aller dans une perception des choses telles qu'elles sont sans plus les réfléchir. L'image du pilote automatique est sans doute limitée comme toutes les images voulant rendre compte d'une expérience complexe, mais elle n'en est pas moins assez proche de la réalité : il s'agit de se laisser traverser par la situation, jusqu'à ne plus guider la main qui tient le pinceau sur la toile, mais de la laisser se mouvoir librement, en état d'acteur-spectateur d'une situation qui nous transcende. Il s'agit du musicien qui laisse sa main effleurer sa guitare jusqu'à ce qu'un accord vienne à lui, du sportif qui laissera son coup partir dans une forme de stratégie non consciente, de mathématicien qui aura quitté sa table de travail et dont la résolution de l'équation lui viendra alors qu'il marchait vers un rendez-vous, etc.

- La régression, du fait même que la médiation convoque des modalités relationnelles apprises précocement, et que la situation de jeu, de bascule réel/imaginaire, etc. actualise des capacités infantiles.

Dans le cadre thérapeutique où l'hypnose s'utilise, la sensation devenue mouvement se trouve porteuse d'un sens, ce que Roustang nomme alors « geste ». Nous aimons bien ce mot, car nous l'entendons aussi au sens de « chanson de geste » : un récit poétique, celui que le patient va construire à propos de son expérience et de son histoire.
Le mouvement psychologique permettant le changement est connu dans le cadre des médiations, il s'agit de suivre le cheminement suivant : perception, sensation, représentation / métaphorisation, subjectivation. Nous avons travaillé ailleurs sur l'importance des métaphores dans le cadre des suivis hypnotiques, qui permettent précisément une mise en représentation des perceptions travaillées avec le sujet (Bioy & Keller, 2009).

Comme toute analyse, celle que nous proposons est à comprendre dans un cadre particulier, que nous tâchons à présent de caractériser en trois points :

- Une « société du psychosomatique », autrement dit, un environnement dans lequel il n'a jamais été autant question d'aller vers l'illusion d'une médecine holistique, dont les théories intégreraient les différents niveaux de lecture de ce qui définit l'humain. Nous parlons d'illusion d'une part, car il serait difficile de concevoir une science et/ou un art qui épouse à la fois la globalité tout en maintenant un niveau d'expertise singulier. D'autre part, comme le montre Keller, le simple fait de poser la question de la psychosomatique est déjà une impasse imposée par le langage, car l'on ne peut à la fois désigner des instances distinctes (la « psyché » et le « soma ») et prétendre qu'elles sont un tout indissociable (Keller, 2006).

- Celle d'un rejet ou en tout cas d'une défiance vis-à-vis de la médecine allopathique, au profit d'une médecine perçue comme « douce », sans effet secondaire, dont l'hypnose est perçue. Également, un intérêt croissant pour la question de la prévention en santé se note, et la médecine allopathique est mal identifiée comme pouvant y répondre.

- Celle d'un réinvestissement de la nature en tant que principe bon et source d'équilibre pour le sujet. Notamment le renouveau des pratiques chamaniques, mais aussi une part plus importante de la « conscience écologique » montre cette préoccupation pour un équilibre du sujet dans son écosystème.

Une forme de médecine traditionnelle a toujours accompagné le développement d'une médecine moderne, plus interventionnelle et allopathique. À notre sens, l'hypnose occupe cette place de médecine traditionnelle dans les sociétés occidentales au moins francophones. L'hypnose serait donc cette scorie, ce « reste » d'une pensée magique acceptée en tant que pratique, car ses effets sont étudiables par « l'Evidence Based Medecine » (ce qui constitue un compromis avec le savoir médical « objectif et scientifique »).

La nature de l'hypnose et hypothèse de travail clinique

L'hypnose désigne un processus mêlant à la fois un état de fonctionnement psychologique, l'état hypnotique, et une modalité relationnelle singulière. Ces deux dimensions réunies donnent une pratique qui autorise une personne à jouer de ses perceptions, à créer un réel différent, et à faciliter une flexibilité psychologique et une fluidité des processus qui autorisent le changement. L'hypnose existe dans le domaine du spectacle, du développement personnel / philosophie de vie, et du thérapeutique dont il sera question ici. Ces trois domaines, utilisant un fond technique identique, se distingue par la formation de l'hypnopraticien, les objectifs poursuivis, et la nature de la relation qui unit chacun des deux partenaires de l'expérience hypnotique.
L'hypnose n'est pas le seul état de transe identifiée. Il s'agit de la dénomination moderne et occidentale pour un processus thérapeutique que l'on retrouve aussi sous d'autres dénominations dans des environnements culturels différents et à des époques variables. Si l'hypnose se forge au 18e siècle, on retrouve des traces de pratiques utilisant les états de transe depuis les pratiques thérapeutiques les plus ancestrales.
Parce que l'hypnose met à jour et joue intentionnellement sur des dimensions non spécifiques du soin (suggestion, pouvoir de l'imaginaire, gestion du cadre, poids des métaphores...) nous avons proposé depuis quelques années

de voir l'hypnose comme « un effet placebo structuré », autrement dit un fait relationnel avant tout, qui doit ses effets à toutes les dimensions qui concourent à faire de la présence d'un professionnel un facteur d'influence majeur vers le changement ; présence adressée à un patient en capacité de faire de cette influence un levier thérapeutique pour lui.
Pour dire encore autrement les choses, l'hypnose s'appuie certes sur un état de conscience modifiée, mais ce qui rend caractérise l'hypnose en tant que pratique est qu'elle est un fait relationnel qui mobilise l'intelligence du corps, dont les vertus peuvent être préventives ou curatives. Il n'existe d'individu qu'au travers de la relation, et en ce sens l'hypnose propose une réécrite de soi au travers du lien relationnel à l'autre, lien réel (praticien physiquement présent) ou imaginaire (praticien intériorisé). C'est aussi dans ce lien que la réalité pourra être retravaillée.

Assez tôt, la perception d'une hypnose immédiatement bienveillante et maternelle ne nous semblait pas correspondre à la réalité clinique des patients que nous suivions, ou dans les échanges en intervision avec les collègues hypnothérapeutes. Nous allions plus volontiers vers une perception telle que déjà le marquis de Puységur le décrivait au 18e siècle (1784-85), à savoir une relation d'abord du côté du paternel qui a ensuite vocation à se « maternaliser ». Nous entendons par paternel une demande de prise en charge plus axée du côté du dirigisme, où l'autre sait et « impose », où sa parole doit « couler en soi » dans un mouvement incontestablement du côté de la régression, comme nous y reviendrons. Ainsi, le patient attend que le praticien perçoive et corrige ce qui fait souffrance, sous couvert d'un processus de transe perçu comme une forme de sommeil réparateur, un peu comme il existait il y a quelques années les cures de sommeil, en psychiatrie. Ainsi, quelques demandes de patient à notre endroit, ici retranscrit : « *je ne veux pas voir un psychologue, je veux voir un hypnotiseur* » ; « *combien de séances vous faut-il pour que je ne sois plus dépressive?* » ; « *je vais m'endormir, ne plus être là, et vous allez m'enlever ma douleur* » ; « *j'ai été toxicomane, je suis alcoolique, j'ai un problème avec le jeu, je suis violent avec ma mère et donc je veux devenir quelqu'un d'autre, que vous fassiez disparaître ce qui fait que je suis comme cela* ».
Ainsi, nous formulons l'hypothèse que les patients qui formulent une demande d'hypnose sont à la recherche d'une forme de « possession correctrice » : un lien à l'autre qui ferait intrusion en eux, puis contiendrait, et enfin qui libérerait par une parole déposée en soi.

Représentations sociales de l'hypnose

Nous citons généralement en référence une très jolie étude de Gandhi et Oakley (2005) qui consistait en la comparaison entre deux groupes à qui on demandait des mêmes tâches à réaliser, précédées d'une induction hypnotique. Sauf que si l'on disait bien à l'un des groupes qu'il s'agissait d'hypnose, à l'autre on disait qu'il s'agissait de « relaxation » (on ne prononçait donc pas le terme d'hypnose, alors que le script d'induction était bien le même dans les deux cas). L'étude montre une supériorité d'effet dans le groupe 1 (« hypnose » nommée), bien supérieure à celle dans le groupe 2 (« relaxation » nommée). Puisque la méthode était la même dans les deux groupes, c'est bien la nomination différente qui explique l'écart[42]. Si les auteurs ne donnent pas l'explication de ce phénomène, nous posons en ce qui nous concerne l'interprétation que l'écart est à trouver dans le fait que le terme « hypnose » convoque des représentations fortes qui peuvent aller dans le sens de plus grands effets thérapeutiques. Cette singularité ne concerne que l'hypnose et non ses pratiques cousines ou dérivées : sophrologie, relaxation, training autogène, pleine conscience, etc.

Ces représentations d'une hypnose « puissante » appartiennent à l'histoire de l'hypnose qui - depuis le 18e siècle - souligne les effets importants de cette approche, parfois en lien avec une dimension mystique forte (capacité de sortie du corps pour voyager sur différents plans et lieux, régression dans des vies antérieures, etc.). Sa pratique est couramment associée à une forme d'influence jusqu'à l'emprise, où le sujet perdrait son libre arbitre et se verrait imposer la volonté d'un autre tout puissant. Déjà Freud relevait qu'il fallait sans doute voir la dimension thérapeutique de l'hypnose nichée dans cette représentation forte de la relation hypnotique. « Une vision passéiste ! » pourrait-on rétorquer, à l'époque où la science banalise l'usage de l'hypnose dans le champ thérapeutique, jusque dans les hôpitaux. C'est – selon nous – minimiser deux aspects importants :

- Les hypnotiseurs de spectacle, très présents sur la scène médiatique, perpétuent cette image d'une hypnose puissante où un sujet se trouve avili par un autre. Le schéma classique est maintenant connu, habituel, sans avoir pour autant perdu de sa force : fascination par le regard et la voix autoritaire, possession du sujet qui se retrouve en position de « somnambule sous contrôle », manifestations de cette possession hypnotique par le changement d'identité, une désorientation, une chute, l'immobilisation du corps…
- Les images préférées par les médias pour parler de l'hypnose en santé sont les pratiques de bloc opératoire, fascinantes au sens premier du terme pour le public de non-initié et qui là aussi renforce l'idée de quelque chose de magique et de puissant. Idem pour les études avec IRM, où l'on « pénètre » dans le crâne… Est-ce si banal que cela ? Pour notre part nous y voyons des équivalents de l'hypnose de spectacle dans les effets obtenus auprès du grand public : une fascination pour le pouvoir de l'autre « sachant » ou « savant », comme on voudra.

---

[42] Un troisième groupe (contrôle) avait également été constitué.

Dans une très intéressante recherche, Descloux et Grosjean (2012) montrent qu'y compris auprès d'un public de professionnels en santé (psychologues, psychiatres, soignants, médecins, etc.) l'hypnose était perçue comme un phénomène menaçant, fantastique, s'adressant à des faibles d'esprit, mais utile en médecine. Ces résultats ont été obtenus dans différents pays de nature culturelle pourtant variée (Chine, Inde, Australie, États-Unis…). Le schéma ci-dessous, issu de leur travail, offre une synthèse de ces représentations actuelles.

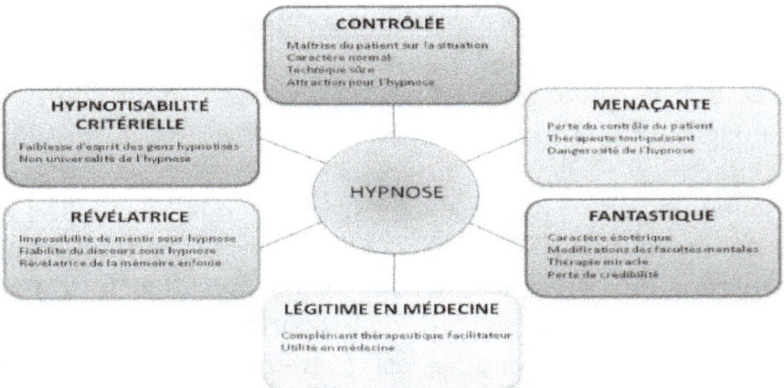

Tableau 2. Carte heuristique résumant les représentations face à l'hypnose.

En ce qui concerne la France, nous analysons actuellement les résultats d'une étude que nous avons piloté avec Pierre de Oliveira et Baptiste Lignier (université de Bourgogne Franche-Comté), dont les premiers résultats vont dans le même sens.

La fascination hypnotique

Il est intéressant de noter que ces représentations fortes sont également entretenues par l'imaginaire associé à l'hypnose dans toutes ses représentations fantasmagoriques : le vampire qui possède ses victimes par les yeux, la sirène qui par sa voix attire dans ses filets pêcheurs et aventuriers, la méduse qui pétrifie par le regard, etc. Ces représentations sont apprises très tôt, car l'hypnose est présente sous cette version caricaturale y compris dans les dessins animés pour enfant. Citons bien sûr le serpent Kaa dans le livre de la jungle, mais aussi la capacité « hypnose » de plusieurs Pokemon, qui consiste en un pouvoir qui endort, entre autres exemples. Tous ces personnages exercent une « fascination » sur leurs victimes, ce terme de « fascination » possédant une étymologie très signifiante comme le rappelle Michaux (1985) : « *Au Moyen Âge, « fascinum » est le nom donné aux représentations sculptées du phallus qui sont au centre de cultes religieux extrêmement anciens centrés sur la fécondité. Ces représentations étaient fréquemment portées autour du cou pour lutter contre le mauvais œil (le regard désirant et destructeur de l'autre) afin de protéger la puissance virile et la fécondité de ceux qui les portaient. Ainsi la « fascination » apparaît initialement liée au signe « phallique ». Elle désigne l'effet qu'a sur la conscience du sujet l'exhibition de la puissance sexuelle de l'autre, un effet paralysant et désorganisateur. Le mot, en s'élargissant, paraît se généraliser à tout ce qui, dans le corps, vient témoigner de la sexualité et de la puissance de l'autre, donc spécialement aux effets dominateurs de son regard* » (p.147-148). La fascination désigne donc l'effet qu'à sur la conscience la puissance de l'autre, un effet puissant, paralysant et désorganisateur dont la dimension symbolique phallique renvoie à la dimension « paternelle » que nous rappelions à la suite de Puységur comme participante à l'initiative de l'hypnose.

Nous pourrions d'ailleurs nous demander jusqu'à quel point cette hypnose perçue comme fascination n'est pas un héritage naturel, relevant de l'éthologie. Ainsi, le domaine que l'on nomme « hypnose animale » est en fait l'étude des moments de fascination, de sidération, que connaissent les animaux dans des contextes naturels variés. Depuis les précieux travaux qui Völgyesi qui a ouvert la voie dans ce domaine (1938), nous savons que ce qui déclenche ces temps de sidération / fascination est l'inattendu. Par exemple, ce n'est pas à chaque rencontre python / lièvre que l'animal le plus faible se raidit et s'immobilise, mais lorsque la rencontre entre les deux est inattendu. Il s'agirait en fait d'un mouvement défensif paradoxal : lorsqu'il existe une impossibilité d'échapper à son prédateur, simuler la mort par catalepsie serait encore la « moins mauvaise » défense possible (la plupart des prédateurs n'étant pas charognards).

Si l'hypnose actuelle ne se définit plus uniquement comme un état de conscience modifiée, mais intègre notamment une dimension relationnelle particulière, intersubjective, pour autant il est clair que ce qui précède nourrit la façon dont l'expérience hypnotique se construit du côté des sujets, et donc des patients. On peut d'ailleurs formuler l'hypothèse que c'est ce danger ressenti qui va induire l'immobilité du patient dans des situations d'hypnose au bloc opératoire par exemple : la zone de danger favorisant une mise en hypnose « défensive », archaïque et phylogénétique.

On pourrait cependant objecter que toute situation d'hypnose n'est pas situation de danger et en effet, il nous semble y avoir en fait deux situations d'hypnose le plus souvent distinctes : celle qui fait intervenir l'inattendu, héritage éthologique, et celle où l'on suscite chez les sujets l'imitation, où on stimule chez eux un jeu de rôles où ils incarnent les comportements qu'ils attribuent à l'hypnose. Mais même dans ce cas, on peut se demander dans quelle mesure ce n'est pas la peur qui favorise ce comportement d'imitation, connus et étudiés depuis des années 50 jusqu'à parfois ne vouloir réduire l'hypnose qu'à cela (travaux de Martin Orne, principalement)[43].

L'hypnose comme adorcisme

Notre argumentaire développé jusqu'ici correspond à la définition de l'adorcisme que Luc de Heusch décrit comme le fait de vouloir se faire posséder par un esprit (l'adorcisme est « l'inverse » de l'exorcisme), esprit qui au final est perçu comme bénéfique précise Brandibas (2003) en lui apportant sa force et sa connaissance (Benoist, 1991).

Cette demande d'être possédé par l'autre, le praticien, source supposée du pouvoir hypnotique, est à notre sens fondatrice de l'acte hypnotique depuis le 18e siècle et encore actuellement. Il s'agit de l'illusion première de la grande mise en scène de l'hypnose : elle agit, car fondamentalement le patient projette dans le dispositif proposé une mise en scène où l'autre, le praticien, se trouve fantasmatiquement nanti d'un pouvoir donné. Et il est certainement important de laisser cette illusion se déployer pour deux raisons :

- La première est que l'on n'y peut pas grand-chose ! Quelques années de vulgarisation scientifique ne peuvent pas venir balayer deux siècles de représentations fortes de l'hypnose ce d'autant comme nous l'avons signalé que cette vulgarisation se construit le plus généralement sur la pratique au bloc opératoire, spectaculaire et faisant référence à un pouvoir propre. Un autre signe qu'il est bien compliqué d'aller au-delà des représentations est certainement la réaction des patients face aux situations où le praticien n'utilise pas ostensiblement la transe (« hypnose conversationnelle ») ou bien ne propose pas l'expérience d'une transe profonde. La justification se fait souvent en disant que c'est au sujet de faire, de naviguer, etc., mais ne change pas grand-chose à la déception ressentie de ce qui est alors perçu comme une simple relaxation, distraction ou imagerie mentale (et ont-ils vraiment tort de le penser ?).
- La seconde est qu'elle ouvre une dimension thérapeutique supplémentaire, comme nous l'enseigne notamment la recherche de Gandhi précédemment citée.

Que l'on soit clair à ce propos : l'idée n'est pas de maintenir une « magie » de l'hypnose, mais simplement de dire qu'elle est sinon nécessaire, au moins aussi intéressante qu'incontournable pour comprendre la façon dont l'hypnose fonctionne et agit actuellement. Peu à peu le « pouvoir » basculera du côté du patient avec notamment la pratique toujours très recommandée de

---

[43] Là aussi, cette place de la peur comme puissant facteur dissociatif de l'hypnose est renforcé par nos recherches en cours, avec la collaboration de Pierre de Oliveira et Baptiste Lignier (en cours de publication).

l'autohypnose. Cette dernière n'a pas de vertu en soi, si ce n'est qu'elle suggère indirectement au patient qu'il peut faire des choses pour lui (mise en place de la position de sujet, en sortant d'une forme de passivité et d'un sentiment d'impuissance) et de revisiter la relation thérapeutique cette fois en situant le pouvoir du côté de soi et non de l'autre.
Bien sûr l'adorcisme dont il est question ici ne relève pas du surnaturel, mais des mécanismes psychologiques relevant d'une dynamique interne mise en œuvre par la relation, le cadre, la représentation (les dimensions de l'effet placebo que nous évoquions plus haut).
Parler d'adorcisme en hypnose (comme en dehors de ce cadre) impose que non seulement le patient connaisse un état de conscience modifiée, mais que ce soit également le cas du praticien. Patient et praticien sont ainsi en transe dans un acte de rencontre où l'un (le patient) s'installe dans la position d'une personne ignorante de ce qu'elle fait alors que l'autre fait mine de savoir et distille formules magiques (suggestions, images métaphoriques…) et ordonnance (prescription de tâches, dont celle de la pratique de l'autohypnose qui prolonge les effets de la rencontre comme nous l'avons écrit ailleurs (Bioy & Wood, 2008).

Signes de l'hypnose contemporaine

D'apparence, l'entretien clinique dans un cadre hypnothérapeutique n'est pas fondamentalement différent de premiers entretiens dans d'autres cadres thérapeutiques : mise en position de réceptivité dans une relation de prime abord assymétrique. Recherche première de la parole qui expertise, annonce, définie la voie thérapeutique.
Notamment deux éléments nous semblent typiques de cette pratique :
- le patient est à la recherche d'une parole qui soigne, au prix cependant d'une transe, phénomène perçu comme un abandon de soi, que ce soit dans un temps de sommeil ou d'émergence malgré soi de processus qui échappe à la volonté.
- Le patient n'est pas encore acteur de sa propre parole, il n'est pas en position de narrativité de son histoire lors de l'expérience hypnotique ou à son sortir. Le processus de narrativité sera progressif, et plus ou moins accompagné selon la forme de pratique du thérapeute.
- la disparition transitoire de l'interlocution et un ressenti le plus souvent désagréable lorsque cette interlocution est demandée au patient par le praticien : l'articulation est lente, difficile, avec un retour à un état de conscience modifiée plus proche de la réalité (reprise des processus de mentalisation en lieu et place des processus perceptifs).
En état hypnotique, le patient ne dort pas, ne perd pas son libre arbitre, n'est pas frappé d'amnésie. Les caractéristiques suivantes sont par contre typiques de l'expérience hypnotique :
Une modification de l'orientation temporo-spatiale : ce qui est ressenti est une altération dans la façon dont les patients perçoivent leur corps (ressentis

différents...) et la position de ce dernier dans l'espace. Une expérience assez courante est la sensation d'un flottement ou à l'inverse d'une douce et agréable lourdeur. Également, la perception du temps se trouve altérée, qu'elle soit étirée ou contractée (une séance de 10 minutes peut donner l'impression d'en avoir duré le double ou seulement 2 ou 3 minutes).
Un sentiment de détente : une sensation de détente mentale est présente même si elle n'est pas suggérée explicitement. Le principe de dissociation, l'entrée dans la phase de « perceptude » selon le mot de Roustang explique cela. Si le travail thérapeutique peut être épuisant du fait des mobilisations psychiques, pour autant l'état hypnotique lui-même induit une sensation de relâchement (parfois exploitée pour obtenir une relaxation).
Une hyper-absorption de l'attention : l'hypnose consiste neurophysiologiquement en une activation à la fois des circuits de détente, mais aussi d'absorption de l'attention. La troisième dimension est donc tout naturellement celle d'une attention facilement concentrée et focalisée sur un élément donné. Cela permet par exemple à un patient de décrire avec autant d'attention que nécessaire une sensation physique, ou de s'absorber dans son imaginaire.
Une diminution du jugement et de la censure : tout se passe comme si les expériences du patient étaient vécues sous la forme d'un arc réflexe, c'est-à-dire ne passaient pas par le processus d'intellectualisation. Les choses sont perçues, senties, mais pas analysées (elles pourront éventuellement l'être dans un second temps, en dehors du processus de transe). De ce fait, le jugement et la censure sont altérés. Autrement dit, le patient entre dans une logique proche des rêves et quitte la logique rationnelle.
Une expérience de réponse quasi-automatique (ou « principe d'involontarité ») : il s'agit de la dimension la plus typique de l'expérience hypnotique. Lorsque le patient accepte une suggestion faite, il la réalise sans avoir l'impression que c'est bien lui qui la mène. Ainsi, si on suggère que la main du patient est de plus en plus légère jusqu'à s'envoler tranquillement, le patient sentira sa main se soulever « comme si » elle se soulevait toute seule, sans l'intervention de sa volonté.

Ces signes sont pour nous des manifestations de ce que, chez la plupart des patients, l'hypnose est perçue comme une possession acceptable : un temps d'inconscience partiel ou total où la volonté disparaît, où les processus habituels (raisonnement, conscience de soi et de son environnement) sont altérés au profit d'un réel dicté par un autre à qui on délègue le pouvoir de guider. Il nous semble à plus d'un titre que cette dynamique est la « carte d'identité » de l'hypnose, son ADN, résidant dans les croyances magiques que nous avons évoqués par avant et qui permet à une stratégie thérapeutique de pouvoir se dessiner.

Compréhension psychodynamique

Centrons-nous autour de la rencontre thérapeutique lorsque l'hypnose est l'objet de médiation. « *Croyez et veuillez* » était la formule de Puységur pour désigner ce qui selon lui inaugurait les effets thérapeutiques de ce qui deviendra l'hypnose. Les croyances partagées ne sont pour autant pas réparties de la même façon.

Une pratique éclairée de l'hypnose par le thérapeute implique non de croire en l'effet de l'état, mais plutôt en les effets de ce que la méthode inaugure :

- Réveil des croyances par le rituel de l'hypnose
- Parole qui s'écoule dans le corps du patient, provoquant un changement dans les sensations corporelles, ouvrant le champ de la perceptude, selon le mot de Roustang (2003).
- Dynamique de co-création par « l'en-jeu » de la médiation
- Prolongement de ce qui a été suscité par l'installation dans une durée et un rythme de rencontre, et/ou l'installation d'une pratique autour de l'autohypnose.

En brouillant le « je » et le « tu », la parole en hypnose est un acte de transgression en ce qu'elle empêche l'altérité. Roustang parlait déjà en 1980 de la « *passion de se fondre dans l'autre et de l'absorber* », que l'on comprendra maintenant plus comme un rapport à l'instar de la relation entre la mère et son enfant. Avec l'hypnose, on retrouve des modalités de relation archaïque mère/bébé, ce qui conforte l'autre dans sa position de toute puissance. Là où la souffrance empêche de croire à nouveau, la pensée magique retrouvée dans un mouvement régressif ouvre vers le potentiel thérapeutique de la croyance.

A notre sens, il ne sert pas à grand-chose de vouloir recadrer intellectuellement ce qu'est l'hypnose, il faut au contraire la susciter en pleine conscience de ce que l'on fait et influence.

- Avoir conscience de ce que le cadre de l'hypnose évoque et convoque en termes de représentations
- Intentionnellement influencer le travail de la pensée magique et assumer cette position de thaumaturge
- En même temps que ce temps inaugural permet à l'hypnose de se déployer, de faire évoluer le cadre vers celui d'une prise de position différente pour le patient : il s'agit d'aider ce dernier à reprendre une position de sujet, pleinement responsable de son existence. Ce travail est celui de l'ouverture du champ des possibles au sens où Rogers l'entendait, qui mène à une plus grande flexibilité psychologique. Cela est ici facilité par l'accès à la transe, qui au fil de l'histoire a dû prendre plusieurs noms : crise magnétique, abréaction, etc.

Quelle position éthique prendre à partir de cela ? La position éthique consiste ici à préserver la liberté du sujet à dire et à refuser, à ne pas croire à la magie de l'hypnose, mais en ce que la proposition d'hypnose mobilise chez les sujets du point de vue psychodynamique et relationnel. Cette démarche de préservation de la position de sujet chez l'autre est essentielle, et doit faire partie des cycles de formation, moments privilégiés pour questionner cela.

Pour conclure : vers la spiritualité

Nous pensons que l'engouement actuel pour l'hypnose est aussi dû à une dimension non dite de sa pratique : elle convoque dans l'une de ses formes, l'hypnothérapie, la spiritualité du sujet. Parce qu'elle s'appuie sur la pensée magique, ce mouvement paraît assez naturel. Les liens entre hypnose et mouvements extatiques sont déjà connus (Michaux, 1982). Il faudrait sans doute y ajouter une proximité entre l'approche de Roustang et celle des méditations de St Ignace de Loyola, ou encore dire que la notion d'inconscient chez Erickson n'est pas très éloignée (voire singulièrement proche) de la notion d'âme (principe vital bienveillant).

Bien que le lien n'ait jamais été directement fait, sans doute que la psychologie transpersonnelle aurait un regard à faire valoir de ce point de vue sur les mouvements hypnotiques, elle qui a déjà étudié nombre de manifestations utilisant les états de conscience modifiée.

Bibliographie

Benoist J. (1993), *Anthropologie médicale en société créole,* Paris : PUF.

Bioy A. & Keller P.H. (2009) : *Hypnose clinique et principe d'analogie.* DeBoeck, Bruxelles.

Bioy, A., & Wood, C. (2008). Iatrogénie et hypnose dans le champ de la douleur. *Douleur et analgésie*, 21 (3), 169-173.

Brandibas J. *Traité de psychopathologie et thérapeutiques réunionnaises.* Thèse de doctorat en psychologie, université de la réunion. 2003.

Descloux F, Grosjean A. (2012), *Les représentations sociales de l'hypnose : une réflexion sur son acceptation dans les soins.* Travail de bachelor en physiothérapie. Haute Ecole de Santé de Suisse Occidentale, Lausanne.

Gandhi, B., Oakley, D.A. (2005). Does 'hypnosis' by any other name smell as sweet? The efficacy of 'hypnotic' inductions depends on the label 'hypnosis'. *Conscious Cogn,* 14(2) : 304-315.

Keller PH. (2006). *Le dialogue du corps et de l'esprit.* Paris : Odile Jacob.

Michaux D. (1982). *Aspects expérimentaux et cliniques de l'hypnose.* Thèse de doctorat. Paris : université Paris VII.

Puységur (De Chastenet de) AMJ. (1784-85) Mémoires pour servir à l'histoire et à l'établissement du magnétisme animal ; suite des mémoires pour servir à l'histoire et à l'établissement du magnétisme animal. In : *Michaux D. Aux sources de l'hypnose.* Paris : Imago, 2003

Roustang F. (1980), *Elle ne le lâche plus.* Paris : Éditions de minuit.

Riustang F. (2003), *Il suffit d'un geste.* Odile Jacob, Paris.

Volgyesi FA. (1938), *Hypnosis of man and animal: with special reference to the development of the brain in the species and in the individual.* Los Angeles : Wilshire Books, 1968. (2de version, révisée avec collaboration de G. Klum-Bies).

Conclusion : Antoine Bioy

Comme vous l'avez noté au fil de ces pages, la clinique dont il est question ici est à la fois riche, complexe et passionnante. Elle est finalement assez proche de la clinique fondée sur les valeurs, qui émerge depuis une quarantaine d'années, et qui se situe au carrefour de la phénoménologie et d'une approche psychodynamique. Ce mouvement constitue un enrichissement au diagnostic, ce dernier n'étant plus perçu uniquement comme la somme de signes cliniques regroupés sous une dénomination donnée, mais comme un processus tenant compte aussi des contextes où la rencontre se passe, de ce qui est subjectivement échangé, et de ce que le patient situe avant tout comme étant important pour lui, relevant de ses besoins ou désirs. Penser ainsi le diagnostic puis la thérapeutique revient à une ambition : réconcilier Pasteur et Canguilhem ! Et cela, ce sont les sciences humaines appliquées au domaine médical qui le permettent.

Si les auteurs qui se sont succédés au fil de ces pages possèdent des approches variées, tous ont au moins un point commun. Ils sont illégitimes ! Il y a en effet quelque chose de profondément illégitime à s'intéresser comme nous le faisons à la vie psychique d'un autre, à chercher à comprendre en se situant dans le cadre socio-culturel de cet autre, ou au moins de l'approcher. Nous devons sans cesse inventer des points de repères et de nouvelles modalités de penser pour combler cette illégitimité, et nous situer comme des thérapeutes, comme si ce terme avait un sens en soi. Et pourtant… Les patients nous accordent un mandat clinique pour devenir « leur thérapeute », et souvent de façon plutôt responsable ! Ils perçoivent notre intention première, la bienfaisance, notre motivation à nous engager dans une relation authentique, que l'on souhaite la plus aidante possible, et nous œuvrons pour cela.

Dans cet ouvrage, les points de repère que nous avons explorés concernent le corps, le trauma et la culture. Chaque auteur a proposé des apports en fonction de son expertise, de façon à ce que, au final, les accompagnements puissent gagner un peu plus en finesse et pertinence. Autrement dit, pour mieux répondre aux mandats donnés par les patients aux thérapeutes pour influer sur des situations cliniques toujours difficiles, et parfois extrêmes. Nous espérons donc que vous avez puisé dans ces lignes quelques éléments qui permettront à votre pratique clinique et/ou à vos recherches de pouvoir… vous sentir un peu plus légitime !

Du même auteur

Barruel, F., Bioy, A. (2014). Paroles de patients – Prendre en compte l'incertitude dans la relation de soin. Paris, Edition Phase 5.
Barruel, F., & Bioy, A. (2013). Du soin à la personne – Clinique de l'incertitude. Paris : Dunod.
Bénony H., Chahraoui K. (1999), L'entretien clinique, Dunod, Paris.
Bénony H., Chahraoui K. (2002), A entrevista clinica, Climepsi, Lisboa.
Bioy, A. (2017). L'hypnose. Paris : PUF (Que sais-je ?). Ouvrage publié en chinois, éditions Tianjin People.
Bioy, A. (2017). *15 cas cliniques en hypnothérapie*. Paris : Dunod.
Bioy, A. (2017). *15 cas cliniques en hypnose médicale et clinique*. Paris : Dunod.
Bioy, A. (2015). Découvrir l'hypnose. Paris : Marabout.
Bioy, A. (2013). L'hypnose – 2de édition. Paris : Inter Editions. Ouvrage édité en chinois (2009).
Bioy, A. (2012). Aide-mémoire de Psychologie Médicale et de psychologie du Soin. Paris : Dunod.
Bioy, A., Bourgeois, F., & Nègre, I. (2013). Communication soignant - soigné, repères et pratiques – 3e édition. Rosny : Bréal.
Bioy, A., Célestin-Lhopiteau, I. (2020). Aide-mémoire d'hypnothérapie et d'hypnose médicale – 2e édition. Paris : Dunod.
Bioy, A., Célestin-Lhopiteau, I., & Wood, C. (2020). Aide-mémoire d'Hypnose – 2e édition. Paris : Dunod.
Bioy, A., Faymonville, ME. (2018). La révolution de l'hypnose. Paris : Dunod Bioy, A., Fouques, D. (2020). Psychologie Clinique et Psychopathologie – 3e édition. Paris : Dunod.
Bioy, A., Fouques, D. (2009). Manuel de Psychologie du Soin – 2e édition. Rosny : Bréal.
Bioy, A., Keller, P.-H. (2010). Hypnose clinique et principe d'analogie. Bruxelles : De Boeck
Bioy, A., Maquet, A. (2017). Se former à la relation d'aide – 4e édition. Paris : Dunod.
Bioy, A. Michaux, D. (2019). Traité d'hypnothérapie ; fondements, méthodes, applications – 2e édition. Paris : Dunod.
Bioy, A., Servillat, T. (2020) Construire la communication thérapeutique avec l'hypnose – 2e édition. Paris, Dunod.
Bioy, A., Van Lander, A, Mallet, D, Belloir, MN (2020). Aide-mémoire de soins palliatifs – 2e édition. Paris : Dunod.
Bioy, A, & Wood, C. (2013). Thérapies à médiation corporelle et douleur. Paris : IUD.
Cazard-Filiette, C., Wood, C. & Bioy, A. (2016). Vaincre la douleur par l'hypnose et l'autohypnose. Paris, Vigot-Maloine.
Célestin-Lhopiteau, I., Bioy, A. (2020). Aide-mémoire d'hypnoanalgésie et d'hypnosédation – 2e édition. Paris : Dunod.
Chahraoui K., Bénony H., (2003), *Méthodes, évaluation et recherches en psychologie clinique*. Dunod-PsychoSup, Paris.

Chahraoui K (2014), 15 cas cliniques en psychopathologie du traumatisme. Vulnérabilités et sens du trauma psychique, Dunod, Psychosup, Paris.
Chahraoui, K., Laurent, A., Bioy, A., Capellier, G., Quenot, JP. (2015). *Vulnérabilité psychique et cliniques extrêmes en réanimation*. Paris : Dunod.
Perrot, M. Chahraoui, K. Savin B. (2017) *Soigner les auteurs d'infractions sexuelles*. Paris : Santé mentale.
Philippe, C., Philippe, M., & Bioy, A. (2006). Souvenirs d'anorexie. Le dialogue entre une mère et sa fille. Paris : éditions K&B.

MALADIE
AUX ÉDITIONS L'HARMATTAN

Dernières parutions

EHLERS-DANLOS
La maladie oubliée par la médecine
Claude Hamonet
Préface du professeur Rodney Grahame, Université de Londres
La maladie d'Ehlers-Danlos est une maladie héréditaire qui touche, de façon diffuse mais très variable, la quasi-totalité des tissus du corps humain, à l'exclusion du système nerveux. Ce n'est pas une maladie rare mais au contraire très fréquente (2 % de la population française). Ce n'est pas une maladie orpheline puisque des traitements efficaces ont pu être mis en place pour atténuer les conséquences fonctionnelles. Ce livre vient apporter les réponses que des centaines de milliers de patients attendent pour expliquer leurs souffrances et les multiples situations de handicap qu'ils rencontrent au quotidien, le plus souvent dans l'incompréhension parfois hostile de leur entourage et de leurs médecins.
(270 p., 29 euros)
ISBN : 978-2-343-15245-5, EAN EBOOK : 9782140097546

GRANDIR AVEC LA MALADIE
Esquisses biographiques de portraits d'adolescents malades chroniques
Carole Baeza, Martine Janner Raimondondi
Revendiquant une approche interdisciplinaire, les auteures de cette étude s'attachent à rendre compte de ce que vivent les adolescents malades chroniques. Les portraits dréssés permettront-ils d'appréhender une nouvelle lecture de leur vécu sur, de et avec la maladie ? A l'équipe thérapeuthique de mieux les comprendre. La méthodologie des patients offrira-t-elle de nouveaux horizons en recherche biographique ?
Téraèdre (166 p., 18 euros)
ISBN : 978-2-36085-088-4, EAN EBOOK : 9782140095733

LA VIE AU COEUR DE LA PERTE
Marie Bejar
On pourrait croire qu'il s'agit d'une histoire de pertes : perdre la santé, la vie, l'homme qu'on aime... Mais on y découvre surtout une histoire de vie, d'amour, de ressources et de transformation. La première partie du témoignage traite de cette maladie qui mène à la mort. La deuxième partie évoque les deux premières années de deuil. L'auteure puise dans ses notes, ses rêves et ses créations picturales.
(Coll. Au-delà du Témoignage, 88 p., 14 euros)
ISBN : 978-2-343-12281-6, EAN EBOOK : 9782140041754

DE L'OMBRE À LA LUMIÈRE
Mon parcours de personne drépanocytaire
Minel Princilia Bokapa Ewe
Préface du Dr Gilius Primaël Aloumba
La drépanocytose est une maladie du sang, causée par la mutation du gène de l'hémoglobine. C'est une maladie génétique dont les principales manifestations sont les crises vaso-occlusives. Cet ouvrage relate le combat de vie de l'auteure contre la maladie. La drépanocytose est dépeinte sous tous ses aspects, abordant aussi bien les luttes physiques que psychologiques.
(Coll. Harmattan Congo-Brazzaville, 170 p., 18 euros)
ISBN : 978-2-343-12034-8, EAN EBOOK : 9782140041419

FRANÇOIS II

La mort d'un roi de seize ans

Vincent Bouton

Le docteur Bouton s'est penché sur le « cas François II », mort à l'âge de 16 ans après quelques mois de règne, très vraisemblablement des complications méningo-encéphaliques d'une otite chronique suppurée. Voici une contribution sur les circonstances qui eurent raison de la vie de ce roi méconnu, fils d'Henri II, successeur de François Ier et mort à peine pubère dans les bras de sa jeune épouse, Marie Stuart. Le jeune souverain n'eut que le temps de laisser monter la haine, avant que la France ne tombe dans le chaos des guerres de religion.

(Coll. Médecine à travers les siècles, 76 p., 11 euros)

ISBN : 978-2-343-11799-7, EAN EBOOK : 9782140038396

LES ÉPIDÉMIES RACONTÉES PAR LA LITTÉRATURE

Norbert Gualde

Ces dernières années, les survenues d'épidémies ont été suivies de la parution d'un grand nombre d'ouvrages et d'études transdisciplinaires. Ce sont donc, à chaque fois, des spécialistes qui font état de l'avancée de la recherche. Mais que valent les oeuvres des écrivains abordant les épidémies ? Sont-ils a priori animés par des désirs esthétiques qui outrepasseraient la vérité factuelle ? En fait, les recensions romanesques sont souvent plus authentiques que les textes d'historiens. Cet ouvrage propose un corpus de textes littéraires et philosophiques traitant des épidémies, montrant que la littérature ne nous éloigne pas du monde réel mais l'éclaire.

(Coll. Acteurs de la Science, 276 p., 27,5 euros)

ISBN : 978-2-343-10402-7, EAN EBOOK : 9782140022951

AILLEURS EN EBOLA

De l'enquête ethnographique au récit de voyage

Marie-Odile Laîné

Avec la collaboration de Mathilde Laîné

Comment une épidémie comme Ebola a-t-elle été vécue de l'intérieur, par toutes ces populations à qui la parole n'est jamais donnée ? En voyage en Guinée avec sa fille, ethnologue engagée dans la lutte contre l'épidémie, l'auteure a choisi le récit choral, faisant alterner son récit de voyage, des épisodes réels vécus, racontés ou mis en scène dans des fictions, des témoignages bruts... Ce faisant, le livre interroge le fonctionnement des organismes internationaux intervenant dans la lutte contre Ebola.

(106 p., 12,5 euros)

ISBN : 978-2-343-10184-2, EAN EBOOK : 9782140020032

UN COUPLE POUR LA VIE ?

Joseph-André Metten, Susana Metten

Un couple peut-il durer du premier regard au décès de l'un des deux partenaires ? Oui, selon Susana et Joseph-André. Leur livre écrit à quatre mains est un témoignage de quarante-deux années d'un bonheur partagé, malgré le drame familial qui a bouleversé la vie du couple. Grands voyageurs, Susana et Joseph-André ont passé de longs moments au Japon, et ont parcouru de nombreuses régions du monde. Chaque périple était alors une occasion privilégiée de réflexion sur le sens de l'aventure humaine. Commencée à deux, la rédaction de ce livre a été achevée par Joseph-André suite au décès de son épouse. Ce livre est un hommage, une sorte d'hymne à l'amour.

(208 p., 20 euros)

ISBN : 978-2-343-09871-5, EAN EBOOK : 9782140017612

POLITIQUE ÉTRANGÈRE DE TAIWAN ET LUTTE CONTRE LES MALADIES TRANSMISSIBLES

Un engagement mondial aux dimensions identitaires et sécuritaires

Vincent Rollet

Ce volume est issu des conférences données dans le cadre du Séminaire d'études taiwanaises de l'Université catholique de Louvain en février 2015 sur la politique étrangère de Taiwan dans le domaine de la santé par Vincent Rollet, professeur à l'Université Wenzao à Taiwan et chercheur associé au Centre d'Etudes Français sur la Chine contemporaine (CEFC).

Academia (Coll. Séminaire d'études taïwanaises. Working papers, 150 p., 15 euros)

ISBN : 978-2-8061-0305-5, EAN EBOOK : 9782806108524

L'EXPLORATION DE L'AU-DELÀ

Illusion ou réalité ?

Didier Rabosée

Peut-on recevoir des messages de l'au-delà ou se remémorer une vie antérieure ? Durant ces deux derniers siècles, plusieurs tentatives d'exploration de l'autre monde ont connu leur heure de gloire des médiums spirites, aux patients ayant expérimentés une mort imminente, l'auteur mène l'enquête et tente d'apporter quelques pistes et nous livre sa réflexion.

(208 p., 21,5 euros)

ISBN : 978-2-343-09821-0, EAN EBOOK : 9782140018206

OMBRES ET LUMIÈRES SUR LA SANTÉ EN GUINÉE

Sous les feux d'Ebola

Ataoulaye Sall

Préface d'Ismailou Balde / Avant-Propos de Jean-Philippe Steinmetz

L'épidémie d'Ebola déclarée en mars 2014, a mis à rude épreuve la résilience du système de santé guinéen. Comme dans un cercle vicieux, l'apparition du virus a fragilisé encore davantage un système de santé déjà en crise. Ce livre constitue un apport remarquable dans la compréhension des causes du mal et des solutions à y apporter. Il est dédié au courageux personnel de santé guinéen et aux disparus.

(232 p., 23,5 euros)

ISBN : 978-2-343-08381-0, EAN EBOOK : 9782140001598

UN JOUR, LES AUTRES C'EST NOUS

Récit

Karen ASSAYAG-GHANEM, Marion Chamak

Préface de Laurie Cholewa

Après un merveilleux séjour à Montréal, Karen arrive toute pimpante à Villejuif pour son scanner de contrôle. Ses marqueurs tumoraux sont normaux, ce qui indique que la chimio médicamenteuse lui convient bien, et ses cheveux ont repoussé. Pour la première fois en deux ans, elle se sent éblouissante. Son ange gardien, le professeur Cherqui, est stupéfait...

(Coll. Rue des écoles, 262 p., 22 euros)

ISBN : 978-2-343-08469-5, EAN EBOOK : 9782140001574

MALADIES AUTO-IMMUNES

Quand notre système de défense nous trahit

François Tron

Le système immunitaire nous protège contre les infections. Il peut parfois tourner ses armes contre l'organisme et y induire des lésions. Les maladies qui en résultent, nombreuses et fréquentes, sont dites auto-immunes. Ce livre raconte comment le concept de maladie-auto-immune a été forgé, décrit leur distribution géographique et présente leurs multiples facteurs de survenue. Il parcourt aussi les voies empruntées par la recherche pour corriger les désordres cellulaires et moléculaires responsables de ces maladies.

(Coll. Acteurs de la Science, 212 p., 22,5 euros)

ISBN : 978-2-343-07769-7, EAN EBOOK : 9782336398068

ALZHEIMER, MON NOUVEAU COLOCATAIRE

Anne Marie Gaffino

Ce roman livre le combat d'une femme de soixante-cinq ans avec la maladie d'Alzheimer. Maxie, avec son époux et sa fille, part à la découverte de la dégénérescence et de la démence. Sa rencontre avec le jeune Alexandre lui permet de concevoir la vie plutôt que la mort qu'elle se programmait. Le roman est rythmé d'une conjugaison qui exprime le ressenti de Maxie vis-à-vis d'elle-même, de son époux, de sa fille, du couple, de la famille, des autres et de... ses neurones.

(Coll. Rue des écoles, 130 p., 14,5 euros)

ISBN : 978-2-343-07949-3, EAN EBOOK : 9782336398860

TROUBLES SEXUELS ET MARIAGES ARRANGÉS

Vingt récits

Maryse Piecyk

Ils se sont mariés avec des inconnus par tradition, par timidité, pour fuir la misère, pour obtenir la nationalité française, mais la sexualité n'a pas suivi... Voici vingt récits, inspirés de véritables cas cliniques.

Les Impliqués (Coll. Les Impliqués, 154 p., 16 euros)

ISBN : 978-2-343-07575-4, EAN EBOOK : 9782336398884

SUR LE FIL DU RASOIR

Récit

Blanche de Parcou

Qui aurait dit en rencontrant Blanche il y a quelques années la galère qui était la sienne. Pour tout le monde, c'était la joie de vivre. Une jolie jeune femme riante, solide, toujours de bonne humeur. Une enfance qui pouvait paraître facile : famille aisée, bonne éducation... La réalité était bien différente.

Les Impliqués (Coll. Les Impliqués, 110 p., 13,5 euros)

ISBN : 978-2-343-06624-0, EAN EBOOK : 9782336393247

TUMEUR MÊME PAS PEUR ?

Une victoire pour la vie

Isabelle Dhombres

« Vous avez une tumeur au cerveau ». Je raccroche. Mon regard bute sur un écran de télévision. Un Boeing 767 n'en finit plus de s'enfoncer dans une tour du World Trade Center à New York. Suivi par un second. « Vous avez une tumeur au cerveau. » Mardi 11 septembre 2001 à 4.00 P.M., l'Amérique et moi sommes dans de beaux draps. Comment affronter la maladie, projetée dans le monde inconnu de l'hôpital ? Ce récit tente de répondre à la question, décapant avec humour toute dérive dans le pathos. Plus le dénuement est total, plus l'attachement à la vie grandit. Toutes les victoires sont bonnes à prendre. Un seul objectif : la guérison.

Les Impliqués (Coll. Les Impliqués, 100 p., 12 euros)

ISBN : 978-2-343-05826-9, EAN EBOOK : 9782336375274

ET VINT LE VIRUS EBOLA

Rumeurs, stupeurs et réalités en Guinée

Abdoul Goudoussi Diallo

Le dernier quart du 20e siècle a connu l'apparition de nouvelles épidémies d'une ampleur et d'une gravité sans précédent : c'est le cas du virus Ebola, apparu en 1976 dans l'ex-Zaïre et qui vient d'affecter profondément l'Afrique de l'Ouest en 2014. L'auteur, résidant en Guinée, donne un témoignage de la perception de la maladie par les communautés et citoyens de son pays et de la sous-région, entre rumeurs, stupeurs et réalités. L'ouvrage relate aussi la mobilisation pour la riposte contre Ebola, afin de rompre la chaîne de contamination, et présente les conséquences collatérales de la maladie.

(Coll. Harmattan Guinée, 80 p., 11,5 euros)

ISBN : 978-2-343-06100-9, EAN EBOOK : 9782336375083

Structures éditoriales du groupe L'Harmattan

L'Harmattan Italie
Via degli Artisti, 15
10124 Torino
harmattan.italia@gmail.com

L'Harmattan Hongrie
Kossuth l. u. 14-16.
1053 Budapest
harmattan@harmattan.hu

L'Harmattan Sénégal
10 VDN en face Mermoz
BP 45034 Dakar-Fann
senharmattan@gmail.com

L'Harmattan Cameroun
TSINGA/FECAFOOT
BP 11486 Yaoundé
inkoukam@gmail.com

L'Harmattan Burkina Faso
Achille Somé – tengnule@hotmail.fr

L'Harmattan Guinée
Almamya, rue KA 028 OKB Agency
BP 3470 Conakry
harmattanguinee@yahoo.fr

L'Harmattan RDC
185, avenue Nyangwe
Commune de Lingwala – Kinshasa
matangilamusadila@yahoo.fr

L'Harmattan Congo
67, boulevard Denis-Sassou-N'Guesso
BP 2874 Brazzaville
harmattan.congo@yahoo.fr

L'Harmattan Mali
Sirakoro-Meguetana V31
Bamako
syllaka@yahoo.fr

L'Harmattan Togo
Djidjole – Lomé
Maison Amela
face EPP BATOME
ddamela@aol.com

L'Harmattan Côte d'Ivoire
Résidence Karl – Cité des Arts
Abidjan-Cocody
03 BP 1588 Abidjan
espace_harmattan.ci@hotmail.fr

L'Harmattan Algérie
22, rue Moulay-Mohamed
31000 Oran
info2@harmattan-algerie.com

L'Harmattan Maroc
5, rue Ferrane-Kouicha, Talaâ-Elkbira
Chrableyine, Fès-Médine
30000 Fès
harmattan.maroc@gmail.com

Nos librairies en France

Librairie internationale
16, rue des Écoles – 75005 Paris
librairie.internationale@harmattan.fr
01 40 46 79 11
www.librairieharmattan.com

Lib. sciences humaines & histoire
21, rue des Écoles – 75005 Paris
librairie.sh@harmattan.fr
01 46 34 13 71
www.librairieharmattansh.com

Librairie l'Espace Harmattan
21 bis, rue des Écoles – 75005 Paris
librairie.espace@harmattan.fr
01 43 29 49 42

Lib. Méditerranée & Moyen-Orient
7, rue des Carmes – 75005 Paris
librairie.mediterranee@harmattan.fr
01 43 29 71 15

Librairie Le Lucernaire
53, rue Notre-Dame-des-Champs – 75006 Paris
librairie@lucernaire.fr
01 42 22 67 13

www.ingramcontent.com/pod-product-compliance
Lightning Source LLC
LaVergne TN
LVHW010929061026
849535LV00007B/2305